The Temporal Bone：
Anatomical Dissection and Surgical Approaches

颞骨解剖与手术径路

主　编　[意]Mario Sanna　　　　副主编 [意] Antonio Caruso
　　　　　Alessandra Russo　　　　　　　　Annalisa Giannuzzi
　　　　　Abdelkader Taibah　　　　　　　 Enrico Piccirillo
　　　　　Gianluca Piras　　　　　　　　　 Lorenzo Lauda
　　　　　[中]Wenlong Tang　　　　　　　　 Sampath Chandra Prasad Rao

主　译　马芙蓉　汤文龙　邱书奇

译　者（按姓氏笔画排序）

　　　　马芙蓉　王　宇　刘　军　汤文龙

　　　　杨睿哲　邱书奇　辛　颖　宋　昱

　　　　张　珂　张绍兴　赵　宇　柯　嘉

　　　　钟大林　潘　滔

世界图书出版公司

西安　北京　上海　广州

图书在版编目（CIP）数据

颞骨解剖与手术径路 /（意）马里奥·桑纳（Mario Sanna）等主编；马芙蓉，
汤文龙，邱书奇主译 . —西安：世界图书出版西安有限公司 ,2020.10
书名原文 : The Temporal Bone: Anatomical Dissection and Surgical Approaches
ISBN 978-7-5192-7579-2

Ⅰ .①颞… Ⅱ .①马… ②马… ③汤… ④邱… Ⅲ .①颞骨解剖 - 手术
Ⅳ .① R764

中国版本图书馆 CIP 数据核字（2020）第 128902 号

书　　名　颞骨解剖与手术径路
　　　　　 NIEGU JIEPOU YU SHOUSHU JINGLU
主　　编　[意] Mario Sanna
　　　　　 Alessandra Russo
　　　　　 Abdelkader Taibah
　　　　　 Gianluca Piras
　　　　　 [中] Wenlong Tang
副 主 编　[意] Antonio Caruso
　　　　　 Annalisa Giannuzzi
　　　　　 Enrico Piccirillo
　　　　　 Lorenzo Lauda
　　　　　 Sampath Chandra Prasad Rao
主　　译　马芙蓉　汤文龙　邱书奇
策划编辑　马可为
责任编辑　杨　菲
装帧设计　新纪元文化传播
出版发行　世界图书出版西安有限公司
地　　址　西安市锦业路 1 号都市之门 C 座
邮　　编　710065
电　　话　029-87214941　029-87233647（市场营销部）
　　　　　 029-87234767（总编室）
网　　址　http://www.wpcxa.com
邮　　箱　xast@wpcxa.com
经　　销　新华书店
印　　刷　陕西金和印务有限公司
开　　本　889mm×1194mm　1/16
印　　张　13.5
字　　数　235 千字
版次印次　2020 年 10 月第 1 版　2020 年 10 月第 1 次印刷
版权登记　25-2020-140
国际书号　ISBN 978-7-5192-7579-2
定　　价　198.00 元

医学投稿　xastyx@163.com ‖ 029-87279745　029-87284035
☆如有印装错误，请寄回本公司更换☆

Antonio Caruso, MD

Otologist and Skull Base Surgeon

Gruppo Otologico

Piacenza and Rome, Italy

Annalisa Giannuzzi, MD, PhD

Otologist and Skull Base Surgeon

Gruppo Otologico

Piacenza and Rome, Italy

Lorenzo Lauda, MD

ENT and Skull Base Surgeon

Gruppo Otologico

Piacenza and Rome, Italy

Enrico Piccirillo, MD

ENT and Skull Base Surgeon

Gruppo Otologico

Piacenza and Rome, Italy

Gianluca Piras, MD

Otologist and Skull Base Surgeon

Gruppo Otologico

Piacenza and Rome, Italy

Sampath Chandra Prasad Rao, MS, DNB,

   FEB-ORLHNS

ENT and Skull Base Surgeon

Gruppo Otologico

Piacenza and Rome, Italy

Alessandra Russo, MD

Otologist and Skull Base Surgeon

Gruppo Otologico

Piacenza and Rome, Italy

Mario Sanna, MD

Professor of Otolaryngology

Department of Head and Neck Surgery

University of Chieti

Chieti, Italy

Director

Gruppo Otologico

Piacenza and Rome, Italy

Abdelkader Taibah, MD

Neurosurgeon, Otologist, and Skull Base Surgeon

Gruppo Otologico

Piacenza and Rome, Italy

Wenlong Tang, MD

Otologist and Skull Base Surgeon

Shenzhen Longgang ENT Hospital

Shenzhen ENT Institute

Guangdong, China

主　译　马芙蓉　汤文龙　邱书奇

译　者（按姓氏笔画排序）

马芙蓉（北京大学第三医院）

王　宇（北京大学第三医院）

刘　军（中国人民解放军总医院）

汤文龙（深圳市龙岗区耳鼻咽喉医院）

杨睿哲（北京大学第三医院）

邱书奇（深圳市龙岗区耳鼻咽喉医院）

辛　颖（北京大学第三医院）

宋　昱（北京大学第三医院）

张　珂（北京大学第三医院）

张绍兴（北京大学第三医院）

赵　宇（四川大学华西医院）

柯　嘉（北京大学第三医院）

钟大林（四川大学华西医院）

潘　滔（北京大学第三医院）

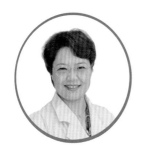

马芙蓉

二级教授，主任医师，博士研究生导师。曾任北京大学第三医院耳鼻咽喉头颈外科主任，中华医学会耳鼻咽喉头颈外科分会委员。现任北京医学会耳鼻咽喉头颈外科学分会副主任委员，中国医师协会耳鼻咽喉头颈外科分会副会长，"医促会"医疗质量与控制分会副主任委员，中国医师协会毕教部质量管理委员会首席专家。曾赴德国科隆大学及瑞士苏黎世大学学习，师从 Ugo Fisch 教授并获得瑞士苏黎世大学医学博士学位。主要研究方向为耳科临床与基础研究。具有娴熟的耳显微外科手术技巧，尤其擅长乳突根治手术后解剖的重建和听力的重建、内淋巴囊手术、面神经的减压及重建手术、人工耳蜗及侧颅底外科。目前已培养了 60 余位优秀的博士生。成功举办多期国家级继续教育项目耳显微外科和颞骨解剖学习班，培养了一大批来自全国各地的耳科医生。2011 年荣获国家卫生部临床重点专科建设项目。承担着国家自然科学基金重大研究计划子课题、国家自然科学基金面上项目、北京市自然科学基金、科技部科技支撑计划及首都科学发展基金等课题。在耳鸣、眩晕、耳聋中神经递质的发病机制、耳蜗微循环、中耳传声机制、耳科临床研究方面均有深入研究并发表论文 100 余篇。担任《中华医学杂志（英文版）》等多种核心期刊编委。荣获 2006 年及 2015 年度北京大学医学部优秀教师，2008 年中华医学科技三等奖，2010 年中国医师协会耳鼻咽喉科分会"名医奖"，2014 年北京大学医学部"师德模范"奖，2015 年度北京大学优秀教师。2016 年带领的团队获得"人文科室"。2016 年在《环球时报》《生命时报》举办的敬佑生命"荣耀医者"公益评选活动中获得"人文情怀奖"。

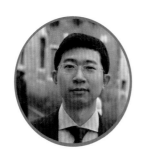

汤文龙

1988 年 6 月生，硕士研究生导师。现任深圳市耳鼻咽喉研究所解剖学研究室主任，长治医学院附属和平医院神经外科医师。2012 年毕业于长治医学院临床医学系，2016 年取得遵义医学院耳鼻咽喉科学硕士学位，师从邱书奇教授。2016—2017 年赴意大利皮亚琴察 Gruppo Otologico 耳科中心学习，师从 Mario Sanna 教授。出版专著《侧颅底显微外科解剖图谱》（人民卫生出版社，2015），*The Temporal Bone: Anatomical Dissection and Surgical Approaches*（Thieme 公司，2018），《颞骨与侧颅底手术径路图谱》（人民卫生出版社，2020）。现任海峡两岸医药卫生交流协会神经外科专业委员会颅底外科学组委员。先后主持省市级、粤港澳大湾区等基础研究课题多项，参与翻译专著 3 部，发表核心期刊论文 6 篇，举办国家级和省级继续教育学习班 6 期。长期从事颅脑及侧颅底临床应用解剖研究，主要研究方向为侧颅底显微外科解剖和内镜颅底解剖。

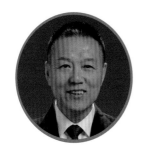

邱书奇

1953 年 1 月生，二级教授，主任医师，硕士研究生导师，香港中文大学兼职副教授。现任深圳市龙岗区耳鼻咽喉医院院长，深圳市耳鼻咽喉研究所所长，香港中文大学深圳市耳鼻咽喉研究所联合研究中心主任，广东省临床重点专科、深圳市医学重点专科、深圳市重点实验室首席专家和学科带头人。深圳市名医，广东省中西医学会耳鼻咽喉专业委员会副主任委员、深圳市医学会耳鼻咽喉专业委员会副主任委员。曾赴日本琦玉医科大学研修。担任山西省人民医院耳鼻咽喉科主任多年，从事临床、教学、科研工作 40 余年，先后培养硕士研究生 30 余名。主持国家级、省部级、粤港合作、深港合作等科研项目 30 余项，主编专著 2 部，发表论文 80 余篇。

　　颞骨解剖是耳科和耳神经科医生的必修课，由于颞骨解剖结构细小、关系复杂，因此很多初涉耳科的医生很难建立起颞骨解剖的三维立体概念。意大利著名耳科和侧颅底专家 Mario Sanna 教授在颞骨和侧颅底手术方面有其独到之处和深刻体会。Sanna 教授在向 William House 和 Ugo Fisch 教授学习的基础上，勇于创新，集四万余例耳显微外科手术的临床实践经验以及丰富的教学经验，建立了自己独特的耳显微外科技术体系。《颞骨解剖与手术径路》一书采用了近千幅精美图片逐一对常用的颞骨相关手术径路进行描述，是一部不可多得的耳科学入门教程。

　　当然，耳科医生不可能因为阅读了一两本解剖和手术图谱便学会了手术，Sanna 教授认为系统和认真的颞骨解剖训练是安全实施耳科手术的先决条件。耳科及侧颅底手术需要大量的实验室解剖训练和临床经验，颞骨解剖实验室的训练是连接解剖与手术之间的桥梁。

　　在此书完成之际，感谢 Sanna 教授对翻译此书所给予的支持和热心帮助，感谢为翻译和校对此书而付出辛劳的译者们，感谢所有对此书翻译工作给予支持和帮助的朋友们。

马芙蓉　　汤文龙　　邱书奇

2020.7

颞骨是人体最复杂的解剖区域之一。该区域涉及重要的组织结构，包含复杂的三维关系，并且该区域的结构均隐藏于骨管中，在钻磨后才能暴露出来，这些特点都使得颞骨解剖的学习成为一项艰巨的任务。使问题更加复杂的是，该区域的病变常常会导致某种程度的解剖变异。因此，对于耳科学、神经耳科学或颅底手术领域的医生而言，熟练掌握颞骨解剖是必要的。在实验室里尽可能地创造接近活体手术的环境，是学习颞骨解剖的最好方法。

在我学习的初期，由于缺乏设备优良的实验室，获取颞骨标本也很困难，创造这样的培训环境委实不易。为了接受高质量的训练，我前往世界各地求学，尤其是洛杉矶和苏黎世。尽管当时的颞骨解剖中心并不多，但我很荣幸地在几个全球顶尖的中心接受了优质的培训。然而，每一期课程结束之后，我能够记住的只有自己亲眼所见的内容和一些笔记。作为一名初学者，我总是觉得需要一些具象的东西来提醒自己这些日子以来我学到了什么，并指导进一步的培训。在我的临床生涯中，这个梦想一直伴随着我，每次我们中心举办培训班时，这种想法就更加强烈。

如今，这本书代表了一个梦想的实现。我和我的同事将大部分时间和精力投入于此，以期为年轻的受训者提供帮助。本书包含可以在一个颞骨标本上完成的所有重要手术入路的详细步骤，并配有全面、高质量、全彩色的手术图片，最后还辅以一组尸体解剖图，以帮助理解手术相关的颅内解剖。对于每种手术，均从左、右两侧加以呈现。

在此，我想对我的老师们表示特别的感谢。Carlo Zini 引领我探寻中耳显微手术的秘密；Jim Sheehy 以他优秀的教学艺术，促成了我对中耳手术的深刻理解；William House 教会我如何突破颞骨，进入颅底手术的世界；在 Ugo Fisch 的帮助下，我进一步完善手术技术，理解了颞下窝入路的重要性。

此外，Gruppo Otologico 耳科中心能够成为国际领先的耳科学、神经耳科学和颅底外科手术中心之一，亦得益于以上这些大师的引导。

希望这本书可以成为一部优秀的入门指南，帮助新学员克服我们曾经面临的困难。

Mario Sanna

郑重声明

本书提供了相关主题准确及权威的信息。由于医学是不断更新并拓展的领域，因此相关实践操作、治疗方法及药物都有可能会改变，建议读者审查相关主题的最新信息，包括产品的制造商、建议剂量、配方、方法和疗程、不良反应及相关措施。作者、编辑、出版者或经销商不对书中的错误或疏漏以及应用其中信息产生的任何后果负责，关于出版物的内容不作任何明确或暗示的保证。作者、编辑、出版者和经销商不承担由本出版物所造成的任何人身或财产损害责任。

目 录

第 1 章　颞骨解剖实验室
1.1　手术器械　/001
1.2　电钻使用指南　/001
1.3　吸引及冲洗设备　/002
1.4　标本的制备　/002
1.5　颞骨固定器　/003

第 2 章　颞骨解剖
2.1　鳞骨　/004
2.2　鼓骨　/006
2.3　乳突　/006
2.4　岩骨　/006
2.5　中耳　/007
　　2.5.1　鼓膜　/007
　　2.5.2　听骨链　/007
　　2.5.3　鼓室腔　/008
　　2.5.4　鼓窦　/011
　　2.5.5　迷路　/011
2.6　内听道　/013
　　2.6.1　颈内动脉　/013
　　2.6.2　乙状窦和颈静脉球　/013
2.7　颞骨内面神经　/014
　　2.7.1　迷路段　/014
　　2.7.2　鼓室段　/020
　　2.7.3　乳突段　/020
2.8　内镜下的手术解剖　/020

第 3 章　经乳突径路
3.1　完壁式鼓室成形术　/024
　　3.1.1　适应证　/024

3.1.2　手术步骤　/024
3.1.3　注意事项　/025
3.2　开放式鼓室成形术　/030
　　3.2.1　适应证　/030
　　3.2.2　手术步骤　/031
　　3.2.3　注意事项　/031
3.3　改良 Bondy 手术　/037
　　3.3.1　适应证　/037
　　3.3.2　手术步骤　/037
　　3.3.3　提示及注意事项　/038
3.4　根治性乳突切除术　/043
3.5　岩骨次全切除术　/044
　　3.5.1　适应证　/044
3.6　外耳道整块切除术（颞骨外侧切除术）
　　　　　　　　　　　　　　　　　/ 048
　　3.6.1　适应证　/048
　　3.6.2　手术步骤　/048
　　3.6.3　注意事项　/048
3.7　内淋巴囊减压术　/053
　　3.7.1　手术解剖　/053
　　3.7.2　适应证　/053
　　3.7.3　手术步骤　/053
　　3.7.4　注意事项　/053
3.8　人工耳蜗植入术　/055
　　3.8.1　适应证　/055
　　3.8.2　手术步骤　/055
　　3.8.3　注意事项　/056

第 4 章　经迷路径路

4.1　基础经迷路径路　/063

4.1.1　适应证　/063

4.1.2　手术步骤　/063

4.1.3　注意事项　/064

4.2　高位颈静脉球的处理　/079

4.2.1　手术步骤　/079

4.3　扩大的经迷路经岩尖径路（Ⅰ和Ⅱ型手术）/081

4.3.1　基本原理　/081

4.3.2　适应证　/081

4.3.3　手术步骤　/081

4.3.4　注意事项　/081

第 5 章　面神经减压术

5.1　经乳突面神经减压术　/087

5.1.1　适应证　/087

5.1.2　手术步骤　/087

5.1.3　注意事项　/090

5.2　经迷路面神经减压术　/091

第 6 章　颅中窝径路

6.1　扩大的颅中窝径路　/092

6.1.1　适应证　/092

6.1.2　手术步骤　/092

6.1.3　注意事项　/096

6.2　经颅中窝径路面神经迷路段肿瘤切除术　/103

6.2.1　手术步骤　/103

6.2.2　注意事项　/104

6.3　颅中窝径路联合经岩尖径路　/107

6.3.1　适应证　/107

6.3.2　手术步骤　/107

6.3.3　注意事项　/107

6.4　颅中窝径路联合经乳突径路　/114

6.4.1　适应证　/114

6.4.2　手术步骤　/114

6.4.3　注意事项　/115

第 7 章　乙状窦后－迷路后联合径路

7.1　适应证　/118

7.2　手术步骤　/118

7.3　注意事项　/119

第 8 章　经耳囊径路

8.1　适应证　/126

8.2　手术步骤　/126

8.3　注意事项　/127

第 9 章　改良经耳蜗径路（A 型）

9.1　适应证　/137

9.2　手术步骤　/137

9.3　注意事项　/139

第 10 章　颞下窝径路

10.1　颞下窝径路 A 型　/150

10.1.1　适应证　/150

10.1.2　手术解剖　/150

10.1.3　手术步骤　/153

10.1.4　颞下窝径路 A 型的经枕髁经颈静脉结节扩展径路　/158

10.2　颞下窝径路 B 型　/173

10.2.1　适应证　/173

10.2.2　手术步骤　/173

10.2.3　注意事项　/173

参考文献　/181

索　引　/187

第1章
颞骨解剖实验室

摘要

本章主要描述解剖实验室所需的设备，并详细介绍标本的制备及电钻的使用方法。

关键词：显微镜；电钻；冲洗吸引；标本

1.1 手术器械

为了尽可能地模拟真实的颞骨解剖手术，实验室至少应该备有一套基本的手术器械：

- 高质量的显微镜（图1.1）。
- 无须消毒的动力系统（需配有各种型号的金刚砂钻头和切割钻头）（图1.2）。
- 不同型号的吸引管和冲洗吸引管。
- 数把手术刀。
- 数把组织剪刀和显微剪刀。
- 多个组织剥离子和精细剥离器，如Lempert骨膜剥离器、Freer剥离子、直剥离子、圆剥离子（直角）、圆剥离子（直）、90°钩针和直针。
- 自动牵开器。
- 咬骨钳。

1.2 电钻使用指南

一般来说，低倍镜可以更好地显示各解剖结构之间的整体方位，高倍镜则能够更好地显示一些精细的结构。在颞骨解剖训练中很少采用4倍放大，但是在进行颅底手术，需要广泛暴露术腔时，将显微镜调至低倍放大就显得尤为重要。

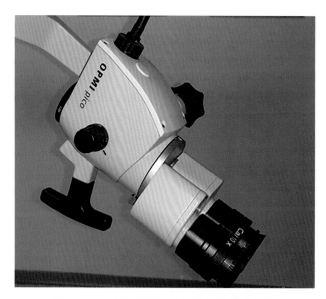

图1.1 一台用于解剖训练的高质量显微镜

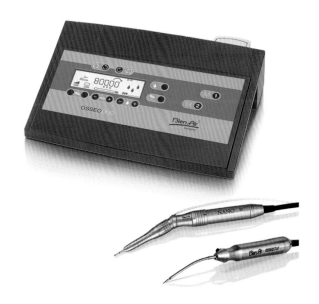

图1.2 不同型号的金刚砂钻头和切割钻头

- 尽可能使用大钻头，小钻头非常危险。
- 可根据术腔的深度灵活调整留在钻柄外钻杆的长度，通常钻杆长度越短，术者操纵时灵活性越强。
- 大部分磨骨工作可使用切割钻来完成。在邻近面神经、硬脑膜或乙状窦等精微结构，或者进行骨面止血时，才使用金刚砂钻头。
- 与弯手柄相比，更推荐使用直手柄，因为对于术者来说直手柄更易操控。
- 采用执笔式持钻，始终保持钻头移动方向与被磨结构呈切线方向而非垂直方向，从而保证磨骨时使用的是钻腹而非钻尖。
- 磨骨应从最危险的区域入手，向相对安全的区域移动，使钻头始终平行于重要结构，并保持同一个方向。
- 磨骨时施以尽可能小的力量或不施加压力，尤其是磨切邻近重要结构的骨质时。
- 在对重要结构进行精细操作时，可以调整钻头的旋转方向，使钻头远离重要结构所在方向。
- 在进行精细操作时，可将小指支撑于病人头部以增加持钻的稳定性。

1.3　吸引及冲洗设备

在耳科与神经耳科手术中，必须保证足够的冲洗吸引。冲洗吸引去除骨粉，防止其阻碍视野，还可避免骨粉黏附钻头缝隙，使钻头变钝。冲洗也能起到冷却作用，避免被磨骨面发生热损伤。当遇到面神经或半规管蓝线时，大量冲水是非常重要的。

在钻磨时，冲洗吸引管应该配合钻磨位置的变动而相应地在其周围移动，而不是固定不动。一个小窍门：把吸引器头置于重要结构（尤其是已经暴露的部位）与钻头之间，这样如果钻头一旦失控，它首先碰到的是吸引器头而不是机体重要结构。

Brackmann 吸引器头是一种特殊类型的吸引器头，其头端圆钝，带有侧孔。在神经耳科手术中，进行颅内桥小脑角区操作时，应用这种类型的吸引器头可以避免直接吸引神经血管结构。

1.4　标本的制备

在解剖实验室使用存于福尔马林中的新鲜颞骨标本为宜。陈旧标本的颜色变化较大，且其中血管常因难以清除的血凝块阻塞而变硬。在解剖前，可将颞骨标本在水中浸泡 2h，以去除福尔马林的气味。标本不应整夜暴露在操作台上，这样会导致硬脑膜和软组织变干，导致色泽改变、组织脆性增加。

这里介绍的标本灌注技术由 M. Landolfi 博士在 Gruppo Otologico 中心研发。暴露颈内静脉和颈内动脉，用 20mL 注射器抽取自来水反复冲洗血管，清除所有小凝血块，当血管内水流通畅，立即灌注彩色硅胶。进行尸头灌注时，作者更倾向于选择从横窦灌注而不是颈内静脉，而颈内动脉和颈外动脉的灌注是从颈部进行的。需等待灌注的彩色硅胶凝固变硬后再开始进行解剖。

制备有色硅胶，使用的材料如下：
- 透明硅胶。
- 着色剂（水性或油性颜料）。
- 溶剂，如市售苯溶液。
- 注射器、导管、血管夹等。

调整所用成分的相对剂量以改变溶液的稠厚：
- 较稠溶液配制：20mL 硅胶，10mL 溶剂，5mL 着色剂。
- 中等稠厚溶液：10mL 硅胶，10mL 溶剂，5mL 着色剂。
- 液态溶液：15mL 硅胶，20mL 溶剂，5mL 着色剂。

较稠厚的溶液有快速硬化的优点，可以较好地充填血管壁相对薄的大血管，如乙状窦及颈静脉球。此外，解剖时对静脉窦及颈静脉球的损伤较小，不会造成由于染色剂在颅骨中溢漏而影响观察的问题。然而这种溶液的缺点是有时不能通过较小的静脉管腔（如岩上窦）。中等稠厚溶液用于注射颈内动脉。液态溶液适用于注射颅内小血管。

　　注射含颜料的硅胶时，最好使用连接有导管的 20mL 注射器，边注射，边退出导管和注射器。

1.5　颞骨固定器

　　在颞骨解剖实验室中，为了使用方便，颞骨块可置于 House-Urban 颞骨固定器中（图 1.3）。进行侧颅底手术径路训练，使用半侧尸头标本时，使用自主设计的一种特殊的颞骨固定器。它的直径较大，有 5 个固定杆，可以很容易地放入大块的标本（图 1.4）。

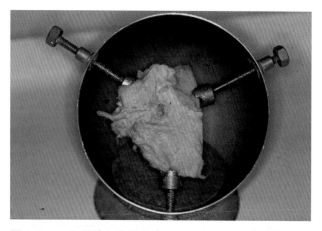

图 1.3　一个颞骨标本固定在 House-Urban 颞骨固定器上

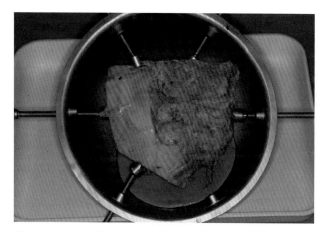

图 1.4　固定半侧尸头标本时使用自主设计的固定器

第 2 章
颞骨解剖

摘 要

这一章讲解颞骨的解剖，描述中耳、乳突腔和侧颅底的重要结构之间的解剖关系。本章的最后展示高清内镜下解剖图像。

关键词：鳞骨；鼓骨；乳突；岩骨；中耳；面神经；颈动脉；乙状窦；颈静脉球

颞骨实际上由 4 部分——鳞骨、鼓骨、乳突和岩骨融合而成（见图 2.1~2.11）。

2.1 鳞 骨

颞骨的外侧面主要由鳞骨组成。在颧突水平以上，鳞骨垂直部延伸向上覆盖脑的颞叶。颧突实际上是颞骨鳞部的一部分，它在鳞骨的垂直部与水平部的交界处，由外耳道的前方开始向前，其根部起始端膨大，称为颧弓后结节。再向前可见到颧突

逐渐变细形成下颌关节窝，然后再变厚形成颧弓前结节。最后颧突渐渐变细变薄，通过关节终止于颧骨。在外耳道后上方，颧突向乳突的上方延伸，形

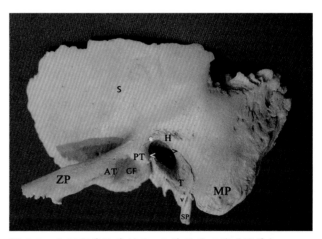

图 2.2 左侧颞骨的外侧面。*外耳道顶壁（鳞骨）；<：鳞鼓裂；>：鼓乳裂；AT：颧弓前结节；GF：下颌关节窝；H：Henle 棘；MP：乳突；PT：颧弓后结节；S：鳞骨垂直部；SP：茎突；T：鼓骨；V：鞘突；ZP：颧突

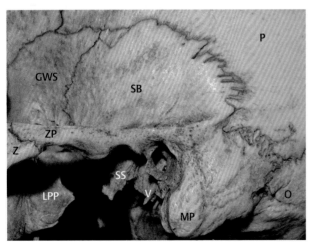

图 2.1 颞骨侧面观。LPP：翼突外侧板；MP：乳突；O：枕骨；P：顶骨；GWS：蝶骨大翼；SB：鳞骨；SS：蝶骨棘；V：鼓骨鞘突；Z：颧骨；ZP：颧突

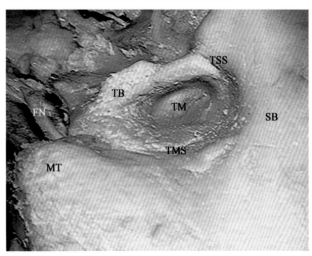

图 2.3 外耳道和鼓环区的放大观。FN：面神经；MT：乳突尖；SB：鳞骨；TB：鼓骨；TM：鼓膜；TMS：鼓乳裂；TSS：鳞鼓裂

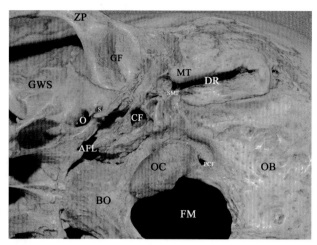

图 2.4　颞骨下面观。AFL：破裂孔前部；BO：枕骨基底部；CF：颈动脉管外口；DR：二腹肌嵴；FM：枕骨大孔；GF：下颌关节窝；GWS：蝶骨大翼；MT：乳突尖；O：卵圆孔；OB：枕骨；OC：枕髁；PCF：髁后孔；S：棘孔；SMF：茎乳孔；ZP：颧突

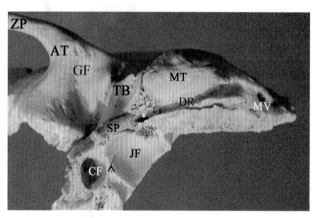

图 2.5　左侧颞骨的下面观。*：茎乳孔；∧：Jacobson 神经管；AT：颞弓前结节；CF：颈动脉管外口；DR：二腹肌嵴；GF：下颌关节窝；JF：颈静脉孔；MT：乳突尖；MV：乳突导静脉孔；SP：茎突；TB：鼓骨；ZP：颧突

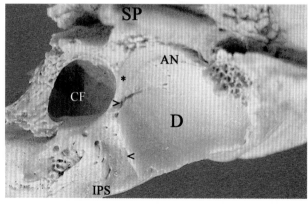

图 2.6　左侧颞骨的下面颈静脉孔——颈动脉管外口区近观。*：动静脉嵴；＜耳蜗导水管；＞：Jacobson 神经管；AN：Arnold 神经管；CF：颈动脉管外口；D：颈静脉球顶；IPS：岩下窦沟；SP：茎突

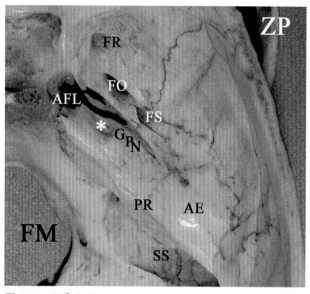

图 2.7　颞骨上面观。*：Meckel 腔压迹；AE：弓状隆起；AFL：破裂孔前部；FM：枕骨大孔；FO：卵圆孔；FR：圆孔；FS：棘孔；GPN：岩浅大神经沟；PR：岩骨嵴；SS：乙状窦沟；ZP：颧突

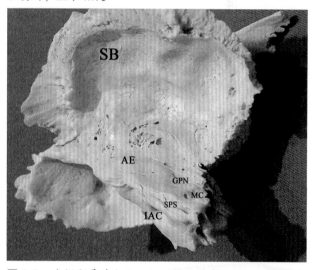

图 2.8　左侧颞骨前上观。AE：弓状隆起；GPN：岩浅大神经沟；IAC：内听道；MC：Meckel 腔压迹；SB：鳞骨；SPS：岩上窦沟

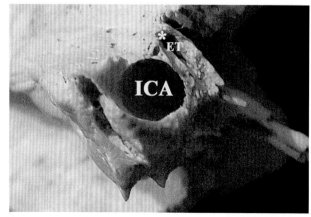

图 2.9　左侧颞骨破裂孔前岩尖部。*：鼓膜张肌半管；ET：咽鼓管峡部；ICA：颈内动脉管

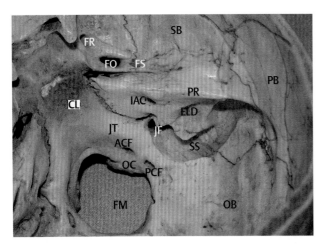

图 2.10　颞骨后面观。ACF：髁前孔；CL：斜坡；ELD：内淋巴导管开口；FM：枕骨大孔；FO：卵圆孔；FR：圆孔；FS：棘孔；IAC：内听道；JF：颈静脉孔；JT：颈静脉结节；OB：枕骨；OC：枕髁；PB：顶骨；PCF：髁后孔；PR：岩骨嵴；SB：鳞骨；SS：乙状窦沟

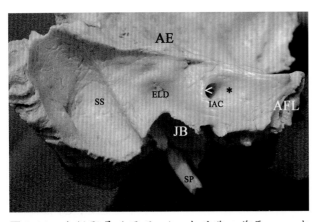

图 2.11　左侧颞骨后面观。*：内听道口前唇，<：内听道口后唇；AE：弓状隆起；AFL：岩尖破裂孔前部；ELD：内淋巴导管开口；IAC：内听道；JB：颈静脉球；SP：茎突；SS：乙状窦沟

成一条微微隆起的凸起——乳突上嵴，代表了颅中窝底水平。鳞骨向下延伸至外耳道后，形成乳突外侧的平坦部分。骨性外耳道的前后壁的上部亦由鳞部形成，外耳道后上方可见到 Henle 棘。

2.2　鼓　骨

　　骨性外耳道下壁及大部分前、后壁是由鼓骨构成，形如槽状或马蹄形。其与颞骨鳞部及乳突部连接，在外耳道内形成了两个裂隙，其中鳞鼓裂位于骨性耳道前上方，鼓乳裂位于耳道后壁。

这两个缝隙中有结缔组织生长，连接紧密，因此使用锐性分离方可将皮肤分离。颞下颌关节位于外耳道前壁的正前方，与耳道仅以薄层骨质分隔。鼓骨外缘与外耳道软骨部相连，此连接并不整齐，且外耳道外侧 1/3 部分由软骨部组成。鼓骨下缘向下延伸形成鞘突（茎突位于此处）。

2.3　乳　突

　　乳突构成颞骨的后下边界，其尖端向前下方的延伸范围取决于其气化程度。胸锁乳突肌的前部附着于乳突。其内侧面有二腹肌沟，二腹肌后腹附着于此。在二腹肌沟后内方可看见枕动脉压迹。面神经主干离开颞骨时，在二腹肌嵴前缘、茎突后方出茎乳孔。

　　构成颈静脉孔的颞骨部分可以从茎乳孔的前内侧和鼓骨和茎突的内侧观察到。颈静脉孔的外侧界可见颞骨颈静脉突朝着枕骨部突出，并且将其分成血管部和神经部。在颈静脉窝或更高平面，可以见到颈静脉球的顶部。后方有容纳 Arnold 神经（迷走神经耳支）走行的骨管。前方则为岩下窦沟的末端，位于蜗小管开口的前方。颈静脉窝的前界为颈内动脉管外口，两者被一薄的楔形骨嵴分隔，称作动静脉嵴，其上有通向鼓室容纳 Jacobson 神经（鼓室神经）的骨管穿行。

2.4　岩　骨

　　颞骨最显著的特征是其内侧面突出的岩骨部分。外形似锥体，向前内方向突起，椎体的底位于外侧，内含半规管、前庭、耳蜗及颈内动脉。岩尖构成破裂孔前部。通过岩尖，颈内动脉出岩骨进入破裂孔前部，随后弯曲向上进入海绵窦。咽鼓管骨性末端、峡部亦位于岩尖部颈动脉管前方，恰好位于蝶骨棘内侧。岩部上表面形成了颅中窝底的一部分。它起于弓状隆起，止于破裂孔。岩浅大神经沟靠近岩骨上表面的前界，10% 的病例中，沿岩浅大神经可向后追踪至无骨质覆盖的裸露的膝状神经节。由岩浅大神经沟与弓状隆起形成的夹角标志着内听道的位置。靠近破裂孔，可看到 Meckel 腔形成的压迹。岩骨上表面的后界为岩上窦沟，它是岩骨上表面和后表面的分界。

岩骨的后表面形成颅后窝的一部分。在岩骨外后方可见到内淋巴管的开口（前庭水管开口）和内淋巴囊。在乙状窦后入路的手术中，前庭水管的开口是定位后半规管非常重要的标志。而内听道则是岩骨后表面的特征性结构。

2.5　中　耳

■ 2.5.1　鼓　膜

鼓膜向前下方倾斜，呈圆锥状。故外耳道骨部的前下壁较后上壁要长，鼓膜前角（鼓膜与外耳道前壁形成的角度）小于后角（鼓膜与后壁形成的角度），前者为锐角，后者为钝角。前角常被前壁突出的骨质遮挡。手术中充分地显露此夹角是鼓膜重建手术成功的关键。鼓膜共分 3 层，外层为鳞状上皮，内层为黏膜层，两层之间为鼓膜固有层，即纤维层。鼓膜分为两部分。紧张部位于锤骨短突、锤前皱襞及锤后皱襞的下方，占据鼓膜大部。纤维层在紧张部周边增厚形成鼓环。鼓环附着于骨性外耳道所形成的鼓沟处。松弛部位于锤骨短突的上方，附着于耳道上壁的切迹，即 Rivinus 切迹。松弛部内侧与锤骨颈外侧之间为 Prussak 间隙，上鼓室胆脂瘤常常由此向内侵入松弛部及上鼓室。

见图 2.12~2.17。

■ 2.5.2　听骨链

锤　骨

锤骨柄牢固地附着于鼓膜，其尖端为鼓膜脐部，亦为锥形鼓膜的底部。锤骨短突位于锤骨柄的上外侧端，距离耳道上外侧壁较近，因此在耳道成形术时要小心谨慎不能触碰。锤骨头位于上鼓室，锤骨头和锤骨柄之间为锤骨颈。鼓膜张肌肌腱附着于锤骨颈内侧，可在鼓膜张肌收缩时，

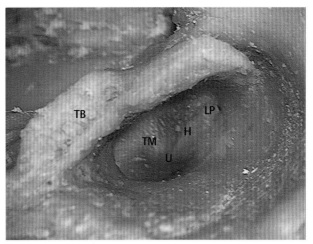

图 2.12　左侧鼓膜显微镜像。H：锤骨柄；LP：锤骨短突；TB：鼓骨；TM：鼓膜；U：脐部

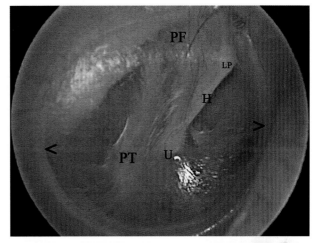

图 2.13　右侧鼓膜内镜像。<>：鼓环；H：锤骨柄；LP：锤骨短突；PF：松弛部；PT：紧张部；U：脐部

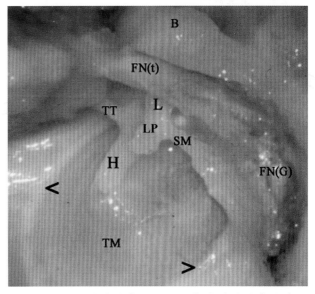

图 2.14　右侧鼓膜的内面观。注意鼓膜的圆锥形态。<>：鼓环；B：砧骨体；FN（G）：面神经膝；FN（t）：面神经鼓室段；H：锤骨柄；L：砧骨长脚；LP：砧骨豆状突；SM：镫骨肌；TM：鼓膜；TT：鼓膜张肌

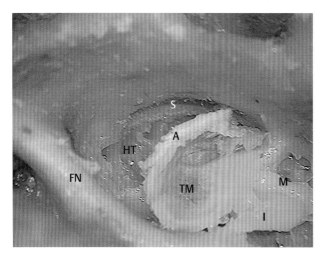

图2.15 左侧颞骨侧面观。将鼓环（A）从附着的鼓沟（S）处分离，以显示两者之间的关系。FN：面神经乳突段；HT：下鼓室；I：砧骨；M：锤骨；TM：鼓膜

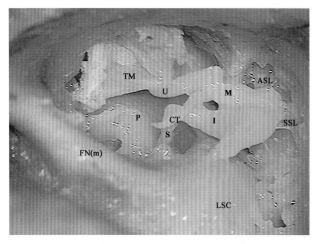

图2.16 左耳听骨链连接图。ASL：锤骨前韧带；CT：鼓索；FN（m）：面神经乳突段；I：砧骨；LSC：外半规管；M：锤骨；P：鼓岬；S：镫骨；SSL：锤骨上韧带；TM：鼓膜；U：脐部

将听骨链拉向内侧，从而增加鼓膜的紧张度，在一定程度上限制声音传入内耳。锤骨头由锤上韧带及锤前韧带固定（图2.18~2.20）。

砧 骨

砧骨体前面与锤骨头形成关节。砧骨短脚向后突出，位于砧骨窝内。砧骨长脚突向鼓室腔内，其豆状突与镫骨组成关节，砧骨由前方的锤骨和后方的砧骨后韧带固定（图2.21、图2.22）。

镫 骨

镫骨（图2.23）是人体最小的骨头，位于前庭窗。镫骨头与砧骨形成关节。镫骨头和后弓之

间附着有镫骨肌肌腱。镫骨底板嵌于前庭窗内，连接前庭。镫骨底板与前庭窗之间的结缔组织形成环韧带。镫骨肌收缩使镫骨和底板倾斜，造成环韧带紧张，在一定程度上限制了声音传入内耳。

■ 2.5.3　鼓室腔

中鼓室是位于鼓膜内侧的部分。以面神经的鼓室段为界，其上方为上鼓室。鼓膜以下部分

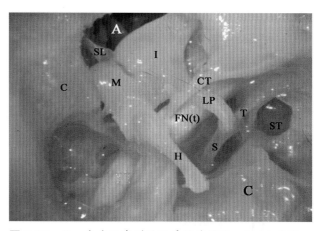

图2.17 另一角度观察到的听骨链连接图。A：上鼓室；C：耳蜗；c：齿突；CT：鼓索；FN（t）：面神经鼓室段；H：锤骨柄；I：砧骨；LP：砧骨长脚；M：镫骨；S：镫骨；SL：锤骨上韧带；ST：鼓室窦；T：镫骨肌肌腱

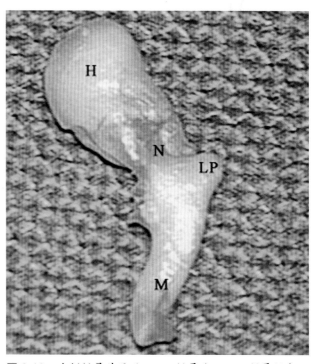

图2.18 左侧锤骨外面观。H：锤骨头；LP：锤骨短突；M：锤骨柄；N：锤骨颈

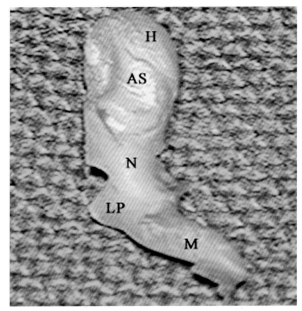

图 2.19 左侧锤骨内面观。AS：关节面；H：锤骨头；LP：锤骨短突；M：锤骨柄；N：锤骨颈

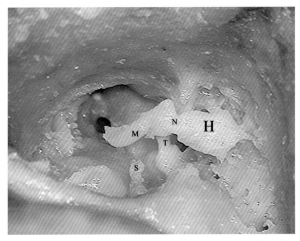

图 2.20 左侧锤骨，鼓膜张肌肌腱（T）附着于锤骨颈（N）内侧。H：锤骨头；M：锤骨柄；S：镫骨头

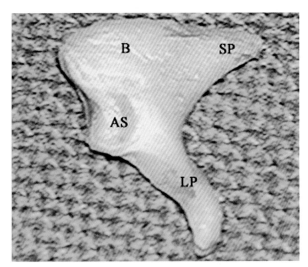

图 2.21 左侧砧骨外侧观。AS：关节面；B：砧骨体；LP：砧骨长脚；SP：砧骨短脚

为下鼓室。鼓膜前方为前鼓室，有咽鼓管的开口，位于鼓膜张肌半管的下方。面神经的分支鼓索，从鼓室后壁进入鼓室腔后，走行于砧骨长脚外侧与锤骨柄内侧，鼓索神经含味觉纤维及副交感神经，后者支配下颌下腺及舌下腺的分泌（图2.24~2.26）。

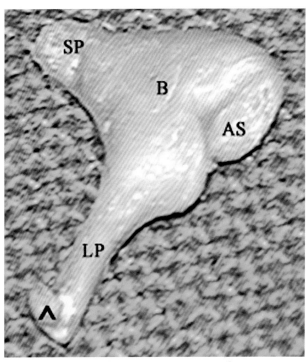

图 2.22 左侧砧骨内面观。∧：豆状突；AS：关节面；B：砧骨体；LP：砧骨长脚；SP：砧骨短脚

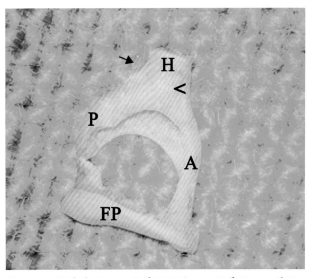

图 2.23 镫骨外观。→：镫骨肌肌腱，<：镫骨颈；A：前弓；FP：足板；H：头；P：后弓

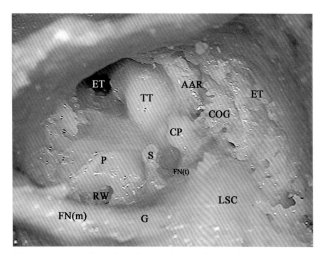

图 2.24　去除外耳道上壁和后壁、锤骨及砧骨后的左耳鼓室腔。AAR：上鼓室前隐窝；COG：齿突；CP：匙突；ET（白色）：咽鼓管；ET（黑色）：上鼓室；FN（m）：面神经乳突段；FN（t）：面神经鼓室段；G：面神经第二膝；LSC：外半规管；P：鼓岬；RW：圆窗；S：镫骨头；TT：鼓膜张肌

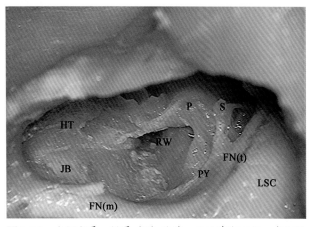

图 2.25　左侧颞骨，镫骨（S）的前、后弓清晰可见。在下鼓室（HT）的气房已被部分磨除以显示下鼓室与颈静脉球（JB）的关系。FN（m）：面神经乳突段；FN（t）：面神经鼓室段；LSC：外半规管；P：鼓岬；PY：锥隆起；RW：圆窗

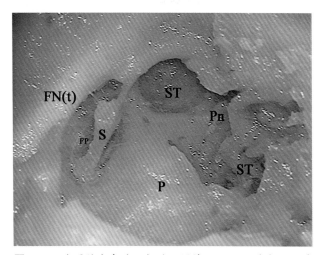

图 2.26　左耳鼓室窦（ST）的显微镜下观。FN（t）：面神经鼓室段；FP：镫骨底板；P：鼓岬；Pn：岬小桥；S：镫骨

内侧壁

面神经

见本章后面内容。

匙　突

匙突为鼓膜张肌腱附着处，位于锤骨颈内侧、前庭窗前上方，面神经鼓室段下方。在此骨性突起处，鼓膜张肌几乎呈直角向外侧弯曲，并附着于锤骨颈。

鼓　岬

鼓岬是前庭窗前下方和圆窗前方明显隆起的部分，相当于耳蜗底转的位置。蜗轴指向前外方。

前庭窗

镫骨底板嵌于前庭窗，声能由此处向前庭阶内传递机械能。前庭窗缘与镫骨底板间以环韧带相连。面神经鼓室段刚好走行于前庭窗上方。在前庭窗后缘，面神经自下方行向茎乳孔。

圆　窗

圆窗位于圆窗龛内，前庭窗的下方。圆窗是迷路通向中耳的另一开口，可使骨性结构内的淋巴液对机械振动较为敏感。圆窗膜位于圆窗龛顶，几乎呈水平平面。直视下观察圆窗膜时，需去除圆窗龛上缘的遮挡。

后　壁

鼓室后壁为一深在的隐窝，面神经穿行其中，并将其分为内侧的鼓室窦和外侧的面隐窝。

面隐窝

面隐窝的外界为骨性鼓沟，内界为面神经。磨除面隐窝后即可开放后鼓室，进行完壁式鼓室成形术。鼓索嵴是连接锥隆起和鼓索神经发起处的骨性突起，它可将面隐窝分成两部分。

鼓室窦

鼓室窦位于面神经内侧，其延伸程度各异，最远可达面神经内侧。大多数情况下不可能直接观察到鼓室窦底，因此完全根治该部位病变要求术者具备相当丰富的经验。鼓室窦又被连接锥隆起和鼓岬之间的岬小桥分成上下两个部分。鼓室窦的下界为连接鼓室后壁和圆窗龛之间的骨桥——

岬下脚。

上鼓室

齿突是鼓室天盖向下悬垂的一个骨性凸起，形似齿状，尖端恰好指向锤骨头前方。齿突将上鼓室分为前、后两个部分。上鼓室前间隙，即管上隐窝，胆脂瘤常侵及此处，且如果手术开放不充分，此处常常会有病变组织残留。齿突位于面神经的上方，且尖部指向面神经，故被作为定位面神经的标志。面神经膝状神经节位于上鼓室前间隙内。鼓窦入口位于上鼓室后方。

■ 2.5.4　鼓　窦

鼓窦连接上鼓室和乳突气房，位于上鼓室后方、颅中窝脑板下方及迷路外侧。鼓窦位置较固定且外侧没有重要组织，所以被看作乳突切除术开始阶段最重要的标志之一。外半规管隆凸则是定位面神经最重要的标志之一（图 2.27~2.28）。

■ 2.5.5　迷　路

半规管

鼓窦内侧壁的外半规管隆凸从前上至后下倾斜约 30°。迷路的骨囊十分坚硬，抗腐蚀性强，然而它邻近鼓窦，因此病变侵犯鼓窦内侧壁时，外半规管成为最易受胆脂瘤等病变侵犯的部位。外半规管前端为壶腹，壶腹内含感觉细胞，开口

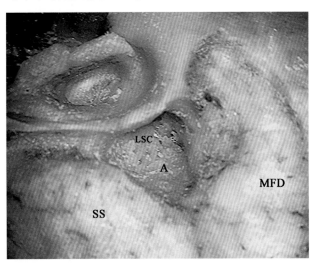

图 2.27　左侧颞骨鼓窦（A）显微镜下观。LSC：外半规管；MFD：颅中窝脑板；SS：乙状窦

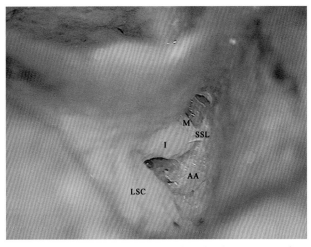

图 2.28　左侧颞骨的鼓窦入口（AA）近观。I：砧骨；LSC：外半规管；M：锤骨；SSL：锤上韧带

于椭圆囊，邻近上鼓室后部的内侧壁。

另外两个半规管近乎垂直于外半规管。外半规管位于后半规管的前方，其后缘指向后半规管的中心。后半规管的走行几乎平行于颅后窝脑板，其壶腹位于下端，在面神经乳突段内侧。后半规管上端与前半规管连接，形成总脚。

前半规管位于颅中窝脑板下方，其壶腹在前端，位于外半规管壶腹的上内侧，几乎垂直于岩锥的长轴走行。前半规管位于鼓窦后方较深处，因此大多数情况下观察不到。去除足够的迷路周围气房之后（如一些岩骨胆脂瘤病例），才能完全暴露前半规管。在极少数情况下，前半规管可有裂缺，与颅中窝硬脑膜直接相连。

前半规管和外半规管的壶腹位于上鼓室后部内侧壁。如必须磨除鼓室内侧壁，需格外注意不能损伤这两个壶腹。迷路中壶腹抵抗干扰的能力远远低于半规管（图 2.29~2.36）。

前　庭

前庭为岩骨内的中空腔隙，内含椭圆囊和球囊，位于半规管前方、前庭窗内侧、内听道底外侧及耳蜗后方。其后面有半规管的 5 个开口，前方有连合管连接前庭和耳蜗前庭阶。

耳　蜗

耳蜗为一个螺旋盘绕两圈半的管道，位于前庭的前方。它有宽大的基底和狭窄的蜗尖。耳蜗

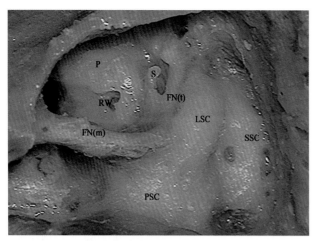

图 2.29 左侧颞骨，可观察到前半规管（SSC）、外半规管（LSC）、后半规管（PSC）和耳蜗的解剖位置。FN（m）：面神经乳突段；FN（t）：面神经鼓室段；P：鼓岬；RW：圆窗；S：镫骨

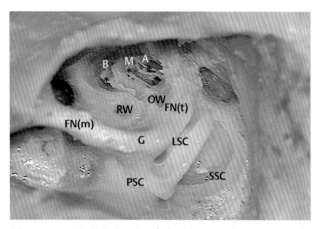

图 2.30 已开放迷路。*：基底膜；<：蜗轴；A：耳蜗尖转，B：耳蜗底转，FN（m）：面神经乳突段；FN（t）：面神经鼓室段；G：面神经第二膝；LSC：外半规管；M：耳蜗中转；OW：前庭窗；PSC：后半规管；RW：圆窗；SSC：前半规管

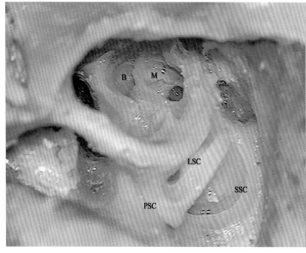

图 2.31 去除基底膜后的图像。<：蜗轴；B：耳蜗底转；LSC：外半规管；M：耳蜗中转；PSC：后半规管；SSC：前半规管

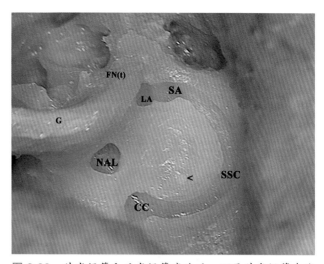

图 2.32 外半规管和后半规管磨除后，可见外半规管壶腹（LA）、前半规管壶腹（SA）、面神经鼓室段[FN（t）]之间的关系。<：弓状下动脉；CC：总脚；G：面神经第二膝；NAL：外半规管非壶腹端；SSC：前半规管

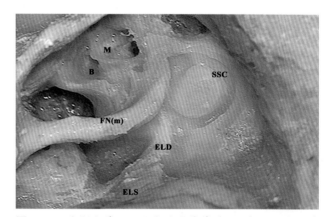

图 2.33 左侧颞骨，可见内淋巴导管（ELD）经后半规管的后方，到颅后窝脑板。B：耳蜗底转；ELS：内淋巴囊；FN（m）：面神经乳突段；M：耳蜗中转；SSC：前半规管

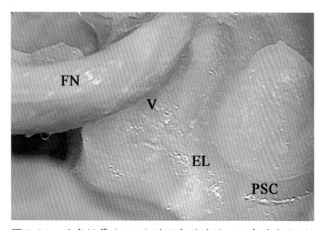

图 2.34 后半规管（PSC）的下部被磨除，可在前庭（V）附近找到内淋巴导管（EL）的近端。FN：面神经

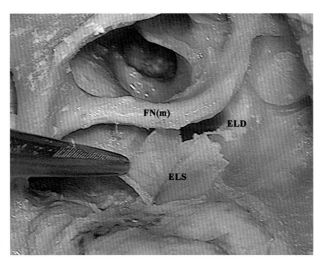

图 2.35　内淋巴囊（ELS）被打开，可见内淋巴囊与颅后窝脑板的密切关系。ELD：内淋巴导管，FN（m）：面神经乳突段；SS：乙状窦

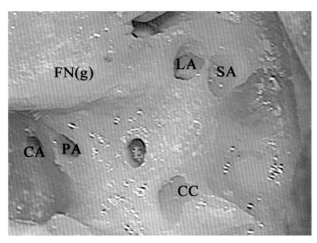

图 2.36　左侧颞骨，半规管被磨除，可见 5 个与前庭相通的开口。CA：耳蜗导水管；CC：总脚；FN（g）：面神经第二膝；L：外半规管的非壶腹端；LA：外半规管壶腹；PA：后半规管壶腹；SA：前半规管壶腹

底转向鼓室腔凸起，形成了鼓岬的隆起。蜗管围绕中央骨轴即蜗轴旋转，蜗轴起自内听道底，内有蜗神经纤维。从蜗轴伸出的隔板样骨性突起即骨螺旋板，向蜗管延伸并占据蜗管的一半。膜性螺旋板，又称基底膜，连接骨螺旋板和蜗管外壁，将蜗管分为两个管腔——上方为前庭阶，下方为鼓阶。

2.6　内听道

内听道长约 1cm，由桥小脑角向外走行至颞骨岩部，其后缘呈锐角，前缘较为扁平。内听道口位于岩部后面。颅后窝硬脑膜延续进入内听道，包绕神经直至各神经进入相应孔道。内听道长轴与外耳道长轴近乎一条直线。

内听道的外端为内听道底。横嵴将内听道分为较小的上部区域和较大的下部区域。上部区域进一步被垂直嵴（Bill 嵴）分为面神经通过的前部区域和前庭上神经通过的后部区域。蜗神经穿行于内听道底下部区域前方的中心骨管，其周围有大量筛孔。前庭下神经走行于下部区域的后方，其后下方为单孔神经（支配后半规管壶腹）走行的通道。除上述神经外，该通道还包含有内听动脉、内听静脉及小脑前下动脉袢。

■ 2.6.1　颈内动脉

颈内动脉经颈动脉管外口进入颞骨，于下鼓室内侧壁垂直向上走行，正好位于耳蜗下方。然后自前内方以近乎 90° 的角度转向岩尖，形成了位于咽鼓管后下方和耳蜗前方的水平段，但有 2% 的病例缺失分隔咽鼓管和颈内动脉的骨板。颈内动脉和耳蜗之间的距离为 1~5mm。

■ 2.6.2　乙状窦和颈静脉球

乙状窦是位于硬脑膜的内外两层之间的一个腔隙，起于横窦末端，向前下弯曲，在乳突内侧面形成较深压迹。在其上端有岩上窦汇入。在靠近中部处，乳突导血管连接乙状窦和耳后静脉。乙状窦终止于颈静脉孔的后缘，在此处膨大形成颈静脉球。颈静脉球位于颈静脉孔的后方，连接乙状窦和颈内静脉，它占据颈静脉孔最大部分。颈静脉球位于面神经乳突段的内侧和半规管的下方。面神经和迷路间的距离不定，颈静脉球在下鼓室的位置亦常常改变。有时由于骨壁缺如，颈静脉球可能突向下鼓室。通过颅底的第Ⅸ到第Ⅺ脑神经（舌咽神经、迷走神经和副神经）与此静脉系统相邻，这一点应牢记。

2.7 颞骨内面神经

颞骨内的面神经（FN）在骨管内走行，被两膝分为三段（图 2.37~2.71）。

■ 2.7.1 迷路段

迷路段为面神经最细、最短的一段，由内向

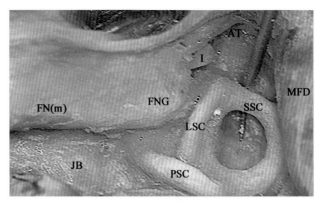

图 2.39　左侧颞骨自乳突腔观察迷路。器械尖端所示为弓状下动脉。AT：上鼓室；FN（m）：面神经乳突段；FNG：面神经第二膝；I：砧骨；JB：颈静脉球；LSC：外半规管；MFD：颅中窝硬脑膜；PSC：后半规管；SSC：前半规管

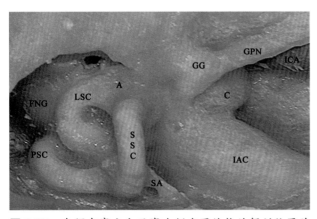

图 2.37　自颅中窝方向观察左侧内耳结构的解剖位置关系。A：外半规管壶腹；C：耳蜗；FNG：面神经第二膝；GG：膝状神经节；GPN：岩大神经；IAC：内听道；ICA：颈内动脉；LSC：外半规管；PSC：后半规管；SA：弓状下动脉；SSC：前半规管

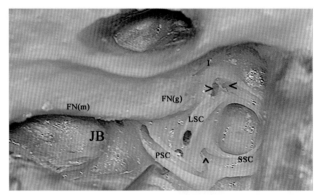

图 2.40　三个半规管已开放。外半规管（＞）与前半规管（＜）壶腹相邻，前半规管和后半规管的非壶腹端汇合成总脚（∧）。器械尖端所示为外半规管的非壶腹端。FN（m）：面神经乳突段；FN（g）：面神经第二膝；I：砧骨；JB：颈静脉球；LSC：外半规管；PSC：后半规管；SSC：前半规管

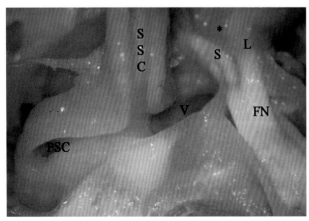

图 2.38　自颅中窝方向观察左侧颞骨上表面，可见前半规管（SSC）和后半规管（PSC），连接形成总脚并进入前庭（V）。*：Bill嵴；FN：面神经内听道段；L：面神经迷路段；S：前庭上神经

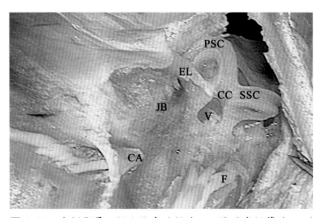

图 2.41　左侧颞骨，经乙状窦后径路，可见后半规管（PSC）和前半规管（SSC）已经打开并暴露总脚（CC）进入前庭（V）。注意内淋巴导管（EL）自后半规管和总脚后方穿过，这一比邻关系可作为乙状窦后径路中的解剖定位标志。注意本例标本颈静脉球（JB）高位。CA：耳蜗导水管；F：面神经

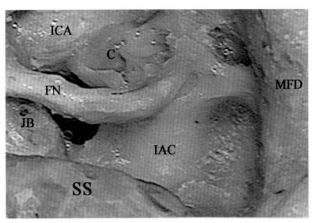

图 2.42　左侧颞骨，内听道（IAC）开始被轮廓化。透过薄层骨质可以显示硬脑膜的颜色。C：耳蜗；FN：面神经；ICA：颈内动脉；JB：颈静脉球；MFD：颅中窝硬脑膜；SS：乙状窦

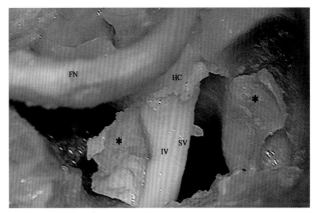

图 2.45　打开内听道硬脑膜（*），可见前庭上神经（SV）和前庭下神经（IV）走行于内听道的后部，二者之间被横嵴（HC）分开。FN：面神经

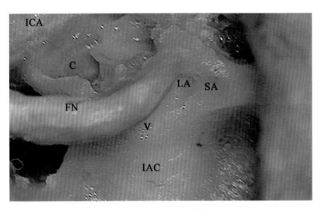

图 2.43　近距离观察显示前半规管壶腹（SA）和内听道（IAC）上表面之间的关系。前半规管壶腹可作为定位内听道上界水平的标志。C：耳蜗；FN：面神经；ICA：颈内动脉；LA：外半规管壶腹；V：前庭

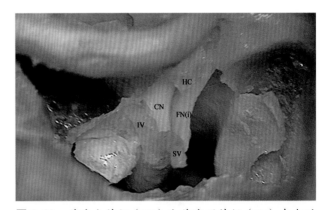

图 2.46　前庭上神经（SV）和前庭下神经（IV）在内听道底被切断并翻向后方。蜗神经（CN）和面神经内听道段 [FN（i）] 位于前方，被横嵴（HC）分开

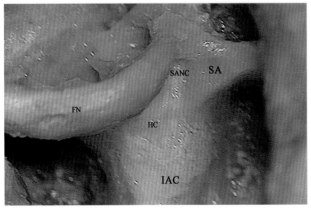

图 2.44　已完全去除内听道（IAC）表面的骨质，沿着上壶腹神经管（SANC）可以追踪到前半规管壶腹。FN：面神经；HC：横嵴；SA：前半规管壶腹

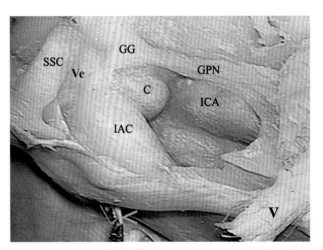

图 2.47　左侧颞骨颅中窝径路观，内听道（IAC）已被轮廓化，可观察到其与耳蜗（C）、前庭（Ve）的位置关系。内听道位于前半规管（SSC）和岩浅大神经（GPN）形成的夹角的角平分线上。<：面听束；GG：膝状神经节；ICA：颈内动脉；V：三叉神经

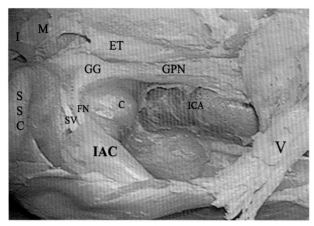

图2.48 去除覆盖于内听道表面的骨质及附近的硬脑膜，可见面神经（FN）进入内听道底，移行为迷路段，并于外侧形成膝状神经节（GG）。<：面听束；C：耳蜗；ET：咽鼓管；GPN：岩浅大神经；I：砧骨；IAC：内听道；ICA：颈内动脉；M：锤骨；SSC：前半规管；SV：前庭上神经；V：三叉神经

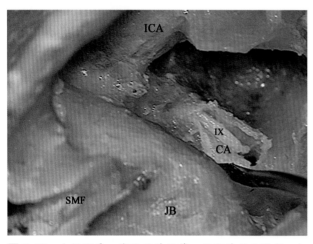

图2.49 左侧颞骨，磨除面神经管，行面神经改道术，打开耳蜗导水管（CA），可见毗邻的舌咽神经（第IX对脑神经）近端。由于舌咽神经位于耳蜗导水管下方，因此耳蜗导水管可以作为经迷路径路定位舌咽神经的定位标志，可用于提示下方磨骨的下界，以避免损伤舌咽神经。ICA：颈内动脉；JB：颈静脉球；SMF：茎乳孔

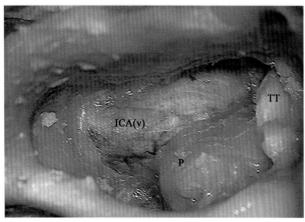

图2.50 左侧颞骨，下鼓室气房已去除，颈内动脉垂直段[ICA（v）]已轮廓化。P：鼓岬；TT：鼓膜张肌

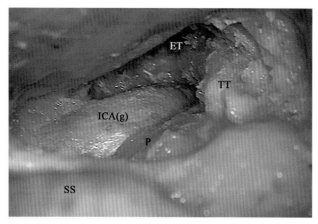

图2.51 图示颈内动脉膝部[ICA（g）]、鼓岬（P）和咽鼓管（ET）的位置关系。TT：鼓膜张肌；SS：乙状窦

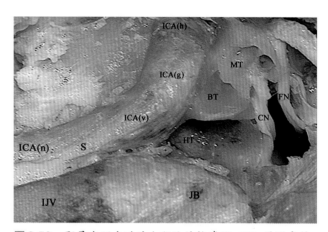

图2.52 颞骨内颈内动脉全程已被轮廓化。BT：耳蜗底转；CN：蜗神经；FN：面神经；HT：下鼓室；ICA（g）：颈内动脉膝部；ICA（h）：颈内动脉水平段；ICA（n）：颈内动脉颈段；ICA（v）：颈内动脉垂直段；IJV：颈内静脉；JB：颈静脉球；MT：耳蜗中转；S：颈交感链

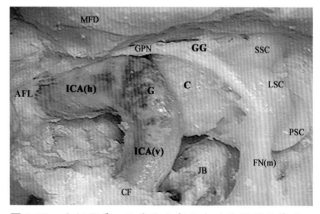

图2.53 左侧颞骨，已磨除全部颈内动脉周围的骨质。AFL：破裂孔前部；C：耳蜗；CF：颈动脉孔；FN（m）：面神经乳突段；G：颈内动脉膝部；GG：膝状神经节；GPN：岩浅大神经；ICA（h）：颈内动脉水平段；ICA（v）：颈内动脉垂直段；JB：颈静脉球；LSC：外半规管；MFD：颅中窝硬脑膜；PSC：后半规管；SSC：前半规管

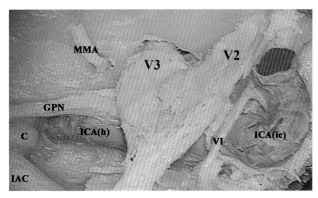

图 2.54 左侧颞骨，经颅中窝径路观察颈内动脉水平段走行。VI：外展神经；C：耳蜗；GPN：岩浅大神经；IAC：内听道；ICA（ic）：颈内动脉颅内段；V3：下颌神经；MMA：脑膜中动脉；V2：上颌神经

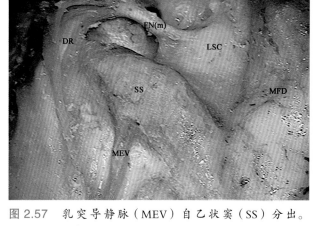

图 2.57 乳突导静脉（MEV）自乙状窦（SS）分出。DR：二腹肌嵴；FN（m）：面神经乳突段；LSC：外半规管；MFD：颅中窝脑板

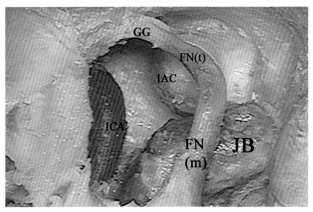

图 2.55 另一例左侧经耳囊径路标本，垂直由外向内观察所见。颈静脉球（JB）高位，几乎与内听道（IAC）相贴。FN（m）：面神经乳突段；FN（t）：面神经鼓室段；GG：膝状神经节；ICA：颈内动脉

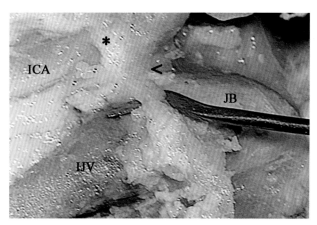

图 2.58 颈静脉球（JB）向颈内静脉（IJV）移行区域的骨质已被磨除，可见钩针位于颈静脉球出颈静脉孔所形成的纤维束下方，动静脉嵴（<）位于颈静脉球和颈内动脉（ICA）之间。*颈内动脉入颞骨处包裹的纤维束

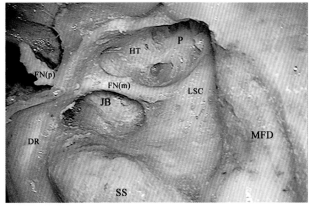

图 2.56 左侧颞骨，乙状窦（SS）已轮廓化，颈静脉球（JB）位于面神经乳突段 [FN（m）] 内侧。DR：二腹肌嵴；FN（p）：面神经腮腺段；HT：下鼓室；LSC：外半规管；MFD：颅中窝脑板；P：鼓岬

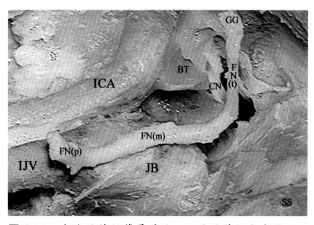

图 2.59 去除面神经管骨质后，可见面神经乳突段 [FN（m）] 和颈静脉球（JB）之间的关系。BT：耳蜗底转；CN：蜗神经；FN（p）：面神经腮腺段；FN（t）：面神经鼓室段；GG：膝状神经节；ICA：颈内动脉；IJV：颈内静脉；SS：乙状窦

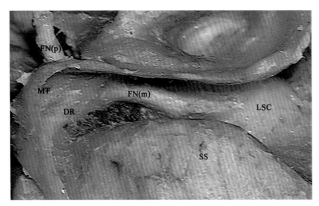

图 2.60　左侧颞骨，二腹肌嵴已暴露，其前方可见面神经乳突段 [FN（m）]。FN（p）：面神经腮腺段；LSC：外半规管；MT：乳突尖；SS：乙状窦

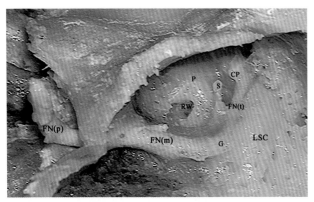

图 2.61　面神经鼓室段 [FN（t）] 及其定位的解剖标志。该段前下方为匙突，下方为镫骨，上方为外半规管。CP：匙突；FN（m）：面神经乳突段；FN（p）：面神经腮腺段；G：面神经第二膝；LSC：外半规管；P：鼓岬；S：镫骨；RW：圆窗

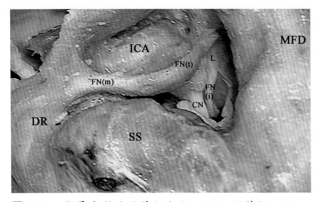

图 2.62　颞骨内所见面神经全程。CN：蜗神经；DR：二腹肌嵴；FN（i）：面神经内听道段；FN（m）：面神经乳突段；FN（t）：面神经鼓室段；ICA：颈内动脉；L：面神经迷路段；MFD：颅中窝硬脑膜；SS：乙状窦

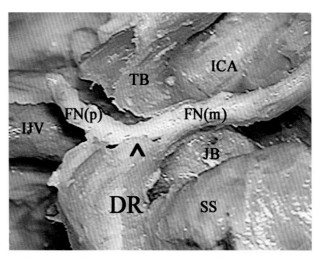

图 2.63　左侧颞骨，可见面神经出茎乳孔（∧）处。DR：二腹肌嵴；FN（m）：面神经乳突段；FN（p）：面神经腮腺段；ICA：颈内动脉；IJV：颈内静脉；JB：颈静脉球；SS：乙状窦；TB：鼓骨

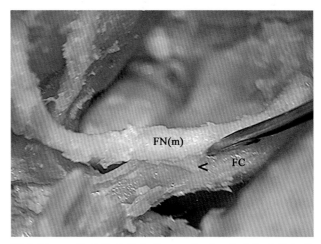

图 2.64　可见面神经乳突段 [FN（m）] 表面与面神经管（FC）相连的纤维血管组织（<）

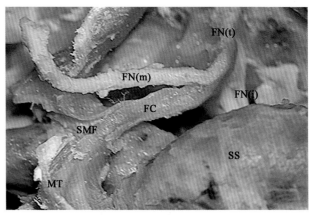

图 2.65　锐性分离面神经乳突段 [FN（m）] 表面与面神经管（FC）之间的纤维血管连接，将面神经游离出来。FN（i）：面神经内听道段；FN（t）：面神经鼓室段；MT：乳突尖；SMF：茎乳孔；SS：乙状窦

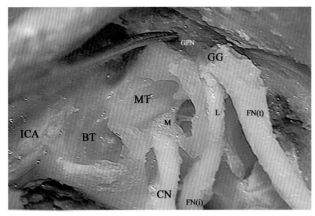

图 2.66　可见蜗神经（CN）自内听道底进入蜗轴（M），以及蜗神经与面神经内听道段[FN（i）]、迷路段（i）之间的关系。BT：耳蜗底转；FN（t）：面神经鼓室段；GG：膝状神经节；GPN：岩浅大神经；ICA：颈内动脉；MT：耳蜗中转

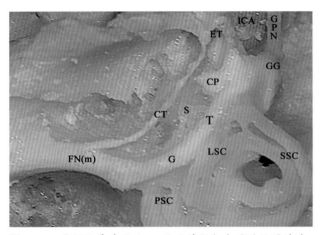

图 2.67　左侧颞骨外面观，可见面神经与内耳的位置关系。CP：匙突；CT：鼓索；ET：咽鼓管；FN（m）：面神经乳突段；G：面神经第二膝；GG：膝状神经节；GPN：岩浅大神经；ICA：颈内动脉；LSC：外半规管；PSC：后半规管；S：镫骨；SSC：前半规管；T：面神经鼓室段

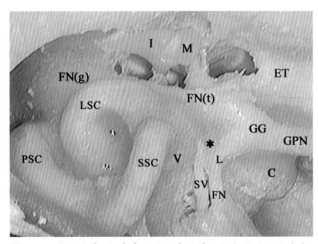

图 2.68　左侧颞骨，颅中窝径路观察面神经与内耳的位置关系。*：Bill嵴；C：耳蜗；ET：咽鼓管；FN（t）：面神经鼓室段；FN（g）：面神经膝部；GG：膝状神经节；GPN：岩浅大神经；I：砧骨；L：面神经迷路段；LSC：外半规管；M：锤骨；PSC：后半规管；SSC：前半规管；SV：前庭上神经；V：前庭

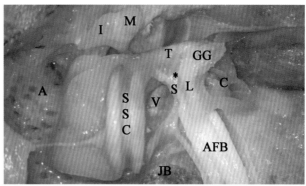

图 2.69　左侧颞骨，迷路已被打开，经颅中窝径路观察面神经与内耳的位置关系。*：Bill嵴；AFB：面听束；A：鼓窦；C：耳蜗；GG：膝状神经节；I：砧骨；JB：颈静脉球；L：面神经迷路段；M：锤骨；S：前庭上神经；V：前庭；SSC：前半规管

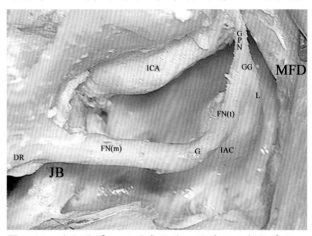

图 2.70　左侧颞骨，经耳囊径路，面神经全程轮廓化。注意低位颈静脉球（JB）与内听道（IAC）间距离较宽，面神经乳突段[FN（m）]位于颈静脉球外侧面的中央。DR：二腹肌嵴；FN（t）：面神经鼓室段；G：面神经第二膝；GG：膝状神经节；GPN：岩浅大神经；ICA：颈内动脉；L：面神经迷路段；MFD：颅中窝硬脑膜

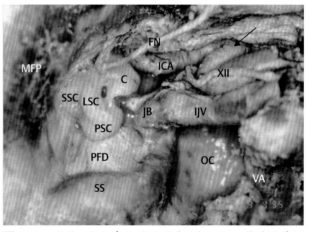

图 2.71　右耳，颞下窝入路A型伴经枕髁经颈静脉结节扩展入路，可见耳蜗（C）、颈内动脉（ICA）、面神经（FN）、颈静脉球（JB）、颈内静脉（IJV）、舌下神经（Ⅶ）、半规管之间的位置关系。颈内动脉在颈段有一扭转（上图箭头所示），这会影响动脉支架的安放。注意要广泛去除枕髁（OC）区域的骨质。LSC：外半规管；PSC：后半规管；SSC：前半规管；MFP：颅中窝脑板；PFD：颅后窝硬脑膜；SS：乙状窦；VA：椎动脉

外从内听道底向膝状神经节走行。面神经迷路段的骨管很窄，其前方为耳蜗，后方为前半规管，下方为前庭，上方与颅中窝硬脑膜仅有一薄层骨板相隔。膝状神经节为一膨大区，是面神经第一膝的标志，含有面神经的感觉纤维的神经元。约10%~15%的病例存在分隔面神经与颅中窝硬脑膜的骨板缺如，在颅中窝手术时损伤面神经的风险增加。面神经的第一个分支——岩浅大神经，在膝状神经节的前面分出。

■ 2.7.2 鼓室段

面神经向后弯曲60°~90°后延伸为鼓室段，该段位于鼓室内壁，向鼓室腔微微隆起，表面覆盖有一薄层骨管。面神经鼓室段的起始部以上方的齿突和下方的匙突为标志。神经向后走行时，稍向下倾斜，到达鼓室内壁外半规管隆突的下方。面神经平面以下可见鼓岬的突起和前庭窗，该段面神经骨管缺失率很高，有些报道称缺失率高达50%。面神经走行至前庭窗水平时，开始向下弯曲，移行为第二膝，恰好与外半规管形成的弯曲一致。到达此膝之前，前半规管和外半规管壶腹位于面神经内侧，与面神经仅以一层薄骨板相隔。

■ 2.7.3 乳突段

面神经在砧骨短脚内侧向下走行，移行为乳突段。锥隆起为一骨性突起，内容镫骨肌，位于砧骨短脚下方数毫米处，与面神经前表面相邻。

锥曲段面神经在外半规管后外方弯曲，乳突手术时此段面神经易受损伤。面神经乳突段向下走行，由第二膝到茎乳孔（二腹肌嵴前缘），此段为面神经在颞骨内走行的最后部分。在外耳道手术中，了解面神经和鼓环之间的关系十分重要：在鼓环后上象限，面神经位于鼓环的内后方，到达鼓环后下象限时，神经很有可能超过鼓环平面向前外方走行，因此手术易造成此处损伤。

后半规管的壶腹位于乳突段内侧中部，是经迷路入路手术时不可忽视的一个重要解剖标志。其下部位于颈静脉球外侧面中央，故面神经内侧、颈静脉球上方和半规管下方之间的空间大小决定了是否可以经此处行面神经后气房入路后鼓室开放术。该段面神经的第一个分支是支配镫骨肌的镫骨肌支，该分支在锥隆起水平发自面神经前面。自面神经发出后，经过锥隆起内的一个小骨管到达镫骨肌。鼓索是面神经的分支，含有支配下颌下腺及舌下腺的副交感纤维和支配舌体前2/3及软腭的味觉纤维。鼓索从面神经的发出点可以是外半规管至茎乳孔之间的任意位置。也有报道称该分支可以从面神经的颞骨外段发出，而后返折进入茎乳孔。从面神经分出后，鼓索在鼓室后壁走行一小段后进入鼓室腔，穿过锤骨颈内侧向前走行，从鼓膜前界出岩鼓裂。

2.8 内镜下的手术解剖

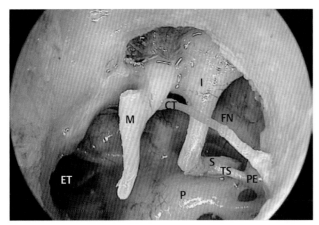

图 2.72　左侧中耳耳内镜像（45° 内镜），鼓膜已去除。
CT：鼓索；ET：咽鼓管；FN：面神经；I：砧骨；M：锤骨；
P：鼓岬；PE：锥隆起；S：镫骨；TS：镫骨肌肌腱

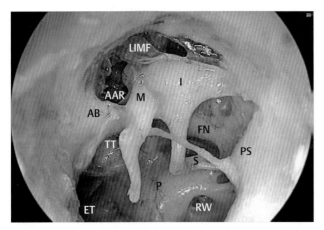

图 2.73　去除盾板后暴露整个锤砧关节和上鼓室。
AAR：上鼓室前隐窝（也称管上隐窝）；AB：前拱柱；
ET：咽鼓管；FN：面神经；I：砧骨；M：锤骨；P：鼓岬；
PS：后棘；RW：圆窗；S：镫骨；LIMF：锤砧外侧皱襞；
TT：鼓膜张肌

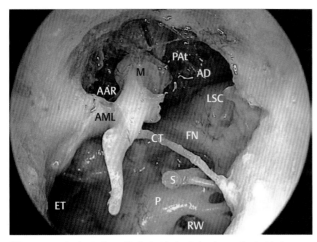

图 2.74　去除砧骨，暴露上鼓室后部（PAt）和鼓窦入口
（AD）。AAR：上鼓室前隐窝；AML：锤前韧带；CT：
鼓索；ET：咽鼓管；FN：面神经；LSC：外半规管；M：
锤骨；P：鼓岬；RW：圆窗；S：镫骨

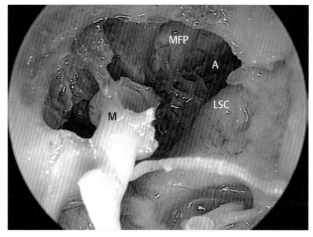

图 2.75　内镜深入鼓窦（A）进行观察。LSC：外半规管；
M：锤骨；MFP：颅中窝脑板

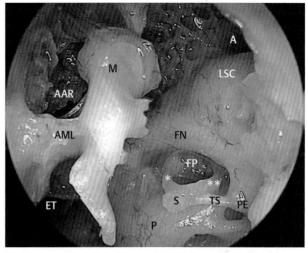

图 2.76　鼓索已被切断。*：镫骨前弓，**：镫骨后弓；A：
鼓窦；AAR：上鼓室前隐窝；AML：锤前韧带；ET：咽鼓管；
FN：面神经；FP：镫骨足板；LSC：外半规管；M：锤骨；
P：鼓岬；PE：锥隆起；S：镫骨头；TS：镫骨肌肌腱

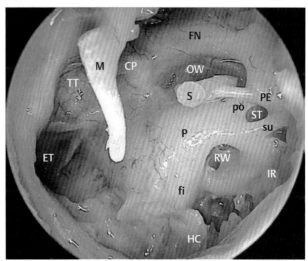

图 2.77　前鼓室、下鼓室、后鼓室近观。CP：匙突；
ET：咽鼓管；FN：面神经；fi：岬末脚；HC：下鼓室气房；
IR：后下鼓室（下鼓室窦）；M：锤骨；OW：前庭窗；P：
鼓岬；PE：锥隆起；po：岬小桥；RW：圆窗；S：镫骨；
ST：鼓室窦；su：岬下脚；TT：鼓膜张肌

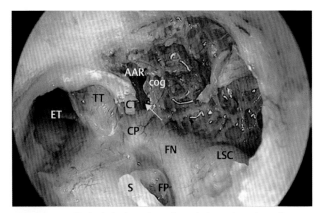

图2.78 调整内镜角度观察面神经鼓室段（FN）。箭头指示膝状神经节的方向。锤骨已去除，可见齿突（cog；为一骨性分隔）将上鼓室分成前后两部分。AAR：上鼓室前隐窝；CP：匙突；CT：鼓索神经（已切断）；ET：咽鼓管；FP：镫骨足板；LSC：外半规管；S：镫骨；TT：鼓膜张肌

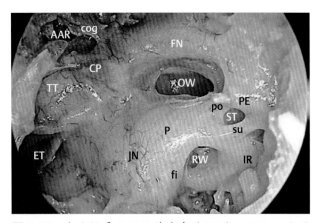

图2.79 去除镫骨后显示前庭窗（OW）。AAR：上鼓室前隐窝；CP：匙突；ET：咽鼓管；FN：面神经；fi：岬末脚；IR：后下鼓室（下鼓室窦）；JN：Jacobson神经；P：鼓岬；PE：锥隆起；po：岬小桥；RW：圆窗；ST：鼓室窦；su：岬下脚；TT：鼓膜张肌；cog：齿突

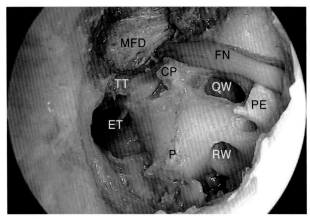

图2.80 覆盖于面神经（FN）表面的骨质已去除。CP：匙突；ET：咽鼓管；GG：膝状神经节；MFD：颅中窝硬脑膜；OW：前庭窗；P：鼓岬；PE：锥隆起；RW：圆窗；TT：鼓膜张肌

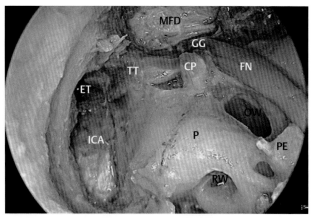

图2.81 岩骨段颈内动脉垂直部（ICA）表面的骨管已去除。CP：匙突；ET：咽鼓管；FN：面神经；GG：膝状神经节；MFD：颅中窝硬脑膜；OW：前庭窗；P：鼓岬；PE：锥隆起；RW：圆窗；TT：鼓膜张肌

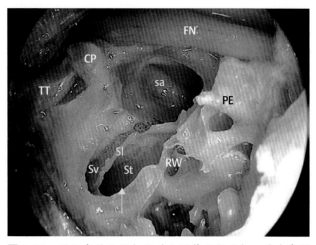

图2.82 耳蜗底转已经打开（上图箭头所示）。前庭窗扩大后，可见球囊隐窝（sa）。CP：匙突；FN：面神经；PE：锥隆起；RW：圆窗膜；Sl：骨螺旋板；St：鼓阶；Sv：前庭阶；TT：鼓膜张肌

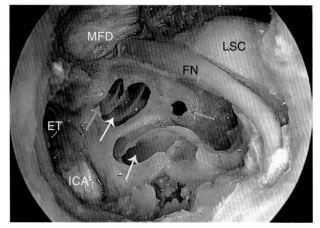

图2.83 耳蜗的中转（白色箭头）和尖转（绿色箭头）已暴露。球囊隐窝已去除，可以暴露出内听道底（红色箭头）。ET：咽鼓管；FN：面神经；ICA：颈内动脉；LSC：外半规管；MFD：颅中窝硬脑膜；黄色箭头：耳蜗底转

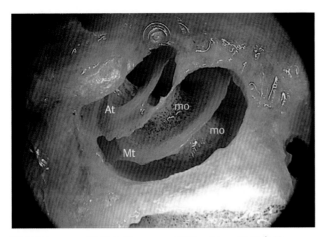

图 2.84　At：耳蜗尖转；mo：蜗轴；Mt：耳蜗中转

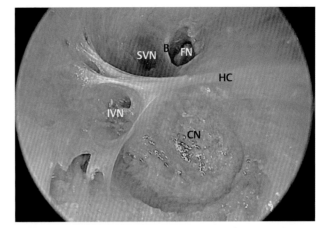

图 2.85　左侧内听道底的内镜观，可看到有面神经（FN）走行其中的面神经骨管开口于 Bill 嵴（B）的前方。CN：蜗神经；HC：横嵴；IVN：前庭下神经；SVN：前庭上神经

第3章
经乳突径路

摘　要

本章图文并茂地阐述了合并胆脂瘤的中耳炎行鼓室成形术时可采用的全部术式。特殊情况可参考岩骨次全切除术。对于一些病例，切除中耳后需采用腹壁脂肪填塞术腔，并同时封闭外耳道及咽鼓管鼓室口，这种处理方式适用于开放式手术后的慢性化脓性中耳炎病例，常伴患耳无听力、中耳脑脊液漏（伴或不伴脑膜炎）、中耳有无法切除或复位的较大的脑膜脑膨出。

本章还对颞骨外侧切除术在外耳道恶性肿瘤手术中的应用及内淋巴囊减压术和人工耳蜗植入术的操作步骤进行了描述。

关键词：完壁式鼓室成形术；开放式鼓室成形术；改良 Bondy 手术；乳突根治术；岩骨次全切除术；外侧颞骨切除术；内淋巴囊减压术；人工耳蜗植入

3.1　完壁式鼓室成形术

3.1.1　适应证

- 胆脂瘤（乳突气化良好或发生于儿童者）。
- 不伴胆脂瘤的慢性中耳炎需要乳突腔探查者。
- 上鼓室破坏程度较轻者。
- 中鼓室胆脂瘤。
- 人工耳蜗植入。
- 面神经减压。
- 某些 B 级鼓室乳突副神经节瘤。

3.1.2　手术步骤

见下列步骤及图 3.1~3.27。

1. 开始时可采用大号切削钻头磨除乳突骨皮质，并确认颅中窝脑板，在颞线水平磨一条线，大致表示颅中窝脑板的高度。钻头磨除骨质时要由前向后移动，保持与颅中窝脑板所在方向平行，切勿垂直。当磨除骨质时，要大量冲水、吸引，以获得良好的手术视野。在实际手术中，邻近硬脑膜时可透过骨质隐约看到粉红色的硬脑膜，此外，电钻接触硬脑膜发出的音调较高。

2. 接下来需磨除预估的乙状窦所在区域周围的骨质。由于缺乏可靠的骨性外部标志来定位乙状窦，因此，应将颅中窝脑板平面的后缘与乳突尖的连线附近的骨质磨除，磨除骨质的原则不变——钻头始终要平行于目标组织（此处即乙状窦），蓝色的乙状窦上仅覆一薄层骨板，要注意大量冲水、吸引以便辨认。

3. 沿平行外耳道后壁切线方向磨一条骨槽，可将之前磨出的两条线连接起来，形成一个三角形术腔。

4. 接下来可使用同样的大号切削钻头磨除三角区域内的乳突皮质骨，此时，要求逐步均匀地磨除骨质，切忌在一点上深入磨除而形成一个深洞。要将术腔边缘磨至碟状以尽可能地扩大视野。然后采用金刚砂钻头磨薄乙状窦骨板、颅中窝脑板和外耳道后壁。

5. 在窦脑膜角区域，钻头应由内向外移动以避免向内滑动造成重要结构损伤。

6. 循着颅中窝脑板前移，可暴露并开放鼓窦，随即可观察到外半规管。将标本向术者对侧方向倾斜，就可以看到位于外半规管外侧的砧骨短脚，注意避开旋转的钻头。这两个结构是我们首先用来辨认面神经的标志。

7. 接下来需确认的标志是二腹肌嵴。在乳突尖磨除骨质时，要由后向前移动钻头，直至二腹肌嵴完整暴露，此时即可观察到位于前方的面神经。

8. 在确认面神经乳突段时，开始可使用大号切削钻头，平行于神经走行方向移动，不要与之交叉。确认乳突段后，则可采用小号金刚砂钻头磨开面隐窝，此时要注意，向前外侧磨切太多会损伤鼓环和鼓膜，向内侧磨除太多又会损伤面神经，所以，应使用大小合适的钻头。开放面隐窝时，应保留砧骨短脚上方的细骨柱以保护面神经免受电钻损伤，待开放后即可用刮匙去除该骨柱。

9. 行上鼓室切开术时，应先由后方开始，选用适合在颅中窝脑板与外耳道上壁之间进行操作的钻头。若钻头直径大于此间隙，会穿透颅中窝脑板或外耳道上壁，造成组织损伤，采用小号钻头则会延长术时。钻头磨切的方向应该由内向外，保留有一层覆盖听骨链的薄层骨板，避免钻头损伤听骨链。进行上鼓室切开术时，应该向前方磨出足够的范围，以充分暴露上鼓室前隐窝。

10. 经面隐窝径路行鼓室探查术时，需根据病变类型和侵犯程度调整面隐窝下方扩展磨除的范围。在人工耳蜗植入术中，要尽量保留鼓索神经，一旦透过骨质可以看到鼓索神经，即需停止向下磨除骨质。可不断检查面神经隐窝的范围是否够用，根据术中需要可以继续向下磨除骨质。但是，如果病变为胆脂瘤、中耳肿瘤、颈静脉球体瘤（副神经节瘤）B 级或面神经肿瘤，就要根据病变的严重程度决定是否牺牲鼓索神经、完全暴露病变，从而获得足够的手术空间，彻底清除病灶。在这些手术中，后鼓室的开放可延伸至下鼓室。

11. 进行 B 级副神经节瘤手术时，可行面后气

房入路后鼓室开放术进一步暴露下鼓室。然后采用大号金刚砂钻头磨除面神经内侧的气房（上起后半规管下界，下至颈静脉球）。此外，该区域的内界为后半规管、颈静脉球、颅后窝脑板，外界为面神经，因此操作时要格外小心，避免损伤重要结构。

■ 3.1.3 注意事项

● 要求在行后上鼓室开放术及后鼓室开放术之前，彻底磨除窦脑膜角部位和乳突腔边缘的悬垂骨质，使乳突腔充分碟形化，为手术提供最大的术野和良好的手术视角。

● 有时需进行外耳道成形术，尤其是耳道壁遮挡视野不能看清鼓膜的全貌时，但是，手术一开始无须立即磨薄外耳道。

● 若听骨链完整，切勿让钻头触碰、损伤听骨链。

● 要警惕穿透外耳道上壁，若不小心穿透，需用软骨和骨粉重建外耳道上壁。

● 要避免损伤颅中窝脑板，引起脑脊液漏或脑膜脑膨出，因此，处理上鼓室这个区域病变时，钻头磨除的方向应该由内向外，不可用钻头顶住上鼓室的上、下方的骨壁用力磨切。

● 尽早确认面神经位置是避免对其造成损伤最有效的办法。

● 在鼓室腔内需将病变从精细结构上分离切除时可采用经耳道和经面隐窝的联合路径进行。将显微器械一边由耳道侧放入，另一个器械由已开放的面隐窝侧放入，器械就不会遮挡需要观察的精细结构。

● 在清除两窗附近病变前，应先将周围的骨质磨除。在镫骨板上进行操作时，切勿垂直于长轴。若病变黏附于镫骨前后弓的下方，则要用长而直的显微剪切除板上结构，此时要格外小心，不要造成镫骨足板的骨折。注意不要使用镫骨足弓剪，这会造成镫骨足板的损伤。

● 如果病变侵及下鼓室气房，应该用金刚砂钻头小心地磨除颈静脉球和颈内动脉之间的气房。注意不要损伤颈静脉球，因为它非常脆弱。

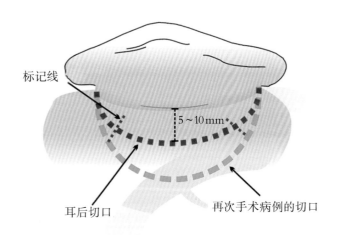

图 3.1　耳后皮肤切口如图所示

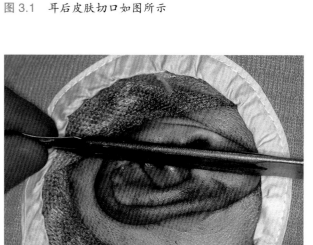

图 3.2　耳后切口应 180° 包绕外耳道，以便最大限度地将耳廓向前牵拉

左　耳

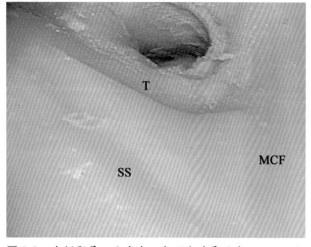

图 3.3　左侧颞骨，已磨出三角形皮质骨区域。MCF：颅中窝平面；SS：乙状窦的假想线；T：外耳道后壁的切线

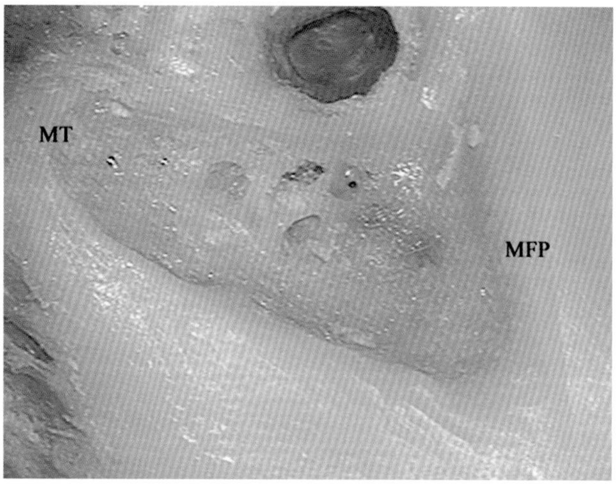

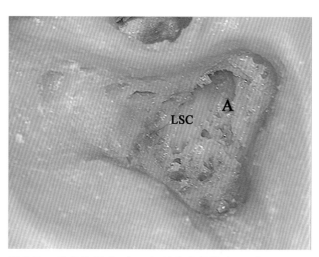

图 3.4　开始行乳突切除术。MFP：颅中窝脑板；MT：乳突尖

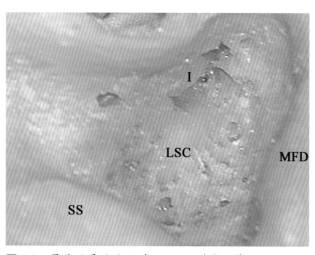

图 3.5　开放鼓窦（A），识别外半规管（LSC）

图 3.6　暴露砧骨（I）短脚。LSC：外半规管；MFD：颅中窝脑板；SS，乙状窦

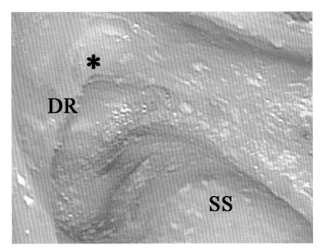

图 3.7 上图可见二腹肌嵴（DR）及位于茎乳孔前缘（＊）水平的面神经。SS：乙状窦

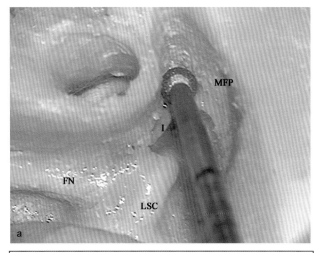

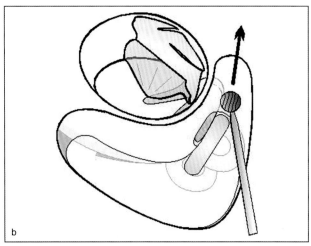

图 3.10 行上鼓室开放术（a）。注意这个步骤中所采用的金刚砂钻头的大小。钻头移动的方向应为从内到外（b）。FN：面神经；I：砧骨；LSC：外半规管；MFP：颅中窝脑板

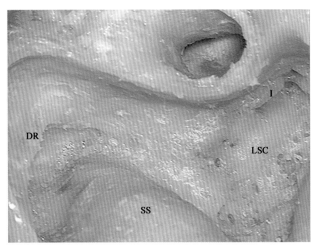

图 3.8 二腹肌嵴（DR）、砧骨短脚（I）和外半规管（LSC）是定位面神经鼓室段的标志。SS：乙状窦

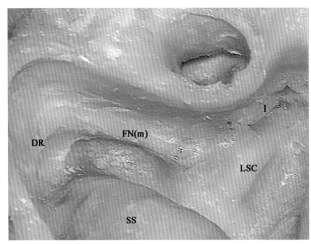

图 3.9 面神经乳突段 [FN（m）] 已轮廓化。DR：二腹肌嵴；I：砧骨；LSC：外半规管；SS：乙状窦

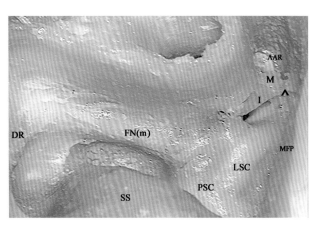

图 3.11 已完成上鼓室开放术。∧：上悬韧带；AAR：上鼓室前隐窝；DR：二腹肌嵴；FN（m）：面神经乳突段；I：砧骨；LSC：外半规管；M：锤骨；MFP：颅中窝脑板；PSC：后半规管；SS：乙状窦

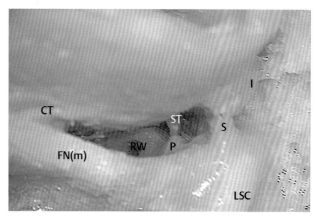

图 3.12　行后鼓室开放术，保留鼓索神经（CT）。保留一骨小柱（S）以防转动的钻头损伤砧骨（I）。注意此例标本中，圆窗已得到充分暴露，只有充分开放后鼓室才能为人工耳蜗植入创造足够的空间。FN（m）：面神经乳突段；LSC：外半规管；P：锥隆起；RW：圆窗；ST：镫骨

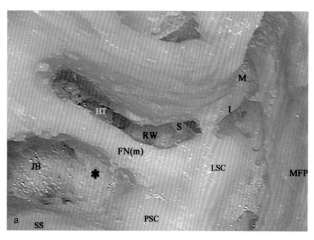

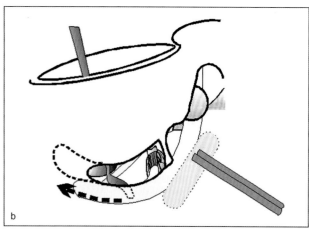

图 3.13　（a）行向下扩大的后鼓室开放术至下鼓室（HT）。下一步需去除面神经内侧的骨质（*）。FN（m）：乳突段面神经；I：砧骨；JB：颈静脉球；LSC：外半规管；M：锤骨；MFP：颅中窝脑板；PSC：后半规管；RW：圆窗；S：镫骨；SS：乙状窦。（b）行扩大的后鼓室开放术时，可从两个方向联合对下鼓室及中耳进行操作

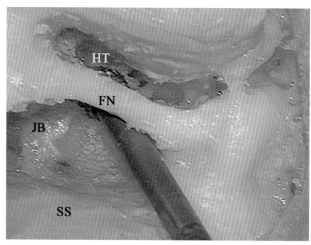

图 3.14　行面后气房入路后鼓室开放术。FN：面神经；HT：下鼓室；JB：颈静脉球；SS：乙状窦

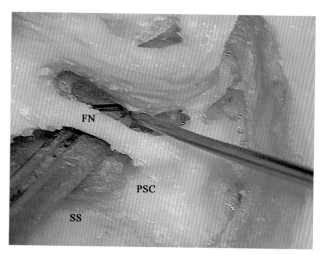

图 3.15　扩大的后鼓室开放术联合面后气房入路后鼓室开放术为下鼓室的操作提供了更大的操作空间。FN：面神经；PSC：后半规管；SS：乙状窦

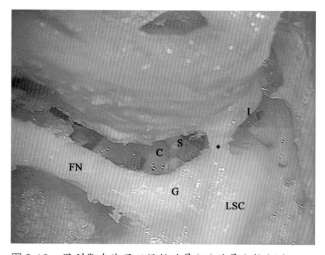

图 3.16　用刮匙去除用以保护砧骨（I）的骨小柱（*）。C：耳蜗；FN：面神经；G：面神经第二膝；LSC：外半规管；S：镫骨

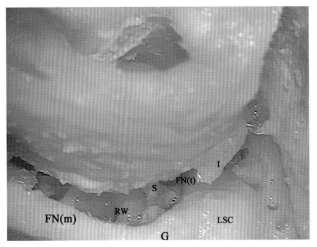

图 3.17 去除骨小柱后可进行对面神经鼓室段 [FN（t）] 的处理。FN（m）：面神经乳突段；G：面神经第二膝；I：砧骨；LSC：外半规管；RW：圆窗；S：镫骨

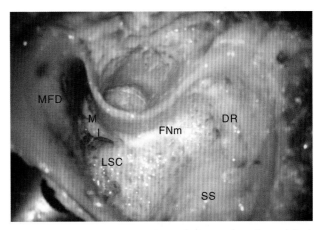

图 3.20 已完成乳突切除和上鼓室切开，术腔内可以看到砧骨（I）和锤骨（M）。DR：二腹肌嵴；FN（m）：面神经乳突段；LSC：外半规管；MFD：颅中窝脑板；SS：乙状窦

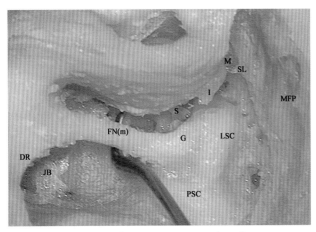

图 3.18 手术径路完成后的术腔。>：面神经鼓室段；DR：二腹肌嵴；FN（m）：面神经乳突段；G：面神经第二膝；I：砧骨；JB：颈静脉球；LSC：外半规管；M：锤骨；MFP：颅中窝脑板；PSC：后半规管；S：镫骨；SL：悬韧带

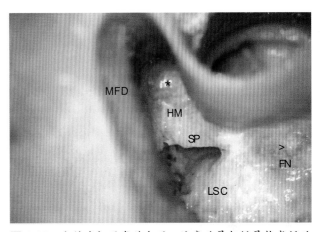

图 3.21 上鼓室切开术放大观。注意砧骨与锤骨构成锤砧关节，同时由砧骨短脚（SP）、外半规管（LSC）及面神经（FN）三者构成的间隙即为后鼓室开放（>）的区域。为进一步暴露上鼓室前隐窝和管上隐窝，还应去除锤骨头前方的薄层骨质（*）。HM：锤骨头；MFD：颅中窝脑板

右 耳

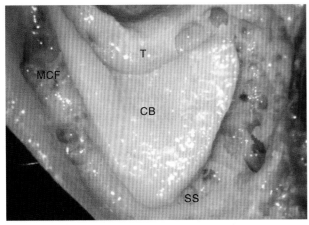

图 3.19 右侧颞骨，磨出三角形的乳突皮质切除范围。CB：乳突皮质骨；MCF：颅中窝脑板平面；SS：预估的乙状窦平面；T：外耳道后壁切线

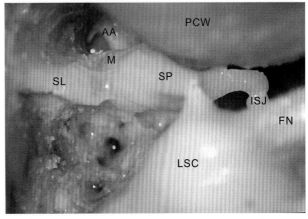

图 3.22 后鼓室开放后的放大观。AA：上鼓室前间隙；FN：面神经；ISJ：砧镫关节；LSC：外半规管；M：锤骨；PCW：外耳道后壁；SL：悬韧带；SP：砧骨短脚

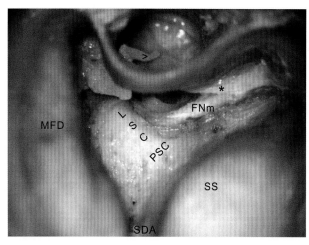

图 3.23 将后鼓室向下方一步扩大，轮廓化面神经乳突段、第二膝及鼓室段。注意观察鼓索神经的发出部位（★）。面神经乳突段 [FN（m）] 位于后半规管（PSC）壶腹前方，后半规管与外半规管（LSC）垂直。图示已去除鼓膜，可见锤骨柄（>）。MFD：颅中窝脑板；SDA：窦脑膜角；SS：乙状窦

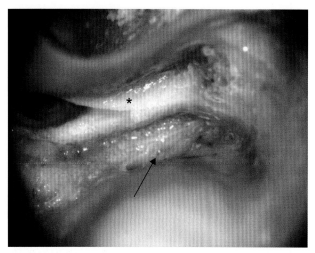

图 3.24 图 3.23 的放大观。注意鼓索神经的发出部位（★）。已经开始磨除面后气房轮廓化颈静脉球（箭头所示）

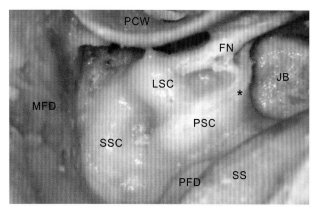

图 3.25 位于面后的颈静脉球（JB）已被轮廓化。标本中可见颈静脉球高位，达到后半规管壶腹水平（★）。注意面神经（FN）与外半规管和后半规管的位置关系。前半规管（SSC）已被轮廓化。LSC：外半规管；MFD：颅中窝脑板；PCW：外耳道后壁；PFD：颅后窝硬脑膜；PSC：后半规管；SS：乙状窦

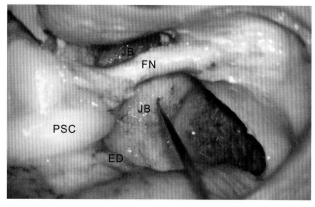

图 3.26 面后气房入路后鼓室开放术已完成。注意面神经（FN）与颈静脉球（JB）的位置关系，颈静脉球前 1/3 通常位于面神经前方，后 2/3 位于面神经后方。在后半规管（PSC）壶腹的后方可以看到内淋巴导管（ED）。鼓索神经已被切断

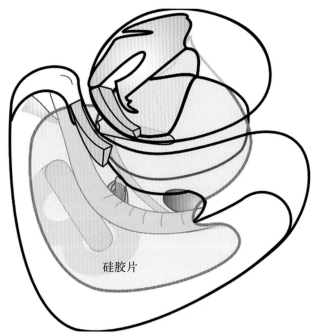

图 3.27 关闭术腔之前，在中耳和乳突腔内填入一片硅胶片（Silastic），以促进黏膜恢复

3.2 开放式鼓室成形术

3.2.1 适应证

- 胆脂瘤合并下列情况者：
  - 硬化型乳突
  - 上鼓室病变破坏广泛

　　—完壁式鼓室成形术后复发

　　—双耳胆脂瘤

　　—腭裂及唐氏综合征

　　—唯一听力耳

　　—伴有较大迷路瘘管

　　—严重的感音神经性听力损失

　●一些侵犯中耳的良性肿瘤

■ 3.2.2　手术步骤

　　见下列步骤并参阅图 3.28~3.57。

　　对于开放式术腔，有两种手术入路可供选择：① 经乳突皮质入路，即切除乳突皮质骨，先行完壁式鼓室成形术和上鼓室开放术，继而采用电钻或咬骨钳去除外耳道后壁；② 经耳道入路，即手术先由耳道侧进行，确认颅中窝脑板在外耳道侧的高度后，沿颅中窝脑板由上鼓室向鼓窦及乳突后方推进。经乳突入路，开始进行的手术步骤同完壁式鼓室成形术。完成完壁式鼓室成形术后，可采用大号切削钻头磨除外耳道后壁直达面神经水平（以二腹肌嵴和外半规管为标志）。快要接近面神经时，换为同样大小的金刚砂钻头，继续平行于面神经走行的方向磨切骨质（同时进行大量冲水和吸引）。同样的方法也适用于外耳道上壁，但应注意避开听骨链。完成后，应检查听骨链是否完整、连续。

　　1. 若一开始采用经耳道入路，应由前向后磨除外耳道上壁骨质，直到显露出颅中窝脑板，然后沿颅中窝脑板向后方的窦脑膜角和内侧方向磨切。在听骨链表面保留一薄层骨板（面神经桥）。

　　2. 完成以上操作后，开始处理外耳道后壁。采用大号切削钻头逐渐磨低外耳道后壁，直至鼓环水平。若向内侧磨切过多，即有可能损伤面神经，因为在此尚无任何标志可用于定位面神经。

　　3. 继续向后磨切骨质，开放鼓窦，显露乙状窦骨板，由前至后逐渐开放乳突腔。在此过程中，应始终保持碟形化术腔并逐渐加深，切除术腔周边的悬垂骨质，保持术腔边缘圆钝光滑。在实际

手术中，如果术腔暴露充分，即可透过薄层骨板看到粉红色的硬脑膜及蓝色的乙状窦。

　　4. 为确认外半规管，并将其作为定位面神经乳突段的标志，需继续扩大术腔，以便进一步的操作。

　　5. 寻找定位面神经乳突段的另一标志——二腹肌嵴（位于乙状窦下部的前界）。用电钻由后向前磨除此处的乳突尖气房，直到暴露整个二腹肌嵴，面神经即位于其前方。

　　6. 磨除所有面神经乳突段和乙状窦之间的气房。

　　7. 在磨低面神经嵴前，可用刮匙去除覆盖听骨链的薄骨片及面神经桥，更好地暴露面神经鼓室段，并将其作为磨低面神经嵴的一个标志。用小号钻头磨除前拱柱，注意不要碰到后方的听骨链。若耳道前壁或下壁的悬垂骨质使其明显凸起，应行外耳道成形术。靠外侧切开耳道皮肤，将骨性耳道皮肤推向鼓环侧，使之与骨性耳道分离。用铝箔片保护向内侧卷曲的皮瓣。磨低外耳道前壁或下壁（或将两者都磨低），保持术腔圆润。磨除外耳道前壁骨质时应避免暴露前方的颞下颌关节。

　　8. 最后一个步骤是用大号金刚砂钻头磨低面神经嵴。进行此步操作时，需始终保持钻头沿平行于面神经走行的方向移动，并且要大量冲水、吸引，以期尽早确定面神经的走行方向。面神经嵴磨低程度取决于病变的程度。若病变为慢性中耳炎，面神经嵴磨低的水平应以不妨碍乳突腔引流为准；治疗面神经肿瘤时，应将面神经嵴进一步磨低；对于伴乳突气化不良的慢性中耳炎病例，面神经嵴磨低的理想高度应该是与乳突腔底的高度一致。

　　9. 完成开放式乳突手术后，术腔的形状应该是呈倒锥形，术腔周边圆钝光滑，边缘没有悬垂的骨质。

■ 3.2.3　注意事项

　●切勿在术腔边缘残留任何悬垂骨质，必须

尽可能磨除术腔边缘骨质，形成一碟形术腔。

● 尽可能地磨薄颅中窝脑板和乙状窦板，但不可暴露颅中窝硬脑膜和乙状窦。最大限度地开放窦脑膜角。

● 若乳突尖深在且气化良好，应将其磨低并切除。

● 如果手术后乳突尖处留有深在的术腔，应使用蒂位于后下方的软组织进行填塞。

● 尽可能地磨低面神经嵴。

● 若术腔变得深且大（尤其是面神经后组气房切除后），可采用自体软骨或骨粉充填，二者同时使用亦可。

● 在手术时应警惕面神经及其解剖标志。在鼓窦水平，磨低面神经嵴的重要标志是外半规管隆凸。面神经第二膝位于外半规管隆凸内下方。

● 在磨除面神经乳突段时，必须使用大号钻头，始终沿着平行于面神经的方向移动钻头，注意持续大量冲水并及时吸引。

● 必须去除前拱柱，残留前拱柱不利于其下方皮肤生长。

● 必须去除上鼓室内的迷路周围气房，但应注意不要伤及前半规管和位于膝状神经节内侧的面神经迷路段。

右耳——经乳突入路

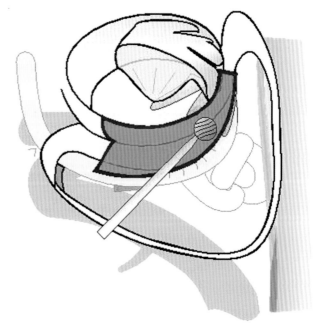

图 3.29 图示由完壁式鼓室成形术转为开放式手术时，需要磨除的外耳道后壁及上壁的范围

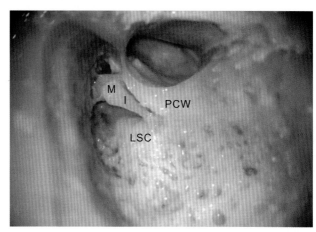

图 3.30 外耳道后壁（PCW）已被逐步磨除。I：砧骨；LSC：外半规管；M：锤骨

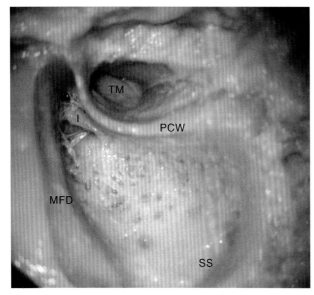

图 3.28 完壁式鼓室成形术已完成。I：砧骨；MFD：颅中窝脑板；PCW：外耳道后壁；SS：乙状窦；TM：鼓膜

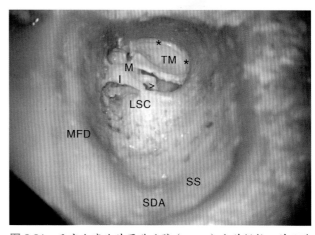

图 3.31 已完全磨除外耳道后壁（PCW）和前拱柱，并且进行了外耳道前壁成形术。可以看到前下部的鼓环（*）和砧镫关节（>）。I：砧骨；LSC：外半规管；M：锤骨；MFD：颅中窝脑板；SDA：窦脑膜角；SS：乙状窦；TM：鼓膜

左耳——经乳突入路

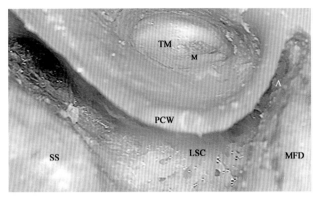

图 3.32　左耳完壁式鼓室成形术和上鼓室开放术后。A：上鼓室；LSC：外半规管；M：锤骨柄；MFD：颅中窝脑板；PCW：外耳道后壁；SS：乙状窦；TM：鼓膜

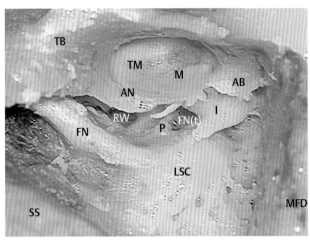

图 3.33　已磨除外耳道后壁，轮廓化面神经（FN）。AB：前拱柱；AN：鼓环；FN（t）：鼓室段面神经；I：砧骨；LSC：外半规管；M：锤骨柄；MFD：颅中窝脑板；P：锥隆起；RW 圆窗；SS：乙状窦；TB：鼓骨；TM：鼓膜

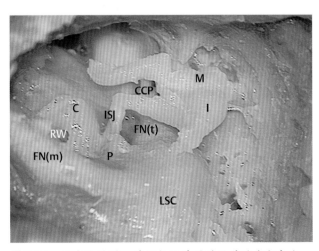

图 3.34　已去除鼓膜、前拱柱及外耳道后壁的残留部分，该入路完成。C：耳蜗；CCP：经过匙突的鼓膜张肌肌腱；FN（m）：面神经乳突段；FN（t）：面神经鼓室段；I：砧骨；ISJ：砧镫关节；LSC：外半规管；M：锤骨；P：锥隆起；RW：圆窗

右耳——经耳道入路

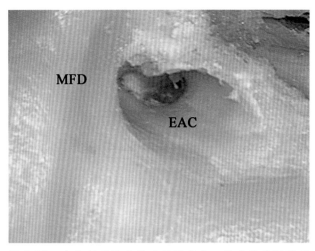

图 3.35　在此例开放式鼓室成形术中，从右耳外耳道开始手术，磨除外耳道（EAC）上壁后暴露出颅中窝脑板（MFD），然后继续向后方磨除骨质

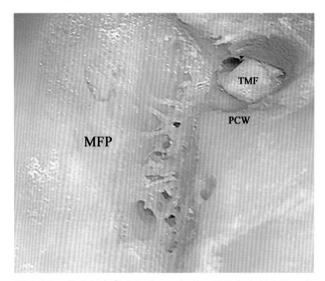

图 3.36　暴露颅中窝脑板（MFP）后，继续朝内侧向鼓环方向磨除骨质。PCW：外耳道后壁；TMF：鼓膜 - 外耳道瓣

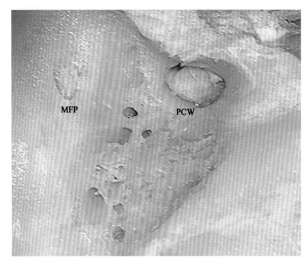

图 3.37　已磨低外耳道后壁（PCW）。MFP：颅中窝脑板

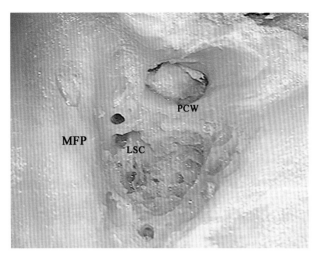

图 3.38　开放鼓窦并确认外半规管（LSC）。MFP：颅中窝脑板；PCW：外耳道后壁

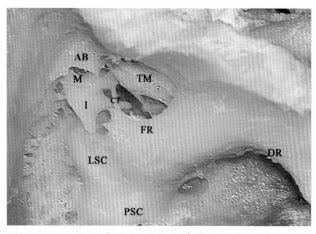

图 3.41　已去除覆盖上鼓室的薄骨片，磨除前拱柱。AB：前拱柱；CT：鼓索神经；DR：二腹肌嵴；FR：面神经嵴；I：砧骨；LSC：外半规管；M：锤骨；PSC：后半规管；TM：鼓膜

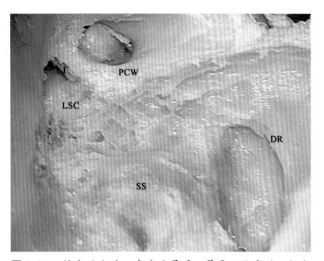

图 3.39　转向后方进一步磨除骨质，暴露乙状窦（SS）和二腹肌嵴（DR）。I：砧骨；LSC：外半规管；PCW：外耳道后壁

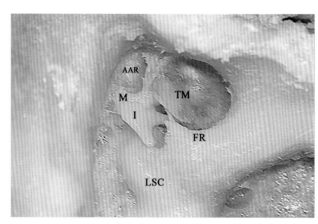

图 3.42　已充分开放上鼓室，继续磨低面神经嵴（FR）。AAR：上鼓室前隐窝；I：砧骨；LSC：外半规管；M：锤骨头；TM：鼓膜

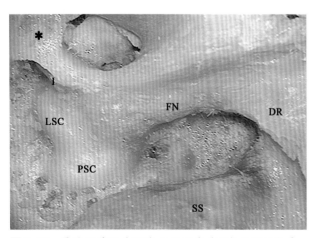

图 3.40　暴露面神经（FN）和乙状窦（SS）之间的气房。用刮匙去除上鼓室区留下来覆盖听骨链的薄层骨质（*）。DR：二腹肌嵴；LSC：外半规管；PSC：后半规管

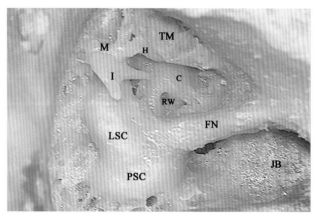

图 3.43　已充分磨低面神经嵴（FR）并将鼓膜（TM）翻向前方。C：耳蜗基底转（鼓岬）；FN：面神经；H：锤骨柄；I：砧骨；JB：颈静脉球；LSC：外半规管；M：锤骨；PSC：后半规管；RW：圆窗

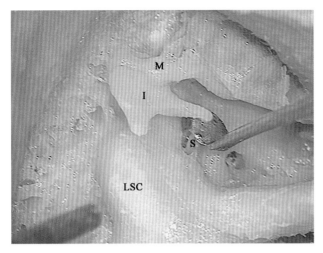

图 3.44 将砧镫关节分离。I：砧骨；LSC：外半规管；M：锤骨；S：镫骨

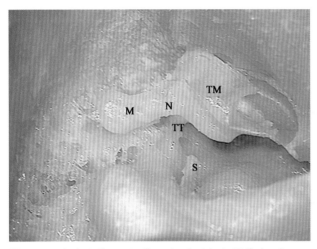

图 3.45 去除砧骨。于锤骨颈（N）处切断锤骨（M）。S：镫骨；TM：鼓膜；TT：鼓膜张肌肌腱

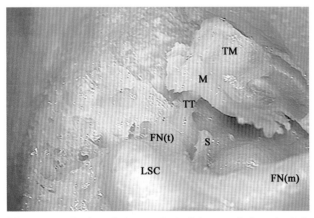

图 3.46 已切除锤骨头。注意鼓膜张肌肌腱（TT）附着在锤骨头的内侧面，阻碍术者向前掀起锤骨柄（M）及其表面附着的鼓膜，影响了进一步探查中鼓室前部。FN（m）：面神经乳突段；FN（t）：面神经鼓室段；LSC：外半规管；S：镫骨

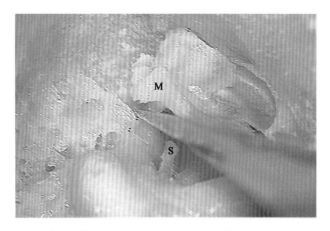

图 3.47 已切断鼓膜张肌肌腱。M：锤骨；S：镫骨

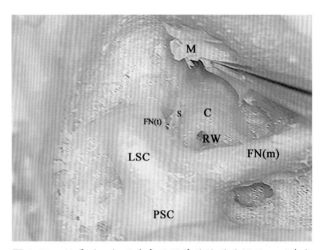

图 3.48 锤骨（M）及其表面附着的鼓膜被掀开，可清晰地显露中耳腔。C：耳蜗底转（鼓岬）；FN（m）：面神经乳突段；FN（t）：面神经鼓室段；LSC：外半规管；PSC：后半规管；RW：圆窗；S：镫骨

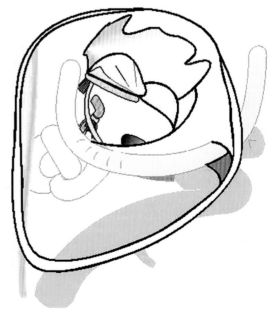

图 3.49 开放式鼓室成形术需要暴露的术腔范围

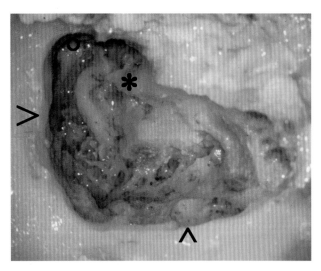

图 3.50 操作不正确的开放式鼓室成形术。此处所示的错误为：颅中窝脑板（＞）和乙状窦（∧）的边缘较高且未碟形化，面神经嵴过高（＊），未充分开放上鼓室前隐窝（○）

左耳——经耳道入路

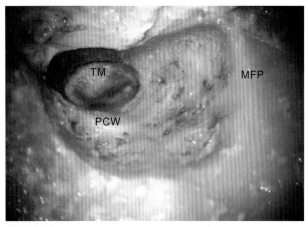

图 3.51 左耳，开始行经耳道开放式鼓室成形术。颅中窝脑板（MFP）的位置已经确定，可见乳突气房。PCW：外耳道后壁；TM：鼓膜

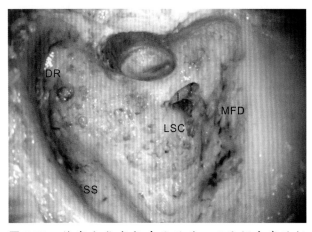

图 3.52 鼓窦和乳突气房已开放。可见颅中窝脑板（MFD）、乙状窦（SS）、外半规管（LSC）和砧骨（I）短脚。DR：二腹肌嵴

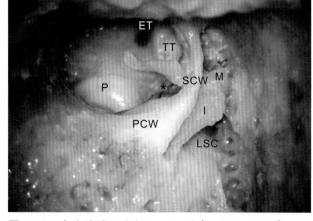

图 3.53 向前上方磨除骨质，进一步轮廓化颅中窝脑板（MFD），暴露全部上鼓室区域。开始磨低外耳道后壁（PCW）。DR：二腹肌嵴；I：砧骨；LSC：外半规管；M：锤骨；SS：乙状窦

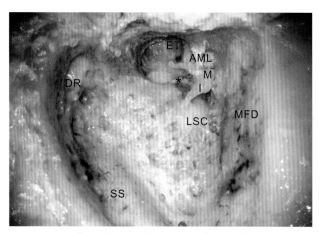

图 3.54 去除鼓膜后放大观。★：鼓索；ET：咽鼓管；I：砧骨；LSC：外半规管；M：锤骨；P：鼓岬；PCW：外耳道后壁；SCW：外耳道上壁；TT：鼓膜张肌

图 3.55 轮廓化外耳道前壁，进一步磨低外耳道后壁。可见锤骨和鼓索（★）。AML：锤前韧带；DR：二腹肌嵴；ET：咽鼓管；I：砧骨；LSC：外半规管；M：锤骨；MFD：颅中窝脑板；SS：乙状窦

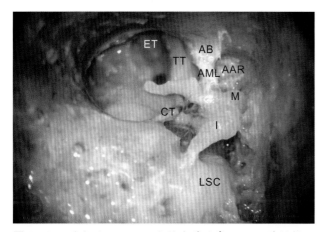

图 3.56　放大观。AAR：上鼓室前隐窝；AB：前拱柱；AML：锤前韧带；CT：鼓索；ET：咽鼓管；I：砧骨；LSC：外半规管；M：锤骨；TT：鼓膜张肌

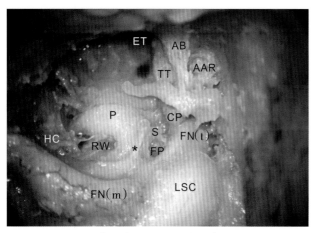

图 3.57　去除砧骨、外耳道后壁并轮廓化面神经乳突段 [FN（m）] 后的放大观。注意面神经与外半规管（LSC）的位置关系。完全去除前拱柱（AB）后即可对上鼓室前隐窝（AAR）进行操作。★：镫骨肌肌腱；CP：匙突；ET：咽鼓管；FN（t）：面神经鼓室段；FP：镫骨足板；HC：下鼓室气房；M：锤骨；P：鼓岬；RW：圆窗；S：镫骨；TT：鼓膜张肌

3.3　改良 Bondy 手术

一些胆脂瘤病人的患侧耳尚存听力较好，因此，治疗时必须注重听力保存。完壁式鼓室成形术或许可以保存患耳听力，但在中耳手术中，若进行了听骨链的重建，就不一定能够保存正常或良好的听力，二期手术甚至可能增加听力损伤的风险。

改良 Bondy 手术去除了外耳道后壁，但没有

触动听小骨之间的连接。使用该技术的先决条件是完整的听骨链和鼓膜，且胆脂瘤位于听骨链的外侧，通常是上鼓室胆脂瘤。硬化型乳突较为适合采用此术式。

该技术的显著优势在于：保留了听骨链连接的完整性，从而可保存术前听力；低复发率；与完壁术式相比，残留率较低；一期手术即可，无须二期干预。该手术的风险是：由于声损伤引起的高频感音神经性听力损失，特别是术中为保持听骨链完整而在听骨链周围使用磨钻时，极易造成听力损失，因此在听骨链周围进行磨骨操作必须保证精准。若病例选择恰当，该术式与其他开放式乳突切开术相比，则没有其他缺点。

■ 3.3.1　适应证

● 位于听力正常或较好一侧耳内的上鼓室胆脂瘤，伴完整的鼓膜、听骨链和鼓室腔（图 3.58）。

● 位于听力较好或唯一听力耳内的上鼓室胆脂瘤，听骨链轻微受损。

● 耳道炎症造成双侧耳道狭窄的病例。

■ 3.3.2　手术步骤

请阅读并参考下列步骤（图 3.59 ~ 3.85）：

1. 使用前文所述两种技术之一完成乳突切除术。注意：将面神经嵴充分磨低至鼓环水平；在此过程中，钻头移动方向应始终平行于面神经走行方向。

2. 使用前文所述技术切除高度气化的乳突尖，若乳突腔内气化明显，应以软骨或骨粉填充（参见"开放式鼓室成形术"一节）。

3. 经皮质乳突切除术中，进行上鼓室后部切开时要警惕触碰完整的听骨链。应使病人尽量向术者的对侧倾斜，以便尽早确认听骨链的位置。钻头应该从听骨链近端向周围移动，绝不要朝着听骨链方向移动。

4. 如需实施外耳道成形术，可将外耳道前壁的皮肤横断并翻向鼓膜，尽量扩大外耳道下壁，

使之形成一个圆形术腔。在磨切骨质时，可使用薄铝片以保护外耳道鼓膜瓣。

5. 可使用刮匙去除面神经桥，注意操作时不要损伤听骨链。使用磨钻亦可，但由于听骨链是完整的，这种方法可能带来更大的风险。使用同样的方法去除前、后拱柱后，充分开放上鼓室前间隙，并进一步磨低面神经嵴。

6. 在实际手术中，应从鼓窦及乳突腔彻底切除胆脂瘤。切除后，从鼓沟中分离其后上方的部分鼓环，仔细检查鼓室以确保无胆脂瘤残留。如有瘢痕或者肉芽组织，可以小心地将其从听骨链上清理下来。谨慎剥离砧骨体和锤骨头后方轻度内陷的胆脂瘤基质。行耳甲腔成形术，构建术后较为宽敞、向外开放的术腔。收集耳甲腔成形时切除的耳甲腔软骨，以便后续的重建。

7. 将一片软骨置于砧骨体和锤骨头内侧的上鼓室中，以防重建的鼓膜内陷到听骨链的后方。为避免听骨链固定，不应在该区域使用骨粉。咽鼓管和鼓室内用可吸收明胶海绵填塞。

8. 纵向切开部分颞肌筋膜，使其分成前后两瓣。将前瓣置于砧骨体和锤骨头的内侧，向前延伸到鼓膜前上象限的下方，后瓣用内置法置于砧骨长脚外侧和锤骨柄内侧。对于某些病例，还需将一薄软骨片垫入砧骨长脚外侧以防止后上象限内陷。

9. 尽量将筋膜后瓣向后方延展以覆盖裸露的骨面，筋膜前瓣则可用来覆盖裸露骨面及填塞的材料。复位鼓膜外耳道皮瓣，并覆盖颞肌筋膜。

10. 如果听骨链被胆脂瘤侵蚀严重，且不易剥除，则需去除砧骨体和（或）锤骨头。这就需要转而采取开放式鼓室成形术，与此同时可进行听骨链重建。

■ 3.3.3　提示及注意事项

- 改良 Bondy 手术是主流手术体系的重要组成部分，是一名技术过硬的耳科医生必须熟练掌握的内容。

- 与其他手术相比，这项技术最大的优点，是 I 期手术即可达到手术目的。这对于以保全听力为主要目的病人而言，是一个较为安全的选择。

- 如果病例选择正确，手术操作精准，那么绝大部分病人术后可达到干耳及术腔自洁（在我们的病例中，干耳率 >95%）。

- 一定要谨记听骨链是完好的且与内耳直接相通，绝对不能让钻头触碰到听骨链。

- 磨除上鼓室区域时要特别小心，由内侧向外侧钻磨，即远离听骨链，避免不慎触碰。

- 用刮匙（不可选用磨钻）去除外耳道上壁的最后一部分（面神经桥）。不要遗留前拱柱，否则会造成锤骨头前方的皮肤内陷，日后难以处理。

- 在砧骨体和锤骨头的内侧放入自体的耳甲腔软骨，否则，这些部位会形成深凹的内陷袋。

- 如果外耳道前壁的骨质无明显突出，则不必磨除，这样可避免对颞下颌关节和听骨链造成不必要的损伤。

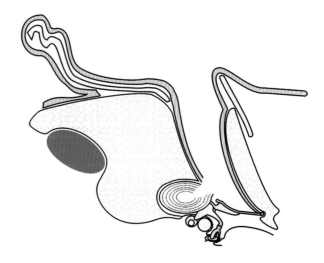

图 3.58　改良 Bondy 手术的适应证。注意胆脂瘤（C）仅侵犯锤骨和砧骨的外侧，锤骨、砧骨和鼓膜是完整的

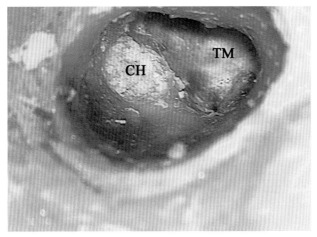

图 3.59　可见右耳鼓膜（TM）和上鼓室胆脂瘤（CH）

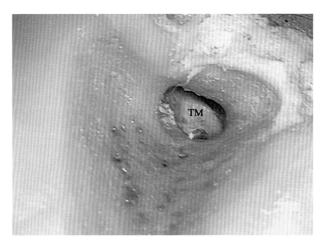

图 3.62　进一步磨低外耳道后壁至鼓环水平（*）。TM：鼓膜

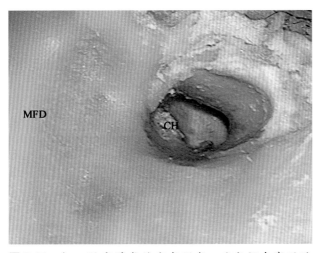

图 3.60　切口同完壁式鼓室成形术。确定颅中窝硬脑膜（MFD）的平面后，自外耳道前壁起始处开始磨骨。CH：胆脂瘤

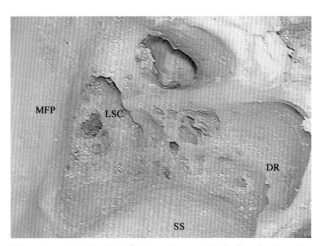

图 3.63　确认外半规管（LSC）、乙状窦（SS）和二腹肌嵴（DR）。MFP：颅中窝脑板

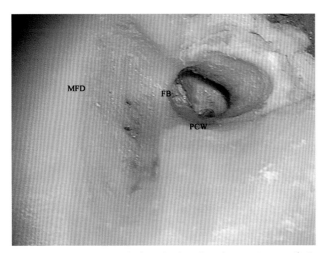

图 3.61　继续向内侧磨骨，直到听骨链表面仅留一层薄骨片。FB：面神经桥；MFD：颅中窝硬脑膜平面；PCW：外耳道后壁

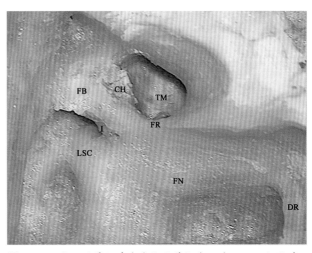

图 3.64　确认砧骨短脚（I）和面神经（FN）。CH：胆脂瘤；DR：二腹肌嵴；FB：面神经桥；FR：面神经嵴；LSC：外半规管；TM：鼓膜

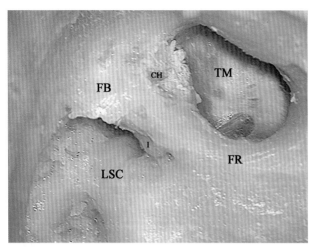

图 3.65　进一步磨低面神经嵴（FR）。CH：胆脂瘤；FB：面神经桥；I：砧骨；LSC：外半规管；TM：鼓膜

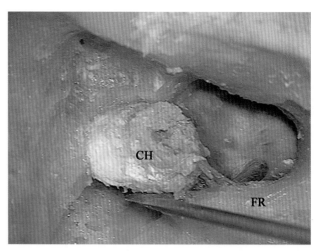

图 3.68　剥离胆脂瘤（CH）。FR：面神经嵴

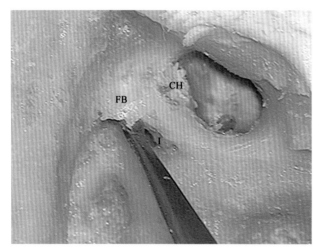

图 3.66　用刮匙去除面神经桥（FB）和残留在听骨链表面的骨质。CH：胆脂瘤；I：砧骨

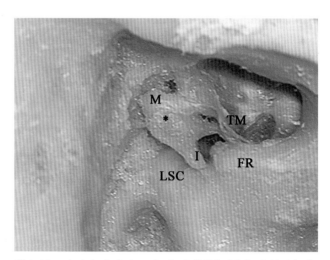

图 3.69　去除胆脂瘤后可见，仅砧骨体（I）受轻度侵蚀（＊），听骨链基本完整。FR：面神经嵴；LSC：外半规管；M：锤骨；TM：鼓膜

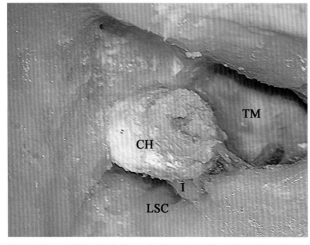

图 3.67　可见胆脂瘤（CH）位于上鼓室砧骨（I）的外侧。LSC：外半规管；TM：鼓膜

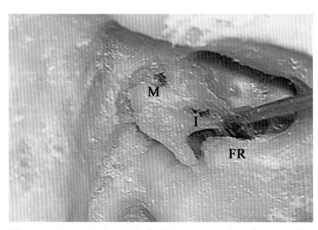

图 3.70　掀开鼓膜以探查中鼓室。FR：面神经嵴；I：砧骨；M：锤骨

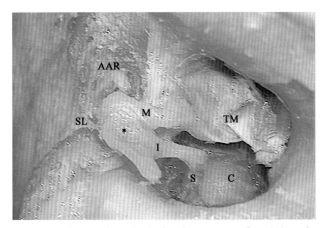

图 3.71　将鼓膜（TM）向前掀起，可见听骨链完整，未发现胆脂瘤组织。*：砧骨体受侵蚀处；AAR：上鼓室前间隙；C：耳蜗底转（鼓岬）；I：砧骨；M：锤骨；S：镫骨；SL：上悬韧带

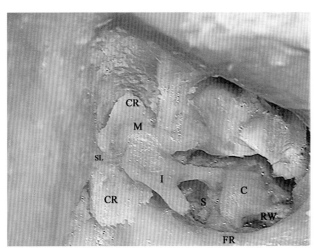

图 3.72　于砧骨体（I）和锤骨头（M）的内侧插入一片软骨（CR）进行重建。C：耳蜗底转（鼓岬）；FR：面神经嵴；RW：圆窗；S：镫骨；SL：上悬韧带

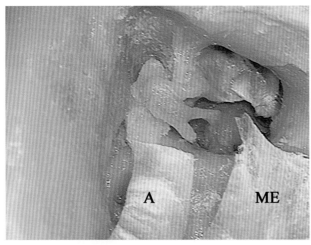

图 3.73　将筋膜切成上、下两瓣以便重建时使用。小瓣（A）插入上鼓室砧骨体和锤骨头的内侧、软骨片的外侧，大瓣（ME）则被置于锤骨柄和砧骨长脚之间

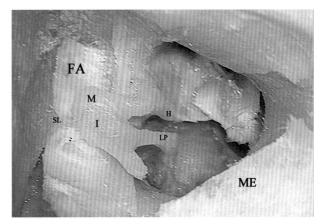

图 3.74　置入筋膜的小瓣（FA）。H：锤骨柄；I：砧骨体；LP：砧骨长脚；M：锤骨头；ME：大瓣；SL：上悬韧带

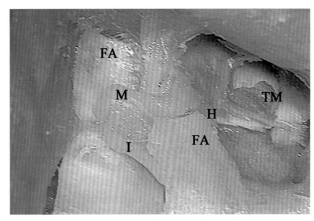

图 3.75　置入筋膜的大瓣（FA，右）。H：锤骨柄；I：砧骨体；M：锤骨头；TM：鼓膜

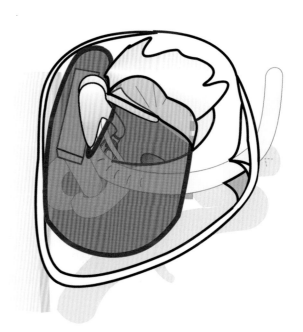

图 3.76　图示软骨、筋膜和听骨链之间的关系。在锤骨头和砧骨体的内侧插入一片软骨，上方覆盖颞肌筋膜的一瓣，另一瓣置于锤骨柄和砧骨长脚之间

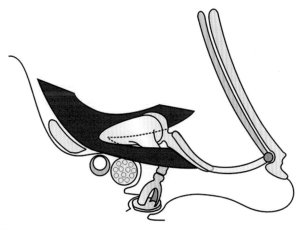

图 3.77　改良 Bondy 技术中放置筋膜的位置

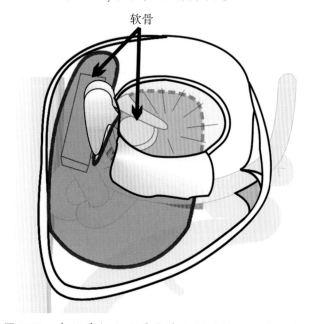

图 3.78　在锤骨柄和砧骨长脚之间放置另一块软骨（Cantilage），复位外耳道后壁皮瓣于筋膜表面

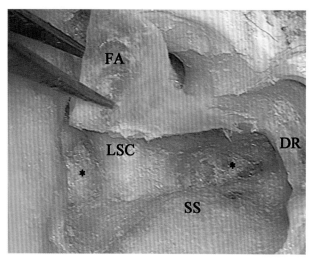

图 3.79　为防止乳突腔（＊）深凹处术后积存分泌物，需进行填塞。DR：二腹肌嵴；FA：筋膜；LSC：外半规管；SS：乙状窦

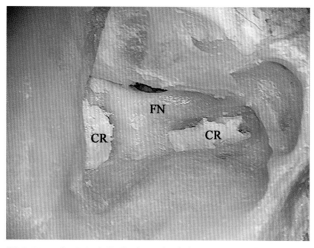

图 3.80　先用小块软骨（CR）填塞。FN：面神经

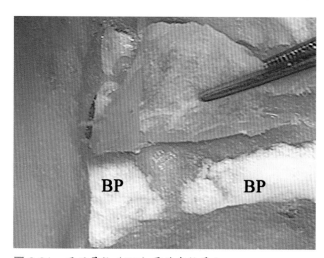

图 3.81　再用骨粉（BP）覆盖在软骨上

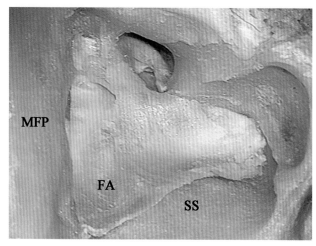

图 3.82　筋膜（FA）的剩余部分向后铺平，尽可能多地覆盖乳突腔。MFP：颅中窝脑板；SS：乙状窦

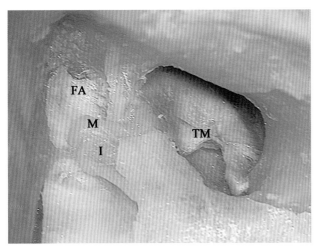

图 3.83　复位残余鼓膜（TM）。FA：筋膜；I：砧骨体；M：锤骨头

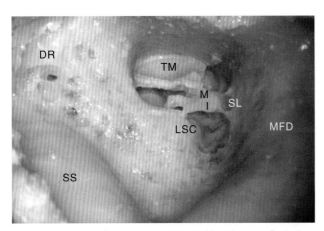

图 3.84　左耳改良 Bondy 技术鼓室成形术后。外耳道后壁被磨低至鼓环水平，听骨链原位保留。DR：二腹肌嵴；I：砧骨；LSC：外半规管；M：锤骨；MFD：颅中窝脑板；SL：上悬韧带；SS：乙状窦；TM：鼓膜

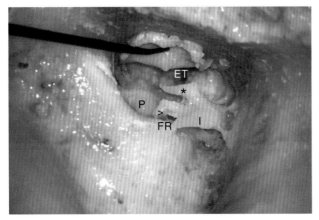

图 3.85　掀开鼓膜后放大观。可见锤骨柄（★）和砧镫关节（＞）。ET：咽鼓管；FR：面神经嵴；I：砧骨；P：鼓岬

3.4　根治性乳突切除术

根治性乳突切除术与开放式鼓室成形术的区别是，它需去除中耳腔的全部组织结构，包括传音系统（除镫骨足板外），并彻底破坏咽鼓管的功能。该技术主要用于术前全聋或无实用听力的、年龄较大的病人，这类病人手术的唯一目的就是实现干耳，从而消除隐患（图 3.86，图 3.87）。其他适应证如下：

- 耳蜗瘘管。
- 中耳胆脂瘤位于器械难以到达、非常难以清理的部位，如鼓室窦。
- 胆脂瘤合并颅内并发症。
- 中耳和乳突的良性肿瘤，同时合并重度感音神经性听力损失。

右　耳

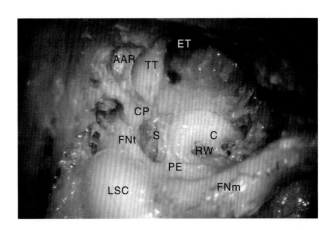

图 3.86　根治性乳突切除术后放大观。AAR：上鼓室前隐窝；C：耳蜗底转（鼓岬）；CP：匙突；ET：咽鼓管；FN（m）：面神经乳突段；FN（t）：面神经鼓室段；LSC：外半规管；PE：锥隆起；RW：圆窗；S：镫骨；TT：鼓膜张肌

左 耳

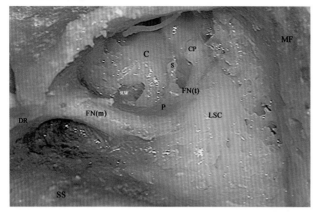

图 3.87　根治性乳突切除术后。C：耳蜗底转（鼓岬）；CP：匙突；DR：二腹肌嵴；FN（m）：面神经乳突段；FN（t）：面神经鼓室段；LSC：外半规管；MF：颅中窝脑板；P：锥隆起；RW：圆窗；S：镫骨；SS：乙状窦

3.5　岩骨次全切除术

该术式是在根治性乳突切除术的基础上，彻底磨除颞骨气房，仅保留内耳结构。磨除的气房包括面后气房、迷路后气房、迷路下气房、迷路上气房、咽鼓管周围气房和颈内动脉周围气房。根据术中需要，可同时行外耳道盲袋封闭。详见图 3.88~3.108。

■ 3.5.1　适应证

● 开放式术后长期不干耳且无实用听力的术腔。

● 已多次手术且无实用听力的慢性中耳炎。

● 有较大乳突术腔的复发性胆脂瘤。

● 自发性、外伤后或医源性的持续脑脊液耳漏。

● 大的脑膜脑膨出。

● 颅中窝硬脑膜大面积暴露。

● 一些人工耳蜗植入的特殊病例。

● B3 级副神经节瘤。

右 耳

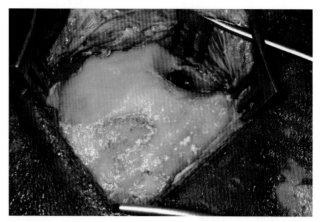

图 3.88　右耳标本，耳后皮肤切口，横断外耳道并形成肌骨膜瓣

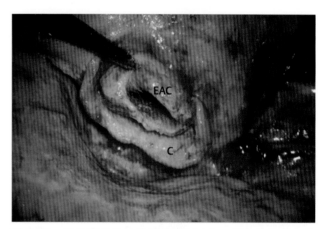

图 3.89　开始盲袋封闭外耳道（EAC），仔细地从前方软骨（C）上分离外耳道皮肤

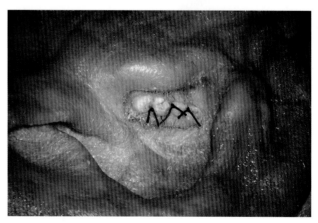

图 3.90　外翻并用丝线缝合外耳道皮肤

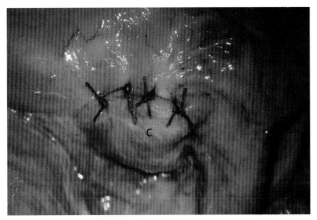

图 3.91　从内侧面将外耳道前方软骨（c）与耳甲腔处的软组织缝合，有脑脊液漏的病例，尤其要重视第二层的封闭

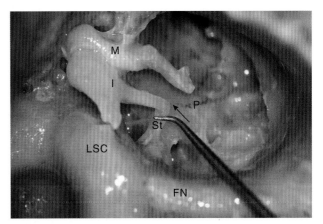

图 3.94　分离砧镫关节，放大观。FN：面神经；I：砧骨；LSC：外半规管；M：锤骨；P：鼓岬；St：镫骨

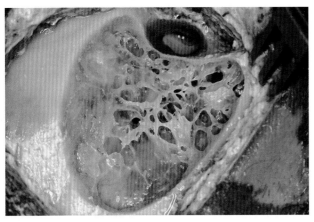

图 3.92　经皮质的乳突切除术

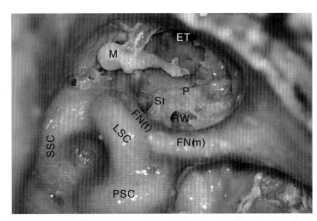

图 3.95　已去除砧骨。ET：咽鼓管；FN（m）：面神经乳突段；FN（t）：面神经鼓室段；I：砧骨；LSC：外半规管；M：锤骨；P：鼓岬；PSC：后半规管；RW：圆窗；SSC：前半规管；St：镫骨

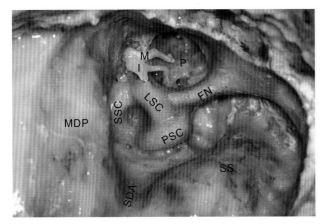

图 3.93　扩大的开放式乳突切除术。磨除所有的迷路周围气房、迷路后气房和面后气房。FN：面神经；I：砧骨；LSC：外半规管；M：锤骨；MDP：颅中窝脑板；P：鼓岬；PSC：后半规管；SDA：窦脑膜角；SS：乙状窦；SSC：前半规管

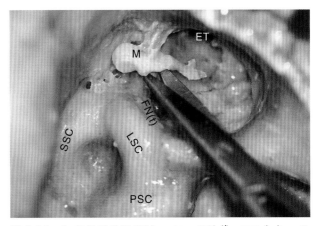

图 3.96　切断鼓膜张肌肌腱。ET：咽鼓管；FN（t）：面神经鼓室段；LSC：外半规管；M：锤骨；PSC：后半规管；SSC：前半规管

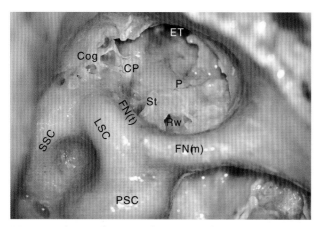

图 3.97　去除锤骨后，可暴露上鼓室前间隙。齿突是前、后上鼓室间隙的骨性分隔。CP：匙突；ET：咽鼓管；FN（m）：面神经乳突段；FN（t）：面神经鼓室段；I：砧骨；LSC：外半规管；M：锤骨；P：鼓岬；PSC：后半规管；RW：圆窗；SSC：前半规管；St：镫骨

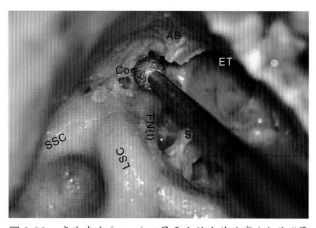

图 3.98　磨除齿突（Cog）以暴露上鼓室前隐窝（也称"管上隐窝"）。AB：前拱柱；ET：咽鼓管；FN（t）：面神经鼓室段；LSC：外半规管；SSC：前半规管；St：镫骨

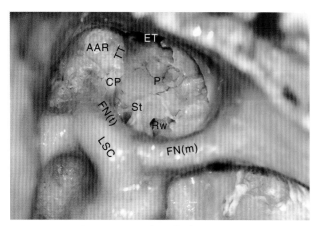

图 3.99　已暴露上鼓室前隐窝（AAR）。CP：匙突；ET：咽鼓管；FN（m）：面神经乳突段；FN（t）：面神经鼓室段；LSC：外半规管；P：鼓岬；RW：圆窗；St：镫骨；TT：鼓膜张肌

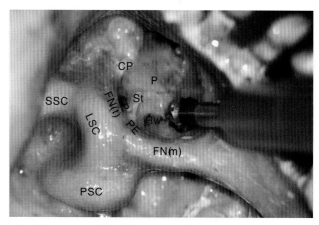

图 3.100　B3 级副神经节瘤病例，需进一步磨除迷路下气房。CP：匙突；FP：镫骨足板；FN（m）：面神经乳突段；FN（t）：面神经鼓室段；LSC：外半规管；P：鼓岬；PSC：后半规管；PE：锥隆起；RW：圆窗；SSC：前半规管；St：镫骨

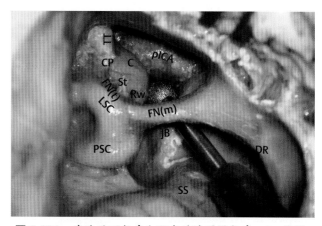

图 3.101　磨除面下气房和颈内动脉周围气房。C：耳蜗；CP：匙突；DR：二腹肌嵴；FN（m）：面神经乳突段；FN（t）：面神经鼓室段；JB：颈静脉球；LSC：外半规管；pICA：岩骨段颈内动脉；PSC：后半规管；RW：圆窗；SS：乙状窦；St：镫骨；TT：鼓膜张肌

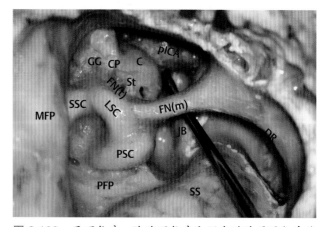

图 3.102　面下气房、迷路下气房和颈内动脉周围气房均已磨除。C：耳蜗；CP：匙突；DR：二腹肌嵴；FN（m）：面神经乳突段；FN（t）：面神经鼓室段；GG：膝状神经节；JB：颈静脉球；LSC：外半规管；PFP：颅后窝脑板；pICA：岩骨段颈内动脉；PSC：后半规管；SS：乙状窦；SSC：前半规管；St：镫骨

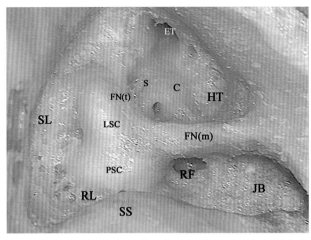

图 3.103　另一例右侧颞骨标本。岩骨次全切除术所需去除的各组气房均已磨除。C：耳蜗底转（鼓岬）；ET：咽鼓管；FN（m）：面神经乳突段；FN（t）：面神经鼓室段；HT：下鼓室气房；JB：颈静脉球；LSC：外半规管；PSC：后半规管；RF：面后气房；RL：迷路后气房；S：镫骨；SL：迷路上气房；SS：乙状窦

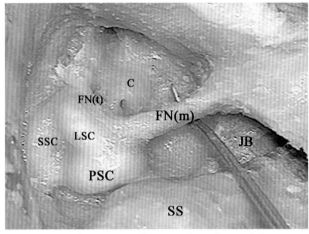

图 3.104　已磨除面后气房和下鼓室气房，图中探针从面神经乳突段 [FN（m）] 的内侧穿过。C：耳蜗底转（鼓岬）；FN（t）：面神经鼓室段；JB：颈静脉球；LSC：外半规管；PSC：后半规管；SS：乙状窦；SSC：前半规管

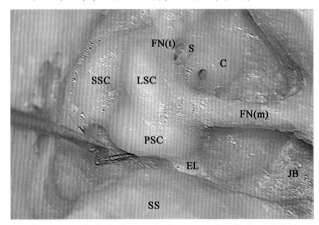

图 3.105　已磨除迷路周围气房。C：耳蜗底转（鼓岬）；EL：内淋巴导管；FN（m）：面神经乳突段；FN（t）：面神经鼓室段；JB：颈静脉球；LSC：外半规管；PSC：后半规管；S：镫骨；SS：乙状窦；SSC：前半规管

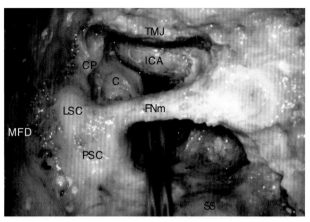

图 3.106　另一例右耳标本，已完成岩骨次全切除术。下鼓室气房、面后气房和迷路下气房均被磨除至岩尖区（吸引器头所指），暴露岩骨段颈内动脉（ICA）的垂直部和膝部。C：耳蜗；CP：匙突；FN（m）：面神经乳突段；LSC：外半规管；MFD：颅中窝硬脑膜；PSC：后半规管；SS：乙状窦；TMJ：颞下颌关节

左 耳

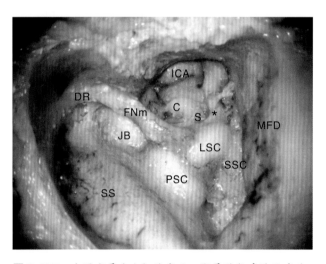

图 3.107　左耳岩骨次全切除术后。颞骨的气房均已磨除，可显露下方结构。*：面神经鼓室段；C：耳蜗底转（鼓岬）；DR：二腹肌嵴；FN（m）：面神经乳突段；JB：颈静脉球；LSC：外半规管；PSC：后半规管；S：镫骨；SS：乙状窦；SSC：前半规管；MFD：颅中窝脑板；ICA：颈内动脉

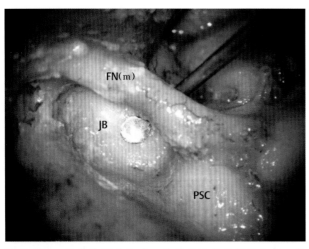

图 3.108 已磨除面后气房，并轮廓化面神经乳突段。注意图中剥离子所示面神经和颈静脉球之间的空间。FN（m）：面神经乳突段；JB：颈静脉球；PSC：后半规管

3.6 外耳道整块切除术（颞骨外侧切除术）

■ 3.6.1 适应证

● 外耳道恶性肿瘤（修订版外耳道鳞状细胞癌 Pittsburg 分期标准中的 T1 或 T2 期肿瘤）。

■ 3.6.2 手术步骤

请阅读并参考下列步骤（图 3.109 ~ 3.133）：

1. 如前所述进行完壁式乳突切开术。

2. 行后鼓室开放术，并继续向下方扩展，直至暴露下鼓室。

3. 向前下方进一步开放鼓室。使用直径适宜的金刚砂钻头继续磨除鼓骨下部骨质，使其与鼓室内侧壁分离，直至颞下颌关节。

4. 去除乳突尖，注意不要损伤附近的面神经。若同时行腮腺浅叶切除术，需解剖颞骨外段的面神经。

5. 在实际的手术中，应先分离砧镫关节，以免在上鼓室区域进行磨骨时造成感音神经性听力损失。

6. 继续向前扩大上鼓室开放，直至暴露颞下颌关节。

7. 剪断附着于锤骨上的鼓膜张肌肌腱。此步骤是为了避免在切除外耳道时因牵拉肌腱导致鼓膜撕裂而增加肿瘤残留的风险。

8. 用大拇指轻轻向前压外耳道，折断其前壁水平最后的附着点。

9. 检查中耳和随标本一起切除的鼓膜内侧面，确认无肿瘤残余。

■ 3.6.3 注意事项

● 开放后鼓室后，进一步向前下方扩展时，容易损伤腮腺内面神经。因此，在实际手术中，确认腮腺段的面神经位置（直至分叉处）后，才能继续进行切除，这也有利于将腮腺浅叶连同所含病变组织一并切除。

● 在切除标本之前，切断附着于锤骨上的鼓膜张肌肌腱，防止在牵拉锤骨柄时不慎撕裂鼓膜。

● 若肿瘤比较小且位于外耳道后壁，则可保留外耳道前壁（颞下颌关节的后壁），从而避免术后咀嚼功能障碍。这种情况下，只需将前方附着的软组织从骨面上锐性分离，不必打开颞下颌关节囊。

● 若肿瘤已通过外耳道前壁侵犯颞下颌关节，应在切除整个标本时连同颞下颌关节（包括下颌头和关节盘）一起切除。

右 耳

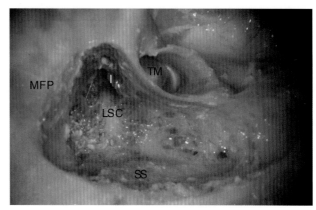

图 3.109 闭合式乳突切除术后。I: 砧骨；LSC: 外半规管；MFP: 颅中窝脑板；SS: 乙状窦；TM: 鼓膜

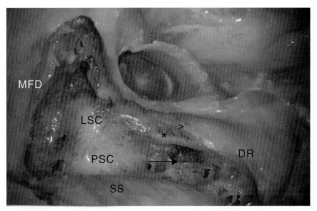

图 3.110　暴露二腹肌嵴（DR）、面神经乳突段（★）和鼓索(＞)，开始向颈静脉球方向(箭头所示)磨除面后气房。LSC：外半规管；MFD：颅中窝硬脑膜；PSC：后半规管

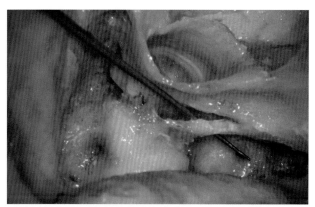

图 3.113　面下隐窝鼓室开放术完成（钩针所示）

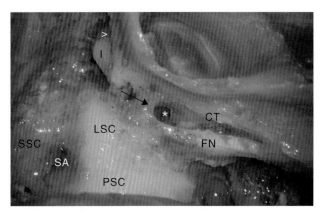

图 3.111　开始行后鼓室开放术（箭头所示）。暴露圆窗区域（★），保留面神经乳突段 [FN（m）] 和鼓索（CT），进一步开放上鼓室直至显露锤骨头（＞）。I：砧骨；LSC：外半规管；PSC：后半规管；SA：弓状下动脉；SSC：前半规管

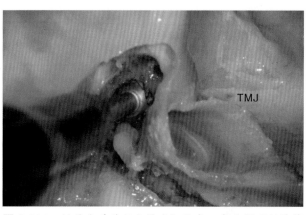

图 3.114　继续向前进行上鼓室切除术，直至颞下颌关节（TMJ）

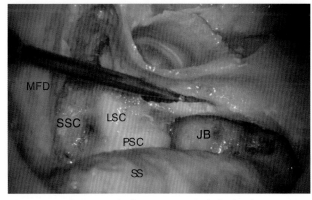

图 3.112　磨除面后气房，可见颈静脉球（JB）。保留面神经乳突段和鼓索，进一步向下开放后鼓室。LSC：外半规管；MFD：颅中窝硬脑膜；PSC：后半规管；SS：乙状窦；SSC：前半规管

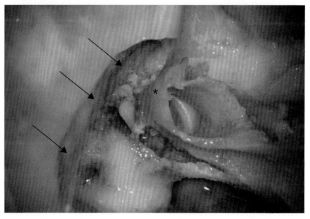

图 3.115　从乳突至中耳的颅中窝硬脑膜（箭头所示）放大观。此步骤有助于获得标本上方的安全边界（★），对于 T1 或 T2 期外耳道恶性肿瘤、需行颞骨外侧切除术者很有意义

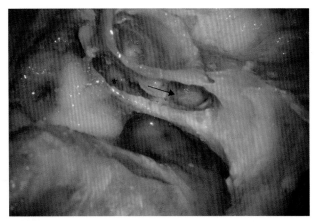

图 3.116　进一步向下（箭头所示）扩大后鼓室开放。鼓索已切断。★：圆窗龛

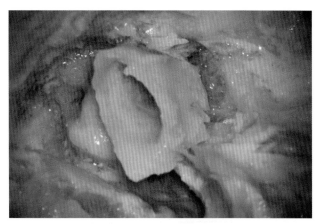

图 3.119　轻轻推压标本，使其在前壁和下壁平面处分离。砧镫关节已分离。

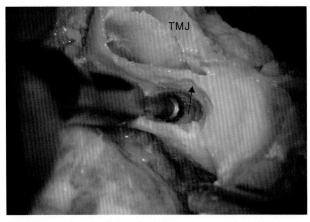

图 3.117　进一步向前下方（箭头所示）扩大后鼓室开放，在下鼓室区域将鼓骨下部的骨质与中耳内侧壁分离。继续向前磨骨至颞下颌关节（TMJ）

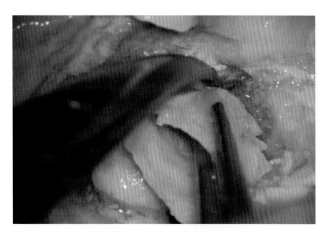

图 3.120　切断附着在锤骨上的鼓膜张肌肌腱

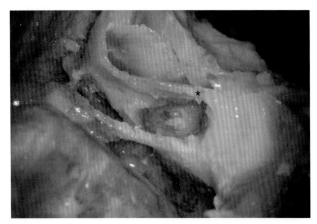

图 3.118　下鼓室开放术已完成。游离标本下部需去除最后一处骨壳，此时要特别小心，不要损伤茎乳孔区域的颞骨外段面神经。鉴于此，建议在实际的手术中，先确认腮腺内颞骨外段面神经，再进行操作

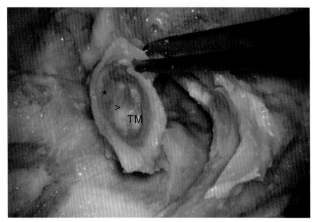

图 3.121　包含完整鼓膜（TM）、锤骨（＞）和砧骨（★）的标本

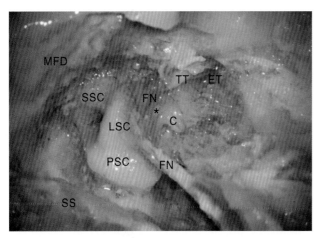

图 3.122 外耳道整块切除术后。★：镫骨；C：耳蜗底转（鼓岬）；ET：咽鼓管；FN：面神经；LSC：外半规管；MFD：颅中窝硬脑膜；PSC：后半规管；SSC：前半规管；SS：乙状窦；TT：鼓膜张肌

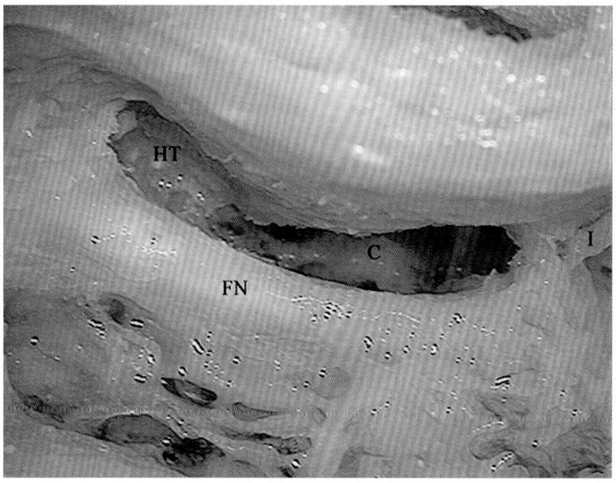

左 耳

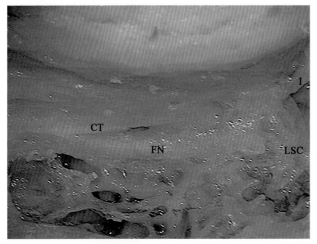

图 3.123 乳突切除术已完成，并已确认面神经（FN）。CT：鼓索；I：砧骨；LSC：外半规管

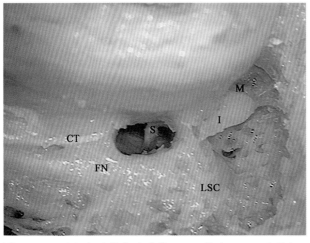

图 3.124 开始行后鼓室开放术。CT：鼓索；FN：面神经；I：砧骨；LSC：外半规管；M：锤骨；S：镫骨

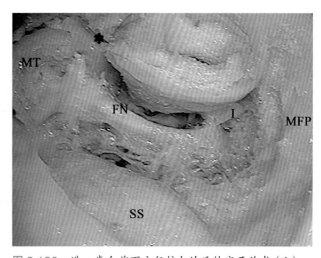

图 3.125 向下鼓室（HT）行扩大的后鼓室开放术。C：耳蜗底转（鼓岬）；FN：面神经；I：砧骨

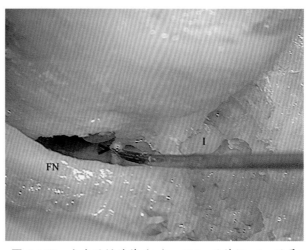

图 3.126 进一步向前下方行扩大的后鼓室开放术（★），在下鼓室区域，将鼓骨下部的骨质与中耳内侧壁分离。FN：面神经；I：砧骨；MFP：颅中窝脑板；MT：乳突尖；SS：乙状窦

图 3.127 分离砧镫关节（>）。FN：面神经；I：砧骨

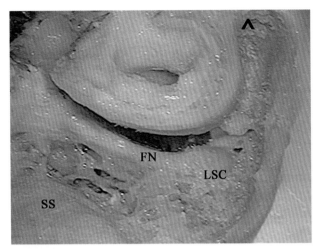

图 3.128　已行上鼓室切开术。箭头所示（∧）为到达颞下颌关节所需切除的最后一片骨质。FN：面神经；LSC：外半规管；SS：乙状窦

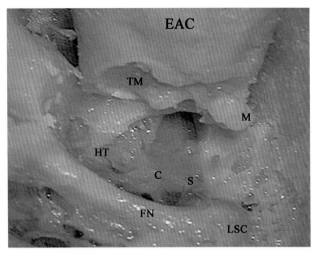

图 3.131　轻轻向前推压外耳道（EAC），折断其前壁水平最后一处的附着点。C：耳蜗底转（鼓岬）；FN：面神经；HT：下鼓室；LSC：外半规管；M：锤骨；S：镫骨；TM：鼓膜

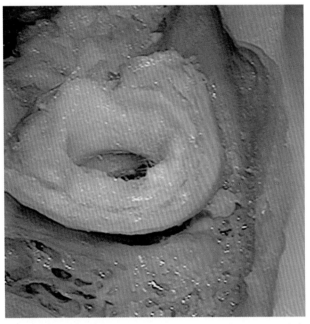

图 3.129　继续向前行上鼓室开放术，直至暴露颞下颌关节

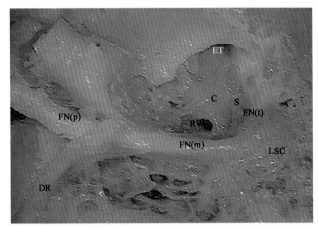

图 3.132　手术完成后。C：耳蜗底转（鼓岬）；DR：二腹肌嵴；ET：咽鼓管；FN（m）：面神经乳突段；FN（p）：颞骨外段面神经；FN（t）：面神经鼓室段；LSC：外半规管；RW：圆窗；S：镫骨

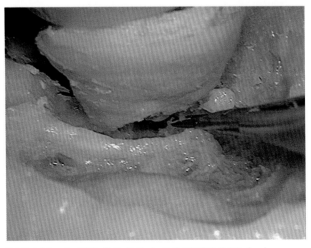

图 3.130　切断附着于锤骨上的鼓膜张肌肌腱（＞）

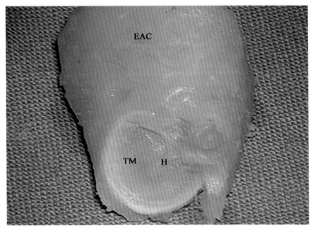

图 3.133　包含完整鼓膜（TM）的外耳道（EAC）整块切除标本。H：锤骨柄

3.7　内淋巴囊减压

■ 3.7.1　手术解剖

内淋巴囊是通过内淋巴管连接膜迷路的盲囊。内淋巴管和内淋巴囊的近端均位于前庭导水管内，前庭导水管是一骨性管道，从后半规管的内侧进入前庭。而内淋巴囊的末端部分则位于颅后窝的两层硬脑膜之间、外半规管的延长线（Donaldson 线）下方。

■ 3.7.2　适应证

● 具有实用听力的难治性梅尼埃病。

■ 3.7.3　手术步骤

请参考下列手术步骤及图示（图 3.134 ～ 3.146）。

1. 完成乳突切除术。

2. 使用大号金刚砂钻头磨除乙状窦表面骨质，仅留一层菲薄的骨质。确认并轮廓化颈静脉球。确认后半规管，注意不要磨出蓝线。

3. 使用冲洗吸引管轻压乙状窦，并仔细地将前方的颅后窝硬脑膜与颅后窝脑板分离。此时便可在不损伤硬脑膜的前提下安全去除乙状窦与后半规管之间的骨质，广泛暴露颅后窝硬脑膜。

4. 使用中隔剥离子轻压已经暴露的硬脑膜，确认内淋巴囊进入前庭导水管的具体位置。一种方法是使用双弯骨刮匙沿颅后窝脑膜从上向下自由滑动，感觉受阻挡时即为将进入前庭导水管的内淋巴囊。另一种方法是通过颜色辨识：与周围蓝色的硬脑膜相比，内淋巴囊呈现略微发白的颜色。

5. 锐性切开内淋巴囊并去除其外侧壁，将硅胶管置入囊腔。

■ 3.7.4　注意事项

● 应尽可能广泛地切除颅后窝骨质以暴露颅后窝硬脑膜，不要局限于预期内淋巴囊的位置。面后气房骨质去除不彻底可能导致对内淋巴囊位置的误判。

● 有些病例内淋巴囊与颈静脉球关系密切，因此，锐性切开内淋巴囊时应警惕损伤颈静脉球。

● 不同病例内淋巴囊的位置各异，故文献中描述的众多辨识方法对实际手术指导意义不大。

右　耳

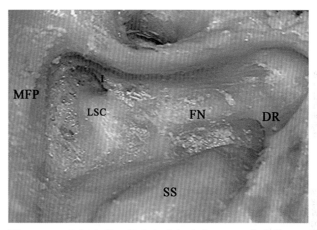

图 3.134　右侧颞骨，扩大乳突切除术后。注意磨薄乙状窦（SS）表面的骨质，相比之下颅中窝骨质去除更为保守，可以辨识颅中窝脑板（MFP）即可。DR：二腹肌嵴；FN：面神经；I：砧骨；LSC：外半规管

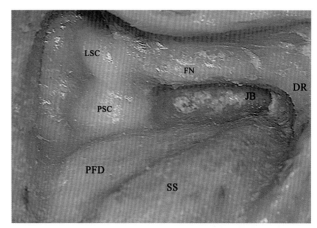

图 3.135　识别后半规管（PSC），磨薄乙状窦（SS）及其前方颅后窝硬脑膜（PFD）表面的骨质。DR：二腹肌嵴；FN：面神经；JB：颈静脉球；LSC：外半规管

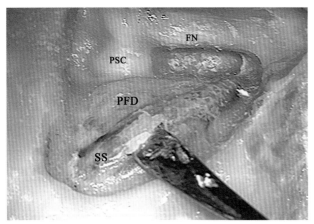

图 3.136 去除乙状窦（SS）及颅后窝硬脑膜（PFD）表面的薄层骨板。FN：面神经；PSC：后半规管

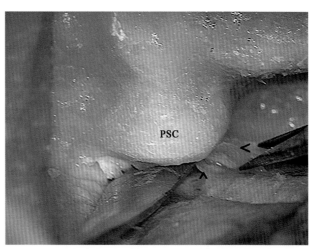

图 3.139 用显微剪刀分离内淋巴囊外侧壁（<）与内侧壁（∧）。PSC：后半规管

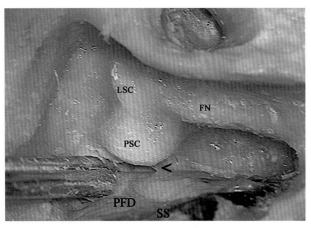

图 3.137 暴露乙状窦（SS）及颅后窝硬脑膜（PFD）后，向后牵拉硬脑膜即可显露位于后半规管（PSC）内侧的内淋巴管（<）出口。FN：面神经；LSC：外半规管

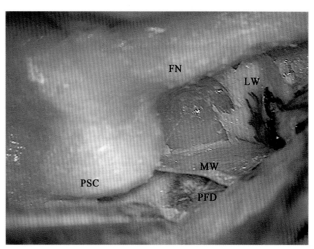

图 3.140 自内淋巴囊的内侧壁（MW）分离其外侧壁（LW）。FN：面神经；PFD：颅后窝硬脑膜；PSC：后半规管

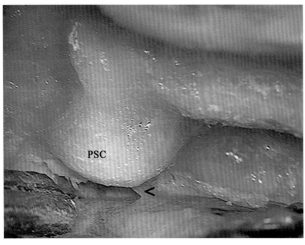

图 3.138 高倍镜下，可以更好地显示内淋巴管（<）与后半规管（PSC）之间的解剖位置关系

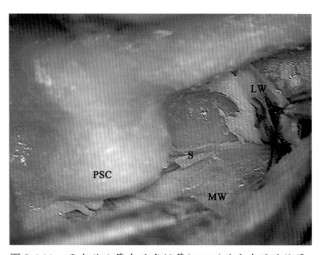

图 3.141 于内淋巴管自后半规管（PSC）后方出现的位置，向内淋巴管方向插入一硅胶片（S）。LW：内淋巴囊外侧壁；MW：内淋巴囊内侧壁

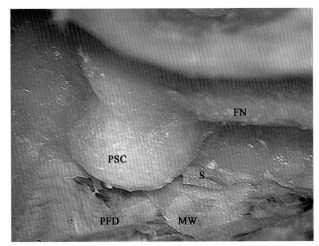

图 3.142 去除内淋巴囊的外侧壁以避免瘢痕组织形成，闭塞引流口而妨碍引流。FN：面神经；MW：内淋巴囊内侧壁；PFD：颅后窝硬脑膜；PSC：后半规管；S：硅胶片

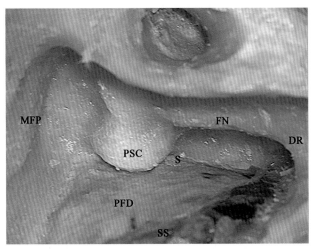

图 3.143 手术结束后的术腔。DR：二腹肌嵴；FN：面神经；MFP：颅中窝脑板；PFD：颅后窝硬脑膜；PSC：后半规管；S：硅胶片；SS：乙状窦

左 耳

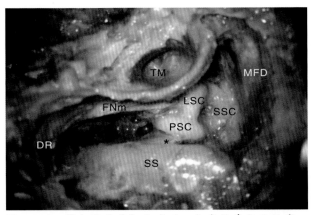

图 3.144 扩大的乳突切除术后，彻底轮廓化乙状窦，去除覆盖于颅后窝硬脑膜表面的骨板，可见自后半规管（PSC）内侧穿出的内淋巴管（★）。DR：二腹肌嵴；FN（m）：面神经乳突段；LSC：外半规管；MFD：颅中窝硬脑膜；SS：乙状窦；SSC：前半规管；TM：鼓膜

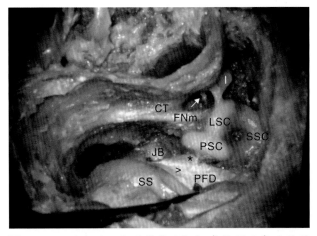

图 3.145 放大观。使用剥离子轻轻牵拉颅后窝硬脑膜（PFD），可见内淋巴管（★）自后半规管（PSC）后表面走行至内淋巴囊（>）处。箭头所示为砧镫关节；CT：鼓索；FN（m）：面神经乳突段；I：砧骨；LSC：外半规管；JB，颈静脉球；SS：乙状窦；SSC：前半规管

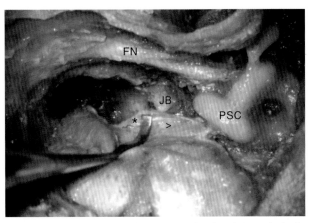

图 3.146 解剖出内淋巴囊外侧壁（★）并从其内侧壁（>）上分离切断。FN：面神经；JB：颈静脉球；PSC：后半规管

3.8 人工耳蜗植入术

■ 3.8.1 适应证

● 双侧重度感音神经性听力损失，语前聋或语后聋。

■ 3.8.2 手术步骤

请参考下列手术步骤及图示（图 3.147~3.176）。

1. 切口、翻起皮瓣后，行局限的完壁式乳突切除术。在人工耳蜗植入术中，乳突切除只是为了开放面隐窝，因此术腔要尽可能小。在实际手

术中，完成乳突切除术后需进行面神经的电生理监测。

2. 确认面神经乳突段标志。用大小适宜的钻头磨除外半规管和二腹肌嵴之间的骨质。为避免损伤面神经，钻头磨切的方向应该平行于面神经走行的方向，同时注意大量冲水并及时吸引，以减少热损伤，并保持术野清晰。接近面神经时应使用金刚砂钻头。

3. 定位面神经后，换成小号钻头，开始进行后鼓室开放术。与切除胆脂瘤术中开放后鼓室一样，面隐窝开放的范围由以下四个解剖标志界定：内侧界为面神经，外侧界为鼓环，上界为覆盖砧骨短脚的骨小柱，下界为鼓索。

4. 开放面隐窝以后，要评估是否能够充分暴露圆窗。如果通过后鼓室开放术能够看到圆窗下缘，可认为面隐窝开放较充分，否则，就要牺牲鼓索，继续向下扩大后鼓室开放范围直至显露完整的圆窗龛。

5. 用防水彩笔及植入体模板来标记接收—刺激器所要植入骨床的位置和范围，磨除局部骨质。移植床的位置要设计在已完成的乳突术腔的后方和稍上方。初期磨除需使用大号切割钻头，用植入体测试深度足够时，则改为金刚砂钻头以磨平移植床的边缘。

6. 在移植床两侧的边缘钻出两个孔道，穿入粗丝线，在移植床上方交叉。

7. 处理圆窗。采用足够长的小号金刚砂钻头磨除圆窗龛上方悬垂的骨质。

8. 确认圆窗膜，继续向前外方向磨除骨质以充分暴露鼓阶，使开窗大小可以足够插入一个植入的电极。然后取小块结缔组织覆盖于开窗处。

9. 将接收—刺激器复合体放入移植床内固定，系紧缝线固定。

10. 固定好植入体后，用双手插入电极。将覆盖于圆窗周围的结缔组织去除，用直的无齿镊将电极轻轻插入（无齿直镊可避免镊子损伤精细昂贵的电极且比通常使用的显微耳镊更易于操作）。

为了将电极插入到理想的位置，应始终保持电极导丝朝向下方，即术耳为右耳时，朝向术者的右侧，左侧同理。

11. 在实际手术中，插入电极后需留出时间供听力师检测电极阻抗来判断电极植入位置是否正确。确认电极植入位置正确后抽出导丝。注意，在没有确认电极位置之前要避免不慎将导丝抽出，因为一旦抽出很难重新插入，而且还会损坏电极。

12. 抽出导丝后，取一小块结缔组织密封圆窗，必要时可加用组织胶加固，这有助于电极的固定，还可减少脑脊液漏和脑膜炎的发生，降低术后眩晕的风险。采用另一块结缔组织分隔电极和面神经以降低面神经受电脉冲刺激的影响，可在面神经监测仪的帮助下，请听力师给植入体一些刺激以检测是否充分绝缘。

13. 脑膜炎致聋病例中偶见耳蜗骨化。大部分病例的耳蜗骨化灶局限于耳蜗底转。这种情况下，需采用小号金刚砂钻头，并将钻柄调至足够长，向前内侧方向磨除圆窗和骨化部分，在假设的耳蜗底转处磨出一条通路，必须小心钻杆避免损伤面神经，同时不断检查磨除的位置是否正确（利用磨除的骨质的密度和颜色的变化进行判断）。一旦确认打开了鼓阶，或者看到红色的颈内动脉，或者深度超过 8mm，则应立即停止继续磨除骨质，因为超过此距离后，耳蜗开始转向内上，再继续磨除会危及颈内动脉，而且毫无意义，因为之后插入的电极也会远离蜗轴。

14. 若耳蜗完全骨化，需确认耳蜗各转，此时岩骨次全切除术不失为一个选择。

3.8.3　注意事项

● 人工耳蜗植入术中要求乳突切除术腔较小是为了尽可能减少手术的创伤并保留移植床周围的骨质。

● 行后鼓室开放术时，只有在能够充分看到圆窗龛时方可考虑保留鼓索，否则需向下扩大后鼓室开放并放弃鼓索，以获得充分而安全的通路。

- 行后鼓室开放术时，注意不要向前磨除过多骨质。因为，有时会为避开面神经而磨得太靠前，造成鼓环和鼓膜的损伤。最佳方法是通过轮廓化面神经管确认面神经后，再选用合适的钻头进行面隐窝的开放。

- 完成后鼓室开放术后，需进行圆窗龛骨质的磨除，此时要格外小心，避免转动的钻柄接触到菲薄的面神经骨管。一旦疏忽，会导致面神经的热损伤或直接的物理损伤。

- 在骨化耳蜗及人工耳蜗修正手术中，植入人工耳蜗需采用多种术式，应由团队中经验最为丰富的外科医生来完成。

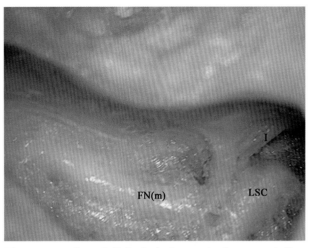

图 3.149　确认面神经乳突段 [FN（m）]。I：砧骨；LSC：外半规管

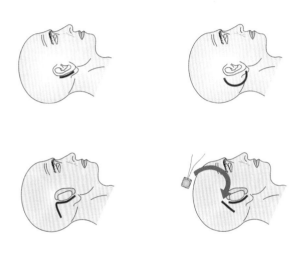

图 3.147　人工耳蜗植入术切口的类型

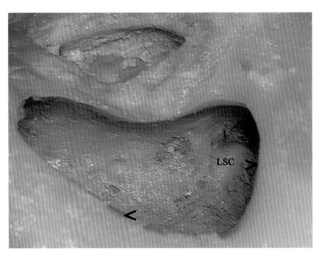

图 3.148　左侧颞骨，行单纯完壁式乳突切除。注意术腔的上界（>）和后界（<）均未碟形化，下方深在结构尚未暴露。I：砧骨；LSC：外半规管

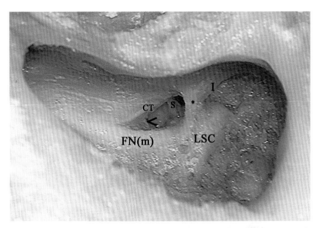

图 3.150　开始行后鼓室开放术。注意鼓索（CT）与面神经乳突段 [FN（m）] 夹角处（<）仍有部分骨质需要磨除。*：骨小柱，保护听骨链；I：砧骨；LSC：外半规管；S：镫骨

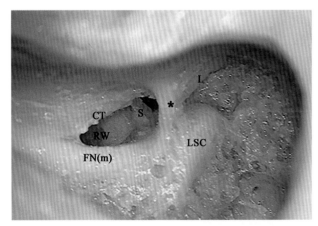

图 3.151　已完成后鼓室开放，鼓索（CT）予以保留。注意此时仍未充分暴露圆窗（RW），故不得不牺牲鼓索，向下进一步扩大后鼓室开放。*：起保护作用的骨小柱；FN（m）：面神经乳突段；I：砧骨；LSC：外半规管；S：镫骨

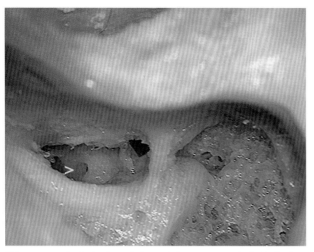

图 3.152　行扩大的后鼓室开放术后，可以清晰地看到圆窗的下缘（＞）

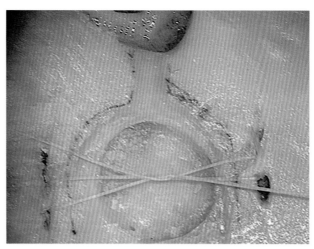

图 3.155　骨床及两侧的孔道已经制备完毕，用来固定植入体接收—刺激器复合体的外科缝线也已经穿入孔道中。

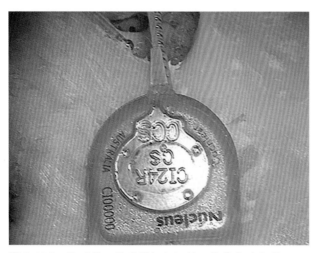

图 3.153　使用植入体的模板标记植入体骨床的位置

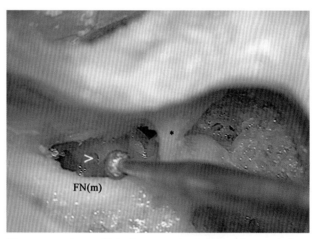

图 3.156　使用足够长度的小号金刚砂钻头磨除圆窗龛的悬垂骨质（＞）。*：骨小柱；FN（m）：面神经乳突段

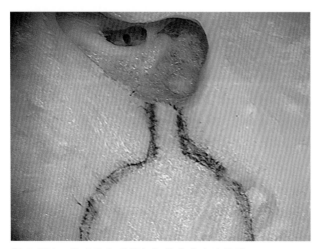

图 3.154　使用防水彩笔标记将要磨除的范围

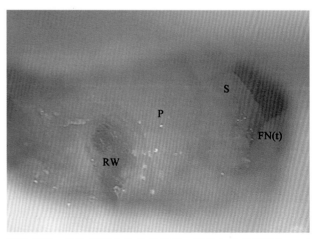

图 3.157　磨除圆窗龛悬垂骨质后，可充分暴露圆窗（RW）膜。FN（t）：面神经鼓室段；P：鼓岬；S：镫骨

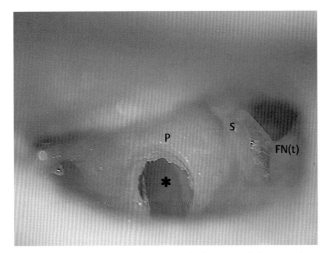

图 3.158　充分开放圆窗及鼓阶（＊）。FN（t）：面神经鼓室段；P：鼓岬；S：镫骨

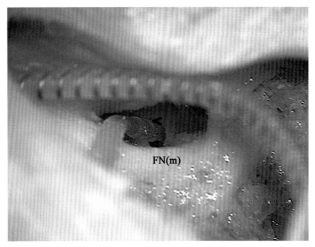

图 3.161　当看到电极中间的标记环（<）与耳蜗造孔边缘平齐时，表明已达到足够的深度。FN（m）：面神经乳突段

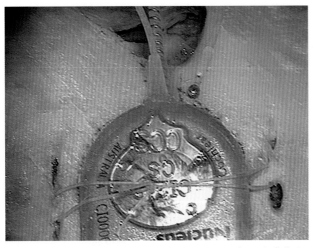

图 3.159　将人工耳蜗接收 - 刺激器固定于磨好的骨床上

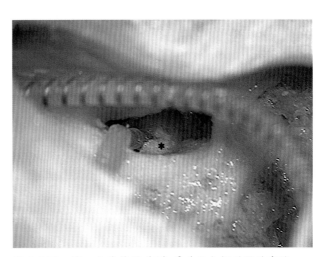

图 3.162　将一小片筋膜（＊）覆盖于电极周围的空隙

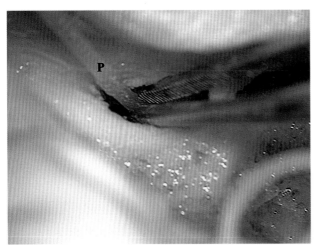

图 3.160　用无齿镊将电极（P）插入鼓阶

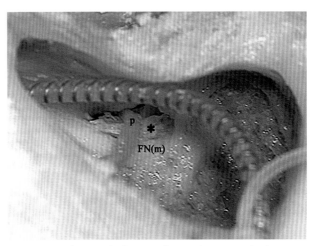

图 3.163　在电极（P）和面神经乳突段 [FN（m）] 之间置入另一片筋膜（＊）

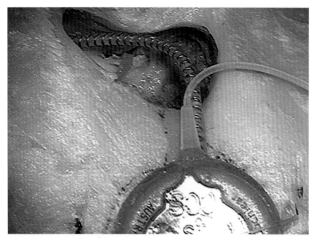

图 3.164　人工耳蜗植入已完成

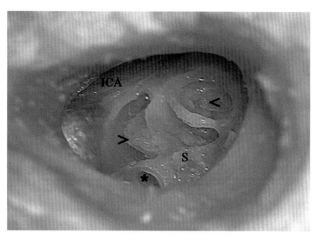

图 3.167　进一步去除耳蜗的膜部后，可以观察到骨螺旋板（＞）和蜗轴的顶（＜）。注意耳蜗底转在距离圆窗（＊）不远处，自颈内动脉（ICA）附近弯向上方。ICA：颈内动脉；S：镫骨

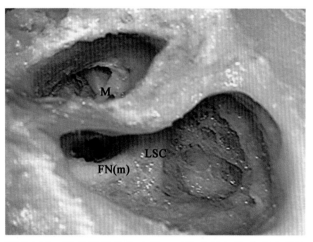

图 3.165　遇到耳蜗骨化病例，可使用联合径路确认耳蜗各转。＞：透过后鼓室开放径路看到圆窗；FN（m）：面神经乳突段；LSC：外半规管；M：锤骨柄

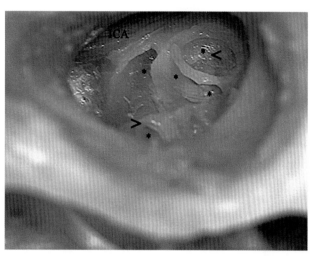

图 3.168　插入人工耳蜗电极。电极（＊＊＊）走行特点：螺旋盘绕、紧抱蜗轴、到达顶转（＜）。＞：耳蜗造孔缘；ICA：颈内动脉

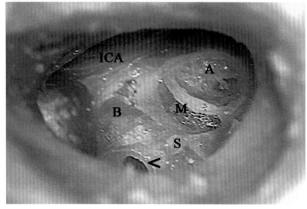

图 3.166　磨除耳蜗表面皮质骨后显露出耳蜗底转（B）、中转（M）和顶转（A）的膜部。＜：耳蜗造孔边缘；ICA：颈内动脉；S：镫骨

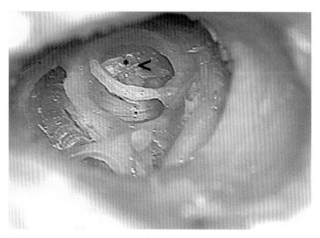

图 3.169　另一角度可更清楚地显示毗邻关系。＊：电极尖；＜：蜗轴顶端

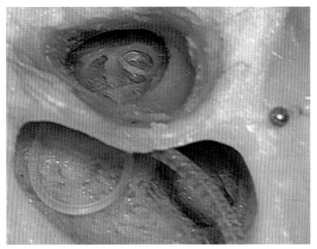

图 3.170　术后全貌

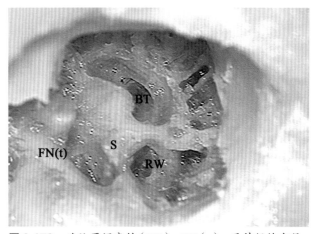

图 3.173　确认耳蜗底转（BT）。FN（t）.面神经鼓室段；RW：圆窗；S：镫骨

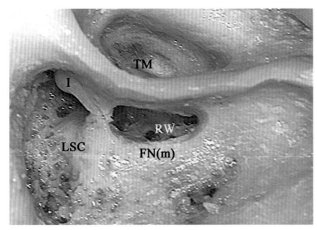

图 3.171　耳蜗骨化病例人工耳蜗植入的另一策略是通过岩骨次全切除术确认耳蜗各转的位置。此图显示的是完全出于解剖目的而进行的完壁式乳突切除和后鼓室开放术。FN（m）：面神经乳突段；I：砧骨；LSC：外半规管；RW：圆窗；TM：鼓膜

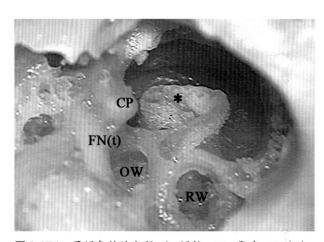

图 3.174　耳蜗各转的全程。*：蜗轴；CP：匙突；FN（t）：面神经鼓室段；OW：前庭窗；RW：圆窗

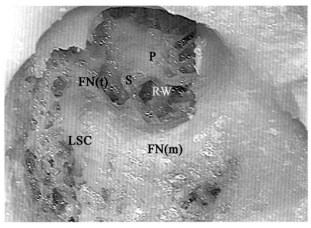

图 3.172　外耳道后壁和上壁、鼓膜、锤骨、砧骨全部去除。FN（m）：面神经乳突段；FN（t）：面神经鼓室段；LSC：外半规管；P：鼓岬；RW：圆窗；S：镫骨

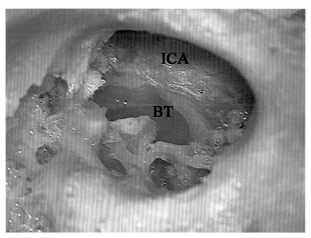

图 3.175　注意耳蜗底转（BT）在距离圆窗不远处，自颈内动脉（ICA）附近开始向上旋转

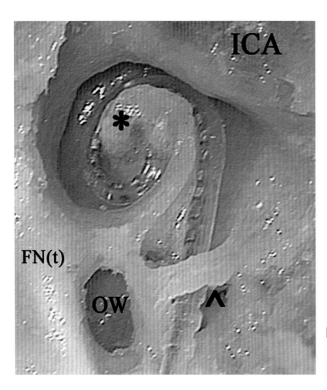

图 3.176　为了显示植入电极与蜗轴（＊）及面神经鼓室段 [FN（t）] 的位置关系，将外耳道前壁、匙突和鼓膜张肌去除。∧：圆窗缘；ICA：颈内动脉；OW：前庭窗

第4章
经迷路径路

摘 要

该径路的原理是从侧方进入内听道和脑桥小脑角，在不牵拉小脑的情况下去除脑桥小脑角区的病变。扩大的经迷路径路可充分暴露脑桥小脑角区的神经血管，便于切除任意大小的听神经瘤。经岩尖扩展径路可暴露内听道周围320°到360°的范围。本章还阐述了对于高位颈静脉球病例的处理策略。

关键词：经迷路径路；经岩尖扩展；高位颈静脉

4.1 基础经迷路径路

■ 4.1.1 适应证

● 切除脑桥小脑角区病变而无须考虑保存听力，并满足以下条件：

（a）听神经瘤：

○ 术前无实用听力者（无论肿瘤大小）。经此径路可安全地切除巨大肿瘤。

○ 听神经瘤位于内听道外、直径大于1.5cm且无须保留听力者。

○ 神经纤维瘤病2型（NF2）病例，试图保留听神经并行人工耳蜗植入（CI）者。此外，如听神经无法保留，可经此径路行听觉脑干植入（ABI）。

（b）位于内听道后方或中央的脑膜瘤（病人无实用听力）。位于内听道前方的肿瘤需要经岩尖扩大切除，而岩斜区巨大肿瘤需采用改良经耳蜗径路。

（c）其他脑桥小脑角区肿瘤（病人无实用听力），如表皮样瘤及皮样囊肿等。

● 眩晕手术

○ 迷路切除术

○ 前庭神经切断术

■ 4.1.2 手术步骤

见图4.1~4.78。

1. 行扩大乳突切除术。轮廓化颅中窝脑板和乙状窦板并保留其表面的薄层骨片。用大号切削钻头磨除乙状窦后2~3cm范围的骨质，将颅中窝脑板磨成斜坡样，尽量使窦脑膜角充分轮廓化。

2. 磨除所有乳突气房，充分开放鼓窦。

3. 辨认二腹肌嵴前界，此即面神经乳突段出茎乳孔的位置。轮廓化面神经，但不要使其完全暴露。

4. 一旦确认了面神经的走行方向，即可安全地去除面后气房，并循乙状窦追踪到颈静脉球。

5. 使用大号金刚砂钻头，磨除覆盖乙状窦表面的薄层骨板及乙状窦后面的骨质。用吸引器轻轻下压乙状窦，使用中隔剥离子将乙状窦前方的颅后窝硬脑膜与其表面覆盖的骨板分离，然后改用大号切削钻头磨除颅后窝骨板。

6. 到达后半规管水平后，可见内淋巴囊从后半规管的内侧进入两层硬脑膜之间。内淋巴管将颅后窝硬脑膜连接于迷路处。用尖刀的锋利刀刃对准骨面切断内淋巴管，从而进一步牵拉颅后窝硬脑膜。

7. 剥离颅中窝硬脑膜后，用咬骨钳去除其表面的骨质。注意保留邻近迷路的一层薄骨板，在迷路切除术中，该骨板可用来保护颅后窝和颅中窝的硬脑膜。

8. 迷路切除术从磨除外半规管开始。首先使用中等大小的切削钻头开放外半规管，其次开放后半规管，最后是前半规管。行迷路切除术的目的就是磨除这 3 个半规管。

9. 需要注意的是，要保留外半规管的前部以保护处于半规管下方的面神经，还要保留前半规管和外半规管的壶腹内侧壁，一则可以保护面神经迷路段，二则可以作为定位上壶腹神经和内听道上界的标志。

10. 充分开放前庭。切勿磨除前庭底部，防止进入内听道底。面神经紧邻前庭，在其外侧走行，过多磨除前庭顶部也会损伤面神经。在此区域磨除骨质时，要求钻头由上到下或者由下到上移动，切勿由内到外，以免损伤内听道底或面神经。

11. 完成迷路切除术后，就可以磨除早先保留在迷路周围的颅后窝和颅中窝的骨板。使用中隔剥离子，将硬脑膜从骨面上剥离后，用咬骨钳去除骨板。循颅后窝硬脑膜就可以找到内听道口。

12. 确认内听道的下界和上界。在磨除内听道骨质的整个过程中，要求钻头移动的方向始终平行于内听道，并且由内向外磨除骨质。前半规管壶腹可作为定位内听道上界的标志。

13. 可通过磨除位于下方的颈静脉球和上方的内听道平面（预估位置）之间的面后气房的骨质来定位内听道下界。在这个平面磨除骨质时，要注意辨认耳蜗导水管。耳蜗导水管是定位舌咽神经的重要标志，舌咽神经紧邻耳蜗导水管，位于它的内下方。在实际手术中，开放耳蜗导水管可以释放脑脊液，从而降低硬脑膜内张力。

14. 继续磨除位于颅中窝脑板和内听道上界之间的骨质，注意不要损伤面神经或硬脑膜。

15. 小心磨除内听道口周围的骨质，从内听道口的上方骨质开始磨起，磨除时钻头移动的方向由上到后，再到下方。将骨质磨薄后，用剥离子将该薄骨片与其下方的内听道硬脑膜分离。

16. 完全暴露内听道硬脑膜。分别磨除内听道上方和下方骨质，使其成为浅槽样，至此，内听道周围骨质的磨除达到 270°。

17. 自内听道底平面向下方磨除其后表面的骨质。这样就可暴露前庭下神经。进一步磨除上方的骨质即可暴露横嵴，横嵴将前庭上、下神经隔开。前庭上神经从外侧离开内听道底，进入一个细骨管，成为上壶腹神经，支配外半规管的壶腹。

18. 用钩针将上壶腹神经自内听道底分离，注意将钩针尖端朝下，这样就可以将上壶腹神经从骨管中分离。在进行此步操作时，可见位于上壶腹神经前方的 Bill 嵴，该嵴有保护其前方面神经的作用。在带侧孔的 Brackmann 吸引器头帮助下，用钩针继续分离上壶腹神经与面神经，并将上壶腹神经翻向内侧，这样可清楚地看到面神经进入面神经迷路段骨管，有利于评估肿瘤侵犯面神经迷路段骨管的范围。

19. 在切开颅后窝硬脑膜前，要使用双极电凝电灼切口线以避免出血。

20. 硬脑膜上方切口应位于岩上窦下方且与之平行，并紧贴磨除骨板的骨缘。下方的切口开始于乙状窦的远端部分的前方，沿乙状窦和颈静脉球走行，止于内听道口，与上方的切口汇合。然后用剪刀开放内听道口平面的硬脑膜。

21. 最后，用双弯钩针去除鼓窦入口处的砧骨，并从鼓窦入口向中耳腔填塞骨膜组织，避免脑脊液耳漏。

■ 4.1.3 注意事项

● 为获得足够的手术操作空间，需广泛切除覆盖于颅中窝硬脑膜、乙状窦后方的骨质，并暴露颅后窝硬脑膜，这是与经典经迷路径路的不同之处。

- 需完整暴露乙状窦。在乙状窦表面保留一块骨岛（Bill 岛）会限制乙状窦受到牵拉的程度，且在下压骨岛时，其边缘锐利的骨质可能刺伤乙状窦壁。

- 需磨除位于乙状窦末端和颈静脉球之间的骨质，以便更好地暴露脑桥小脑角的下部。为避免损伤脆弱的颈静脉球，术者必须耐心细致地进行操作。

- 内淋巴囊在颅后窝硬脑膜间的附着会妨碍术者将颅后窝硬脑膜压向后方。因此，应使用尖刀片紧贴骨质切断内淋巴囊的近端。

- 面神经（鼓室段）紧贴前庭外侧走行，因此，在开放前庭时要注意不要损伤面神经。在此平面进行骨质磨除时，一定要在面神经的后方操作，不可在内侧。

- 内听道开放程度应达 270°以上，而不是 180°。

- 保留覆盖于内听道表面的薄层骨片直至内听道被完全轮廓化，这样有助于避免转动的钻头不慎滑脱时损伤内听道内容物。

- House 曾提出借助内听道底的垂直嵴（Bill 嵴）来确认面神经，Bill 嵴是分隔位于前上方的面神经与后方的前庭上神经的恒定标志。但是，这种方法有损伤面神经的风险，尤其是术者经验不足时。因此，建议用横嵴和上壶腹神经来辨认面神经（如前所述），除了极少数对面神经定位存在疑问的情况，我们已不再使用 House 的方法。

- 去除砧骨时要注意避免镫骨足板的骨折，因骨折会导致脑桥小脑角和中耳间的交通，导致术后出现脑脊液漏。为保护镫骨足板，可在砧骨长脚的内侧放入一个小的直角钩针，使砧骨长脚向后外方向移位。

- 要用骨膜（而不是脂肪组织）封闭上鼓室。骨膜密闭性好，并且易于操作。

经迷路径路

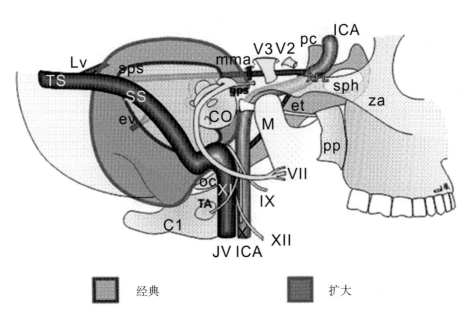

图 4.1　经迷路径路所涉及的结构。红线包绕的区域显示由经典经迷路径路可暴露的区域，而绿线区域则显示扩大经迷路径路的暴露范围。Ⅶ：面神经；Ⅸ：舌咽神经；Ⅹ：迷走神经；Ⅺ：副神经；Ⅻ：舌下神经；AFL：破裂孔前部；C1：寰椎；CO：耳蜗；et：咽鼓管；ev：导静脉；gps：岩浅大神经；ICA：颈内动脉；JV：颈内静脉；Lv：Labbé 静脉；M：下颌骨；mma：脑膜中动脉；oc：枕髁；pc：后蝶鞍；pp：翼突；sph：蝶窦；sps：岩上窦；SS：乙状窦；TA：寰椎横突；TS：横窦；V2：三叉神经第二支；V3：三叉神经第三支；za：颧弓

● 若术侧颈静脉球是唯一静脉回流侧或静脉回流优势侧，则应避免向下移动该侧颈静脉球。在术前行 MRA 检查，确保对侧循环充足。

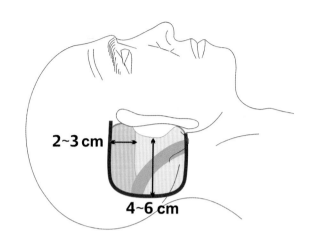

图 4.2 扩大经迷路径路耳后皮肤切口

左耳

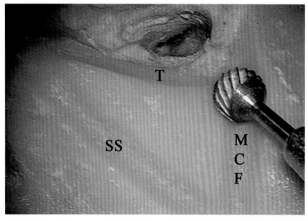

图 4.3 左侧颞骨，可见三角形的术区。MCF：颅中窝水平；SS：乙状窦水平；T：外耳道后壁切线

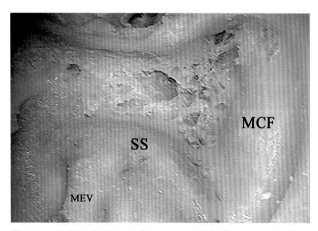

图 4.4 行扩大乳突切除术。MCF：颅中窝；SS：乙状窦；MEV：乳突导静脉

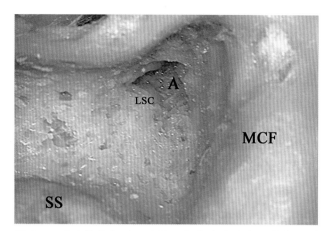

图 4.5 开放鼓窦（A）。砧骨短突（★）和外半规管（LSC）是定位面神经第二膝的标志。MCF：颅中窝；SS：乙状窦

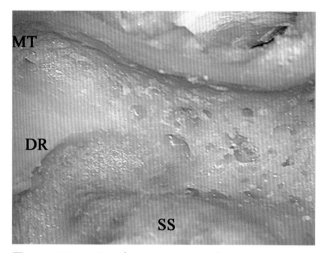

图 4.6 确认二腹肌嵴。DR：二腹肌嵴；MT：乳突尖；SS：乙状窦

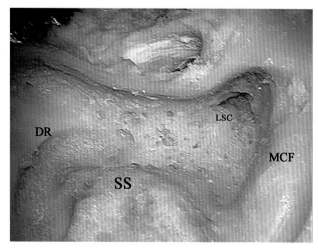

图 4.7 即将轮廓化外半规管（LSC）和二腹肌嵴（DR）间的面神经乳突段。MCF：颅中窝；SS：乙状窦

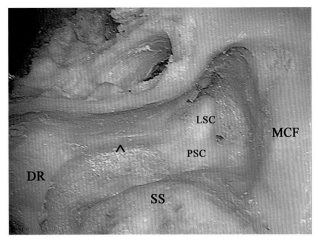

图 4.8　已轮廓化面神经乳突段（**∧**）。*：砧骨短突；DR：二腹肌嵴；LSC：外半规管；MCF：颅中窝；PSC：后半规管；SS：乙状窦

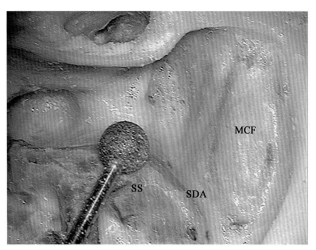

图 4.11　钻头的移动方向应平行于轮廓化的结构，此处即乙状窦（SS）。MCF：颅中窝；SDA：窦脑膜角

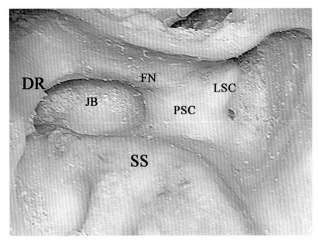

图 4.9　于面神经乳突段（FN）的内侧辨认颈静脉球（JB）。DR：二腹肌嵴；LSC：外半规管；PSC：后半规管；SS：乙状窦

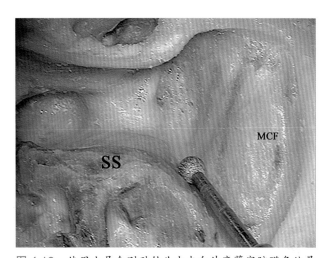

图 4.12　使用小号金刚砂钻头由内向外磨薄窦脑膜角处骨质。MCF：颅中窝；SS：乙状窦

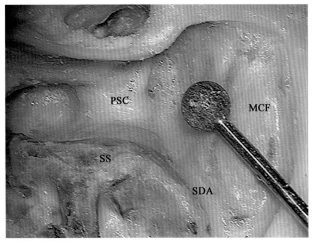

图 4.10　使用大号金刚砂钻头将乙状窦和硬脑膜上的骨质磨薄。MCF：颅中窝；PSC：后半规管；SDA：窦脑膜角；SS：乙状窦

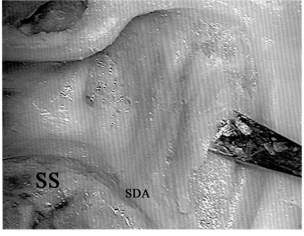

图 4.13　使用中隔剥离子去除最后的薄骨片。SDA：窦脑膜角；SS：乙状窦

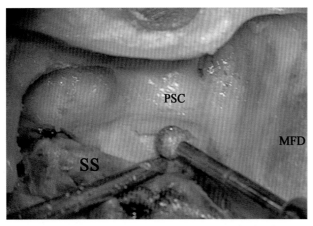

图 4.14　使用吸引器头轻压硬脑膜和乙状窦（SS），同时用金刚砂钻头磨除剩余的骨质。MFD：颅中窝硬脑膜；PSC：后半规管

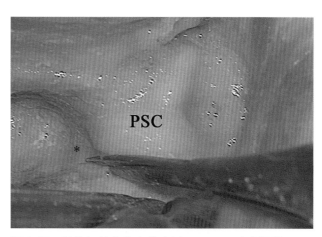

图 4.17　锐性切断内淋巴管（＊）。PSC：后半规管

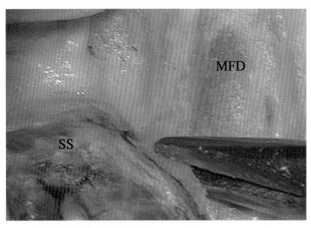

图 4.15　使用咬骨钳去除窦脑膜角处骨质。MFD：颅中窝硬脑膜；SS：乙状窦

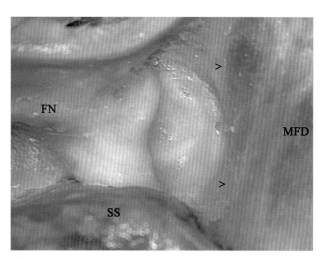

图 4.18　箭头所指为迷路切除术中保留的骨质，用于保护硬脑膜。FN：面神经；MFD：颅中窝硬脑膜；SS：乙状窦

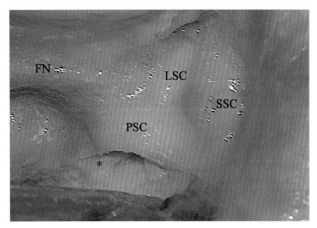

图 4.16　可见内淋巴管（＊）从后半规管（PSC）的内侧向颅后窝硬脑膜走行，阻碍了对硬脑膜的充分牵拉。FN：面神经；LSC：外半规管；SSC：前半规管

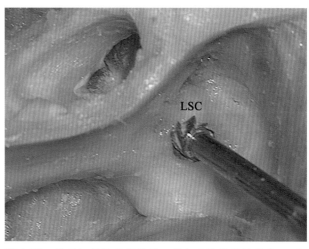

图 4.19　使用切削钻开放迷路，首先开放外半规管（LSC）

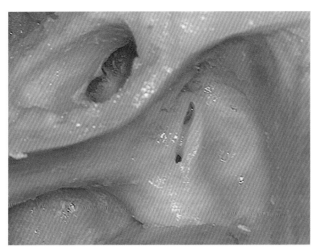

图 4.20　已开放外半规管

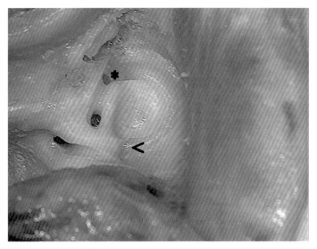

图 4.23　半规管进入前庭的开口。<：总脚；*：外半规管和前半规管壶腹的汇合处

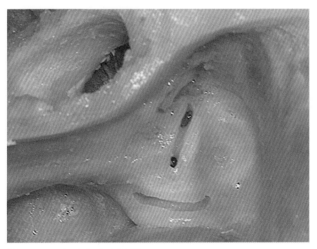

图 4.21　已开放后半规管

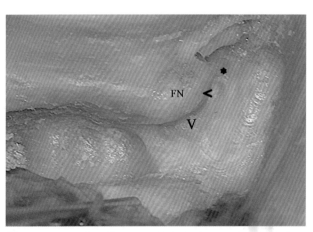

图 4.24　切除半规管，开放前庭（V）。注意分隔前庭和面神经（FN）之间的薄骨片。*剩余的前半规管壶腹部分作为定位内听道上缘的标志

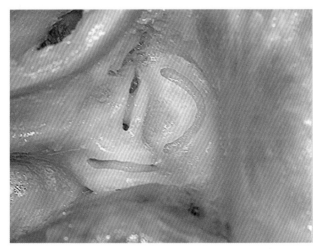

图 4.22　已开放前半规管

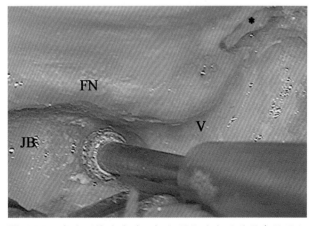

图 4.25　磨除颈静脉球（JB）和预估的内听道所在位置之间的骨质以确认内听道下缘。*：砧骨；FN：面神经；V：前庭

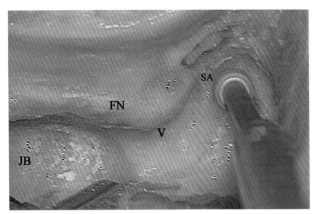

图 4.26　通过确认前半规管壶腹（SA），定位内听道上界，由内向外磨除骨质。FN：面神经；JB：颈静脉球；V：前庭

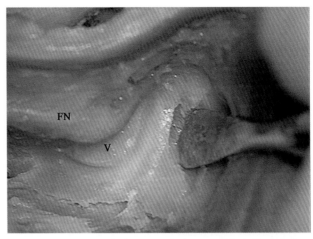

图 4.29　将硬脑膜自骨面上分离有助于避免损伤硬脑膜，同时有助于尽早确认内听道。FN：面神经；V：前庭

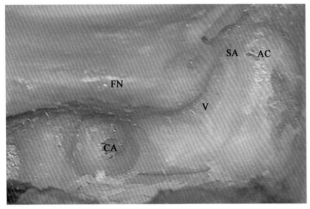

图 4.27　注意保留保护硬脑膜的骨质（＞和＜）。AC：迷路上气房；CA：蜗导水管；FN：面神经；SA：前半规管壶腹；V：前庭

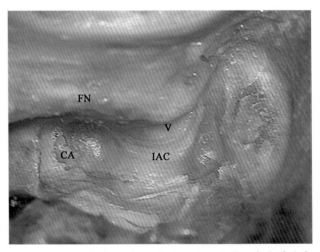

图 4.30　内听道（IAC）已暴露，但仍需进一步磨薄其表面的骨质。CA：蜗导水管；FN：面神经；V：前庭

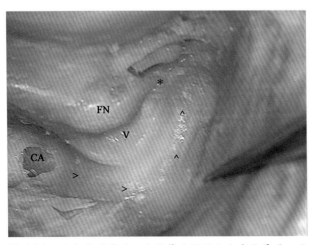

图 4.28　确认内听道时，应沿箭头所示方向磨除骨质，确认半规管时采用相同方式。＊：前半规管壶腹；CA：蜗导水管；FN：面神经；V：前庭

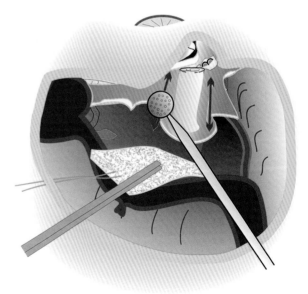

图 4.31　图示使用电钻确认内听道的正确方法。术中应用冲洗吸引管将颅后窝硬脑膜及乙状窦向远离术区的方向轻轻下压

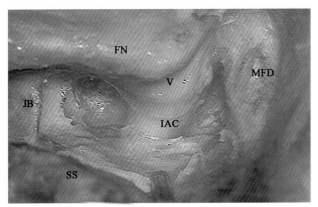

图 4.32 内听道（IAC）已被充分轮廓化。FN：面神经；JB：颈静脉球；MFD：颅中窝硬脑膜；SS：乙状窦；V：前庭

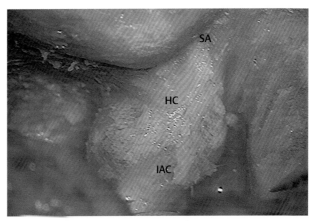

图 4.35 识别上壶腹神经管（SA）。HC：横嵴；IAC：内听道

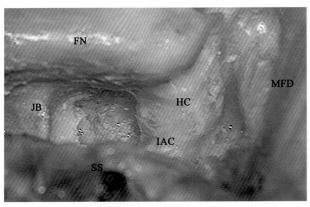

图 4.33 使用钩针去除覆于内听道（IAC）表面的最后一层薄骨片。注意乙状窦（SS）位于前方，遮挡内听道的术野，需用吸引管将其向后方牵拉。FN：面神经；HC：横嵴；JB：颈静脉球；MFD：颅中窝硬脑膜

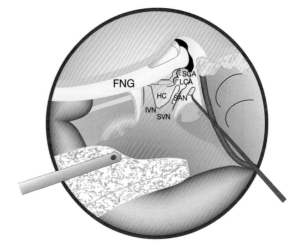

图 4.36 循前庭上神经（SVN）向外走行至上壶腹神经（SAN）管，上壶腹神经在此处支配外半规管壶腹。FNG：面神经第二膝；HC：横嵴；IVN：前庭下神经；LCA：外半规管壶腹；SCA：前半规管壶腹

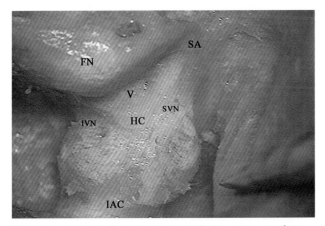

图 4.34 内听道（IAC）已充分暴露。FN：面神经；HC：横嵴；IVN：前庭下神经；SA：上壶腹；SVN：前庭上神经；V：前庭

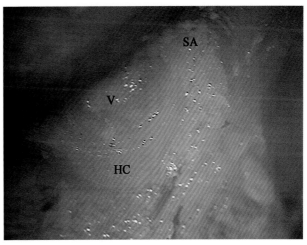

图 4.37 高倍镜下的上壶腹神经及容纳其走行的上壶腹神经管（SA）。HC：横嵴；V：前庭

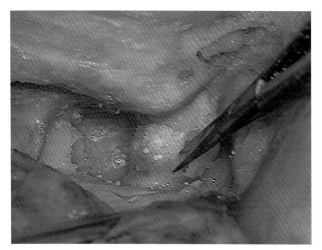

图 4.38 打开内听道硬脑膜

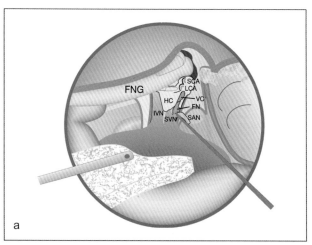

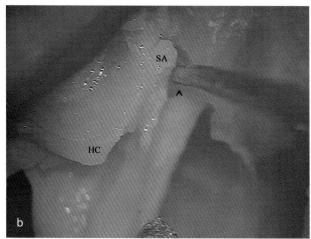

图 4.41 （a）用钩针将上壶腹神经（SA）自骨管（SAC）中分离。FNG：面神经第二膝；HC：横嵴；IVN：前庭下神经；LCA：外半规管壶腹；SCA：上半规管壶腹；SVN：前庭上神经；VC：垂直嵴（Bill 嵴）。（b）可见 Bill 嵴（∧）位于钩针前方，保护面神经迷路段。HC：横嵴；SA：上壶腹神经

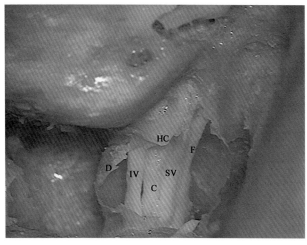

图4.39 可见内听道内容物。C:蜗神经；D:内听道硬脑膜；F:面神经；IV:前庭下神经；SV:前庭上神经

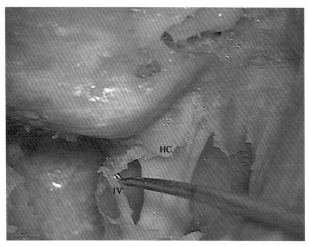

图4.40 分离前庭下神经（IV）。HC：横嵴

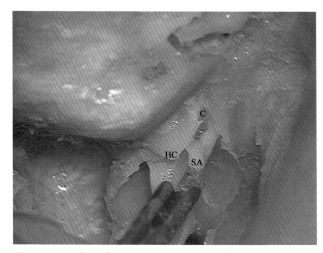

图4.42 上壶腹神经（SA）已完全从骨管（C）分离出来。HC：横嵴

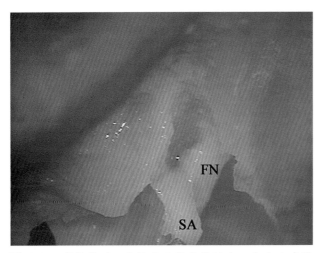

图 4.43 高倍镜下可更好地观察面神经（FN）和上壶腹神经（SA）的位置关系

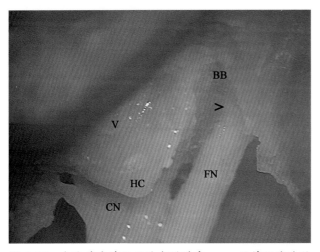

图 4.44 去除前庭神经后的内听道底。>：面神经迷路段的起始部；BB: Bill嵴；CN: 蜗神经；FN: 面神经内听道段；HC: 横嵴；V: 前庭

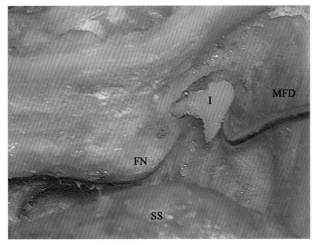

图 4.45 最后，从鼓窦中去除砧骨（I）。FN: 面神经；MFD: 颅中窝硬脑膜；SS: 乙状窦

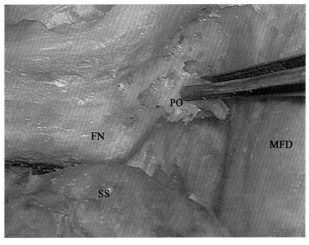

图 4.46 在实际手术中，要用骨膜充填中耳腔以避免脑脊液漏。FN: 面神经；MFD: 颅中窝硬脑膜；SS: 乙状窦

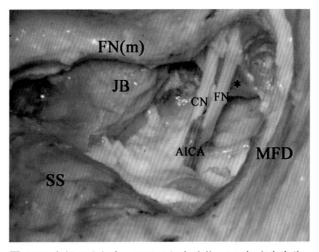

图 4.47 左侧尸头标本，可显示颅内结构。*：内听道前壁；AICA: 小脑前下动脉；CN: 蜗神经；FN: 面神经；FN（m）：面神经乳突段；JB: 颈静脉球；MFD: 颅中窝硬脑膜；SS: 乙状窦

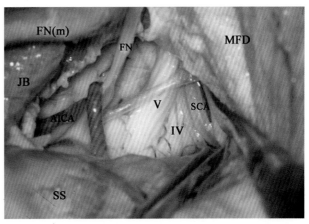

图 4.48 此标本展示了该径路暴露硬脑膜的优点。将颅中窝硬脑膜（MFD）向上牵拉，暴露三叉神经（Ⅴ）、滑车神经（Ⅳ）和小脑上动脉（SCA）。AICA: 小脑前下动脉；FN: 面神经；FN（m）：面神经乳突段；JB: 颈静脉球；SS: 乙状窦

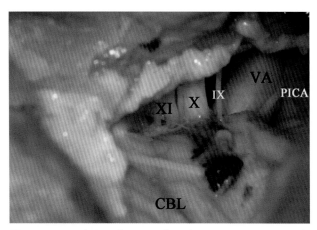

图 4.49　图示在充分去除乙状窦及其后方的硬脑膜、乙状窦与颈静脉球之间骨质后对术野暴露的优势。完成这些步骤后，即可在术野下方暴露小脑后下动脉（PICA）、椎动脉（VA）、舌咽神经（IX）、迷走神经（X）和副神经（XI）。CBL：小脑

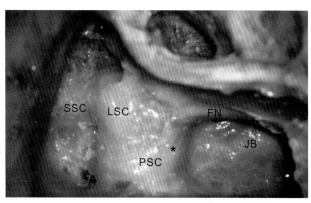

图 4.52　高倍镜下所见。注意面神经乳突段（FN）、颈静脉球（JB）与后半规管（PSC）之间的位置关系。★：后半规管壶腹端；I：砧骨短脚；LSC：外半规管；SSC：前半规管

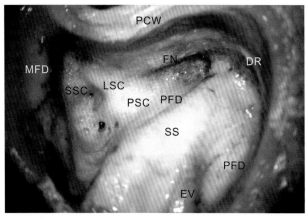

图 4.50　已完成扩大的乳突切除术。MFD：颅中窝硬脑膜；SS：乙状窦；EV：导静脉；FN：面神经；DR：二腹肌嵴；LSC：外半规管；PSC：后半规管；SSC：前半规管；PCW：外耳道后壁；PFD：颅后窝硬脑膜

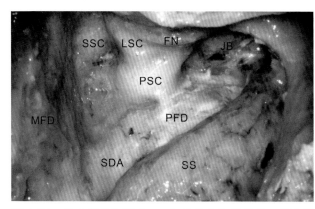

图 4.53　颅后窝硬脑膜（PFD）轮廓化即将完成。窦脑膜角（SDA）仍覆有少量薄层骨质。FN：面神经；JB：颈静脉球；LSC：外半规管；MFD：颅中窝硬脑膜；PSC：后半规管；SS：乙状窦；SSC：前半规管

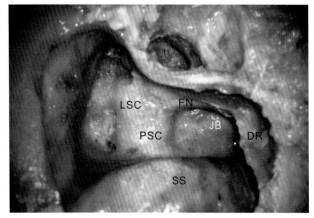

图 4.51　在面神经乳突段的内侧可见颈静脉球（JB）。DR：二腹肌嵴；FN：面神经；LSC：外半规管；PSC：后半规管

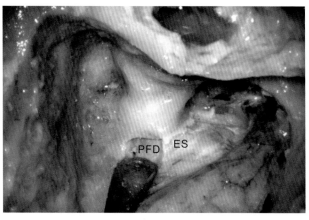

图 4.54　用剥离子将颅后窝硬脑膜（PFD）自骨面分离。已暴露内淋巴囊（ES）

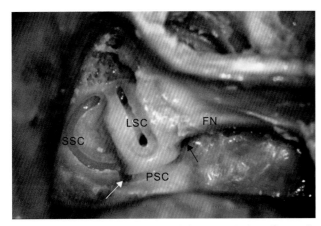

图 4.55　开始行迷路切除术，首先开放 3 个半规管。注意后半规管壶腹（黑色箭头）与面神经（FN）间的位置关系。白色箭头：总脚；LSC：外半规管；PSC：后半规管；SSC：前半规管

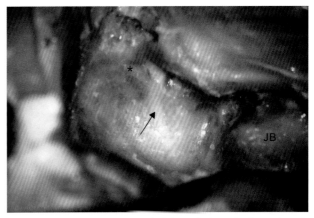

图 4.58　内听道开始显露。前半规管壶腹（★）可作为内听道上界及前庭上神经（箭头）的标志。JB：颈静脉球

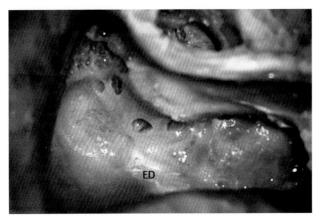

图 4.56　去除部分迷路骨质后，暴露半规管向前庭的开口。注意走行于后半规管内侧区域的内淋巴管（ED）

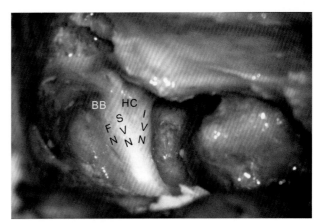

图 4.59　已显露内听道全貌。BB：Bill 嵴；FN：面神经；HC：横嵴；IFN：前庭下神经；SVN：前庭上神经

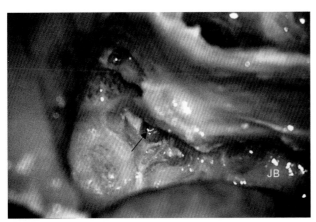

图 4.57　磨除半规管后可开放前庭（箭头）。JB：颈静脉球

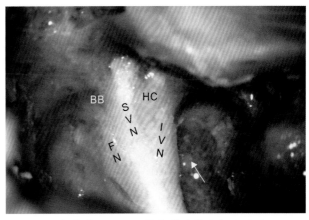

图 4.60　高倍镜下可见蜗导水管（箭头）已开放。BB：Bill 嵴；FN：面神经；HC：横嵴；IVN：前庭下神经；SVN：前庭上神经

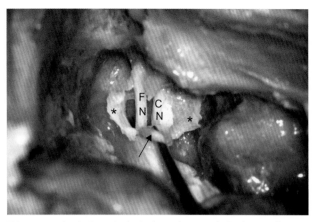

图 4.61　内听道硬脑膜（★）已打开，前庭神经被牵向后方（箭头）。CN：蜗神经；FN：面神经

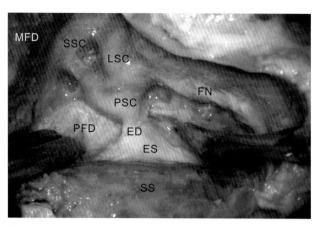

图 4.64　所有乙状窦前方的颅后窝硬脑膜均已暴露。注意内淋巴管（ED）连接内淋巴囊（ES）的位置。FN：面神经；LSC：外半规管；MFD：颅中窝硬脑膜；PFD：颅后窝硬脑膜；PSC：后半规管；SS：乙状窦；SSC：前半规管

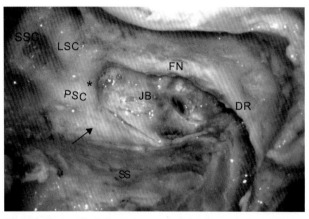

图 4.62　另一例右侧尸头，经迷路径路。已行扩大的乳突切除术。暴露乙状窦（SS）及颈静脉球（JB）、三个半规管、面神经（FN）和二腹肌嵴（DR）。和前一例标本一样，颈静脉球高位，接近后半规管壶腹（★）水平。内淋巴囊区域的颅后窝硬脑膜骨质已部分去除（箭头）。LSC：外半规管；PSC：后半规管；SSC：前半规管

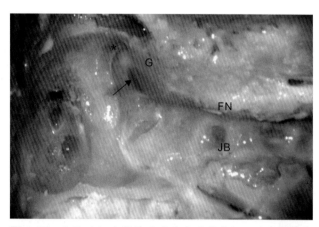

图 4.65　行迷路切除术并开放前庭（箭头）。前半规管壶腹（★）留作定位上壶腹神经的标志。FN：面神经（乳突段）；G：面神经第二膝；JB：颈静脉球

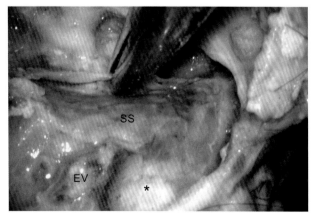

图 4.63　乙状窦前方和后方的颅后窝硬脑膜已暴露。注意已暴露的乙状窦后硬脑膜（★）。用咬骨钳去除乙状窦前方覆盖硬脑膜的最后骨质。EV：导静脉；SS：乙状窦

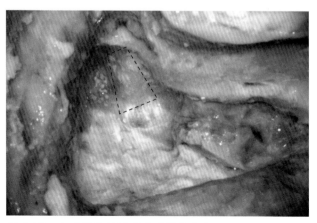

图 4.66　内听道开始显露（虚线部分）

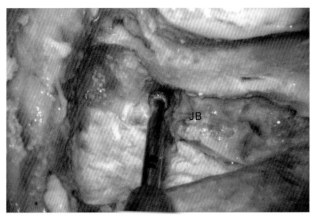

图 4.67　通过磨除颈静脉球（JB）和内听道（预估位置）之间的骨质，确认内听道的下界

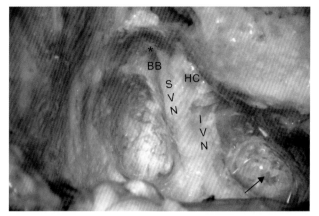

图 4.70　磨除上方颅中窝硬脑膜与内听道上壁之间及下方内听道下壁与颈静脉球之间的骨质，轮廓化内听道全貌。在上方，钻头应由内向外移动。下方耳蜗导水管已开放（箭头），上壶腹神经（★）已暴露，并作为定位前庭上神经（SVN）的标志。BB：Bill 嵴；HC：横嵴；IVN：前庭下神经

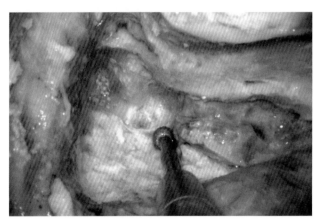

图 4.68　继续向后方磨除骨质，以便行高位颈静脉球下压移位

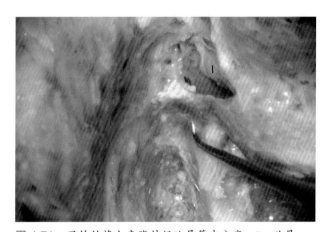

图 4.71　用钩针将上壶腹神经从骨管中分离。I：砧骨

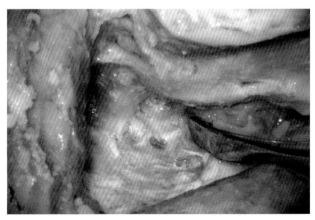

图 4.69　将颈静脉球压向下方。在实际手术中，速即纱及骨蜡可用来保持颈静脉球向下移位（详见本章第 2 节）

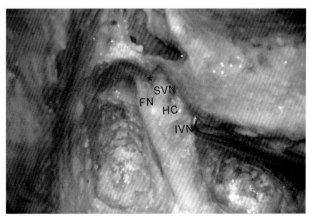

图 4.72　开始用钩针分离前庭下神经（IVN），随后将前庭上神经（SVN）向下牵以暴露面神经（FN）。★：Bill 嵴；HC：横嵴

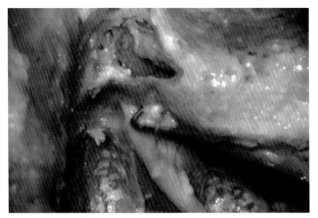

图 4.73　将前庭神经用钩针分离并钩向下方

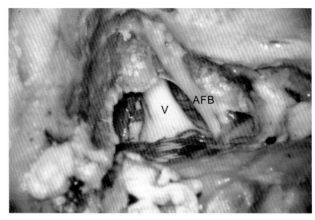

图 4.76　放大观。注意三叉神经（Ⅴ）和面听束（AFB）的位置关系

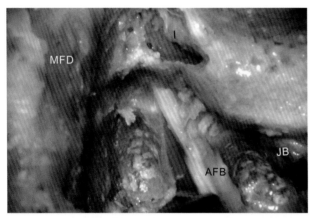

图 4.74　暴露面听束（AFB）。Ⅰ：砧骨；JB：颈静脉球；MFD：颅中窝硬脑膜

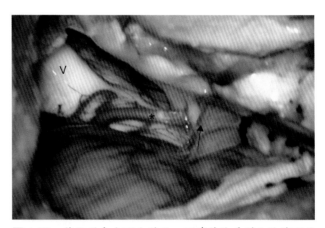

图 4.77　将面听束向下方移位，可清楚地看到小脑前下动脉袢（★）。小脑绒球在脑桥处（箭头）遮挡了面神经起始部。Ⅴ：三叉神经

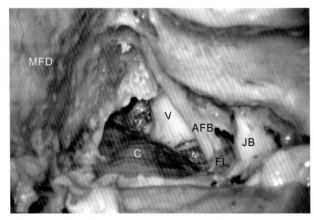

图 4.75　颅后窝硬脑膜已打开。AFB：面听束；C：小脑；FL：绒球；JB：颈静脉球；MFD：颅中窝硬脑膜；Ⅴ：三叉神经

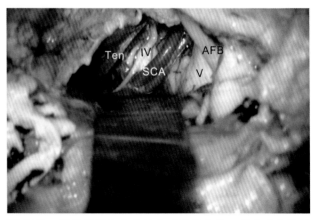

图 4.78　将术野移向上方并向后牵拉小脑。注意滑车神经（Ⅳ）、小脑幕（Ten）和小脑上动脉（SCA）。AFB：面听束；Ⅴ：三叉神经

4.2　高位颈静脉球的处理

高位颈静脉球的出现率约为 25%。高位颈静脉球会阻碍对后组脑神经的暴露，常见于中等或较大的肿瘤。这种情况下，可采用如下方法处理高位颈静脉球。

4.2.1　手术步骤

见图 4.79~4.91。

1. 使用中隔剥离子，将颈静脉球连同周围的骨膜层一起，由周围骨壁上剥离。剥离时要非常小心，以免损伤菲薄的颈静脉球壁。

2. 充分剥离后，用大块速即纱在球顶上向下轻压颈静脉球。速即纱有助于控制这一操作中出现的出血。

3. 在速即纱上放置骨蜡以固定颈静脉球。注意颈静脉球周围必须保留一薄层骨壁以支撑速即纱和骨蜡。

4. 在某些高位颈静脉球的病例中，很难完全暴露颈静脉球的顶部（尤其在前方）。在这些病例中，颈静脉球一般位于面神经平面的前方，颈静脉球与面神经的垂直距离非常小。此时不可用大的中隔剥离子，而要用双弯剥离子将颈静脉球

右耳

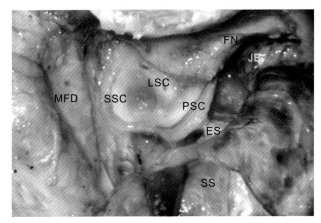

图 4.79　右耳。图示粗大前置的乙状窦（SS）同时伴有高位颈静脉球（JB）。开始进行迷路切除术，必须对乙状窦进行充分减压，以获取足够的操作空间。ES：内淋巴囊；FN：面神经；LSC：外半规管；PSC：后半规管；SSC：前半规管

从骨壁上剥离。处理颈静脉球的方法同前。

5. 将颈静脉球充分向下移位后，就可以安全地切除骨质，直至在内听道下方磨出一个骨槽。

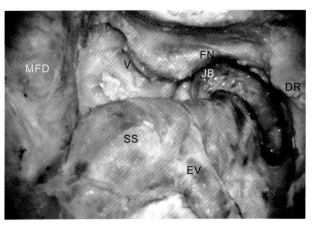

图 4.80　注意：未行乙状窦减压时，暴露的术野非常狭窄。DR：二腹肌嵴；EV：导静脉；FN：面神经；V：前庭；MFD：颅中窝硬脑膜；JB：颈静脉球；SS：乙状窦

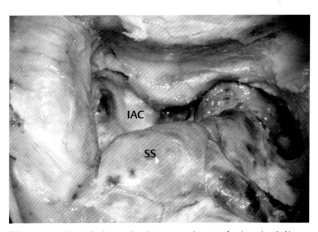

图 4.81　内听道（IAC）的后 1/3 被乙状窦（SS）遮挡

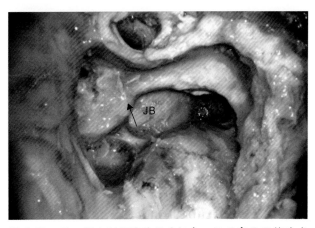

图 4.82　另一例右侧经迷路径路标本，显示高位颈静脉球（JB），颈静脉球的穹顶位于后半规管壶腹的下方（箭头）

左 耳

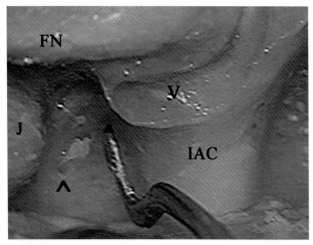

图 4.83　进行迷路切除术和内听道（IAC）轮廓化。注意高位的颈静脉球（J）和内听道（IAC）之间的距离很窄。^：耳蜗导水管；FN：面神经；V：前庭

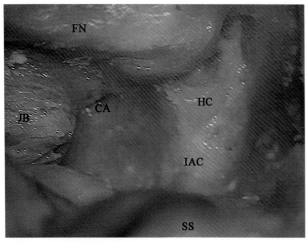

图 4.84　去除内听道（IAC）上的最后的薄骨片。CA：耳蜗导水管；FN：面神经；HC：横嵴；JB：颈静脉球；SS：乙状窦

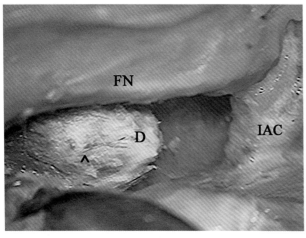

图 4.85　仔细去除颈静脉球表面的骨质直到达箭头（^）所示的水平，暴露颈静脉球穹顶（D）。FN：面神经；IAC：内听道

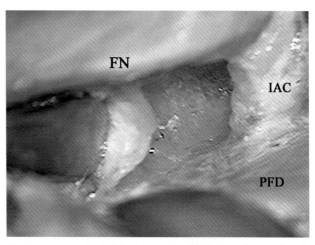

图 4.86　使用中隔剥离子仔细将颈静脉球从前方附着的骨壁中分离出来。FN：面神经；IAC：内听道；PFD：颅后窝硬脑膜

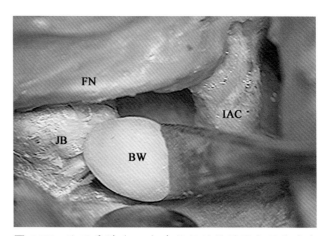

图 4.87　使用骨蜡（BW）在较低的位置固定颈静脉球（JB）。FN：面神经；IAC：内听道

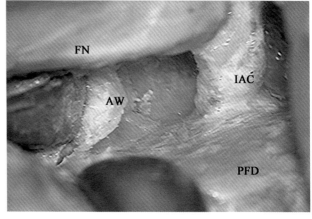

图 4.88　使用中隔剥离子进一步将骨蜡推向下方，使其固定更为牢靠。下压的程度不应导致颈静脉球的封闭。FN：面神经；IAC：内听道；PFD：颅后窝硬脑膜；AW：颈静脉球前壁

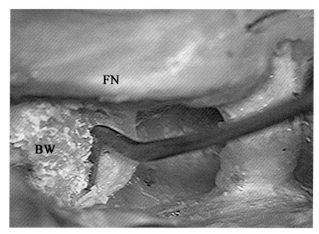

图 4.89　可见骨蜡（BW）将颈静脉球固定于较低的位置。
FN：面神经

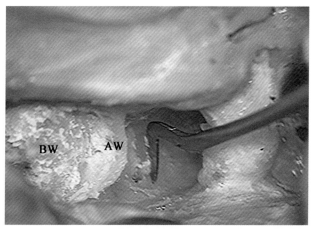

图 4.90　磨除颈静脉球的前壁（AW）以扩宽术野。
BW：骨蜡

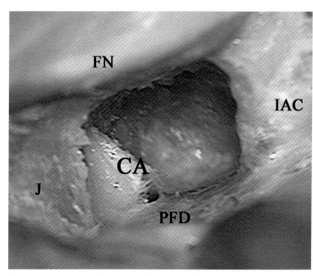

图 4.91　手术完成之后的术腔。拓宽后术腔空间增加不足1cm，但在颅底手术中却是非常有用的。CA：耳蜗导水管；FN：面神经；IAC：内听道；JB：颈静脉球；PFD：颅后窝硬脑膜

4.3　扩大的经迷路经岩尖径路（I和II型手术）

■ 4.3.1　基本原理

该径路是向前延伸的扩大经迷路径路。术中，整个内听道圆周被磨开 320° 或 360°（分别为 I 和 II 型手术）。

■ 4.3.2　适应证

不考虑保留听力并有以下情况的脑桥小脑角肿瘤病人：

- 巨大听神经瘤,前方侵及桥前池（I型手术）。
- 颞骨后表面的大脑膜瘤，位于内听道的中央，向前方侵犯较多（II型手术）。
- 脑桥小脑角肿瘤，体积不大但主要向前方侵犯者。
- 硬化型乳突病例。

■ 4.3.3　手术步骤

见图 4.92~4.111。

1. 行扩大乳突切除术，方法如前所述。广泛切除骨质后，暴露大约 3cm 的颅中窝硬脑膜及乙状窦后的颅后窝硬脑膜，完全暴露乙状窦。

2. 行迷路切除术。

3. 确认并暴露内听道。磨除内听道周围 270° 范围的骨质，方法如前所述。

4. 进一步由内听道下方和上方向岩尖方向切除骨质。向下推移内听道内容物，以便磨除内听道前壁骨质。

5. 手术结束时，II 型手术需要 360° 磨除内听道周围骨质，I 型手术则只需 320°。

■ 4.3.4　注意事项

- 用金刚砂钻头磨除岩尖骨质，注意避免损伤面神经。可将吸引器放在钻头与神经之间，以保护面神经。

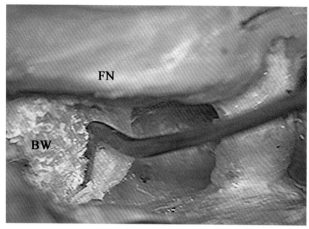

图 4.89　可见骨蜡（BW）将颈静脉球固定于较低的位置。FN：面神经

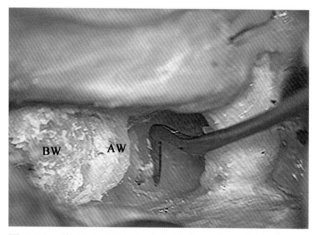

图 4.90　磨除颈静脉球的前壁（AW）以扩宽术野。BW：骨蜡

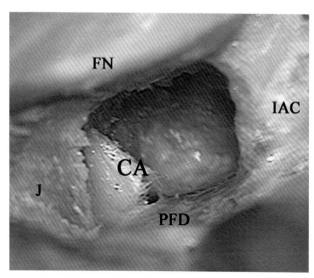

图 4.91　手术完成之后的术腔。拓宽后术腔空间增加不足 1cm，但在颅底手术中却是非常有用的。CA：耳蜗导水管；FN：面神经；IAC：内听道；JB：颈静脉球；PFD：颅后窝硬脑膜

4.3　扩大的经迷路经岩尖径路（Ⅰ和Ⅱ型手术）

■　4.3.1　基本原理

该径路是向前延伸的扩大经迷路径路。术中，整个内听道圆周被磨开 320°或 360°（分别为Ⅰ和Ⅱ型手术）。

■　4.3.2　适应证

不考虑保留听力并有以下情况的脑桥小脑角肿瘤病人：

- 巨大听神经瘤，前方侵及桥前池（Ⅰ型手术）。
- 颞骨后表面的大脑膜瘤，位于内听道的中央，向前方侵犯较多（Ⅱ型手术）。
- 脑桥小脑角肿瘤，体积不大但主要向前方侵犯者。
- 硬化型乳突病例。

■　4.3.3　手术步骤

见图 4.92~4.111。

1. 行扩大乳突切除术，方法如前所述。广泛切除骨质后，暴露大约 3cm 的颅中窝硬脑膜及乙状窦后的颅后窝硬脑膜，完全暴露乙状窦。

2. 行迷路切除术。

3. 确认并暴露内听道。磨除内听道周围 270°范围的骨质，方法如前所述。

4. 进一步由内听道下方和上方向岩尖方向切除骨质。向下推移内听道内容物，以便磨除内听道前壁骨质。

5. 手术结束时，Ⅱ型手术需要 360°磨除内听道周围骨质，Ⅰ型手术则只需 320°。

■　4.3.4　注意事项

- 用金刚砂钻头磨除岩尖骨质，注意避免损伤面神经。可将吸引器放在钻头与神经之间，以保护面神经。

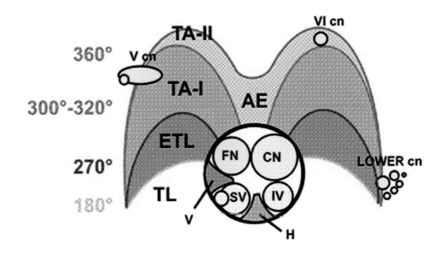

图 4.92　扩大的经迷路径路内听道周围的磨除范围。AE：内听道前壁；CN：蜗神经；FN：面神经；H：横嵴；Ⅳ：前庭下神经；Lower cn：后组脑神经；SV：前庭上神经；V：垂直嵴；V cn：三叉神经；Ⅵ cn：外展神经；TL：经迷路；ETL：扩大径迷路；TA-I：Ⅰ型经岩尖；TA-II：Ⅱ型经岩尖

经迷路径路

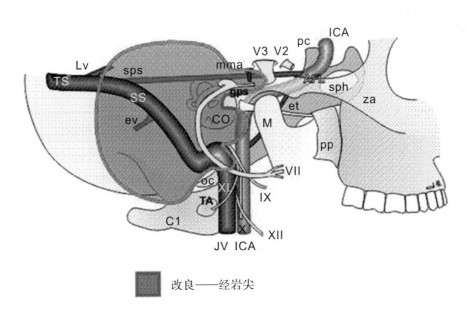

改良——经岩尖

图 4.93　经迷路经岩尖径路可暴露的结构。灰色阴影区表示切除的骨质。注意经岩尖径路所暴露的范围（名词缩写见图 4.1）

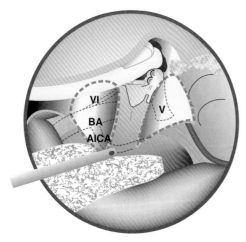

图 4.94　左耳。展示传统 180° 经迷路径路手术与 320° 经岩尖扩展径路术术野暴露的区别。虚线部分表示扩大的骨质去除范围。去除这部分骨质后，重要结构就得以掌控。AICA：小脑前下动脉；BA：基底动脉；Ⅴ：三叉神经；Ⅵ：外展神经

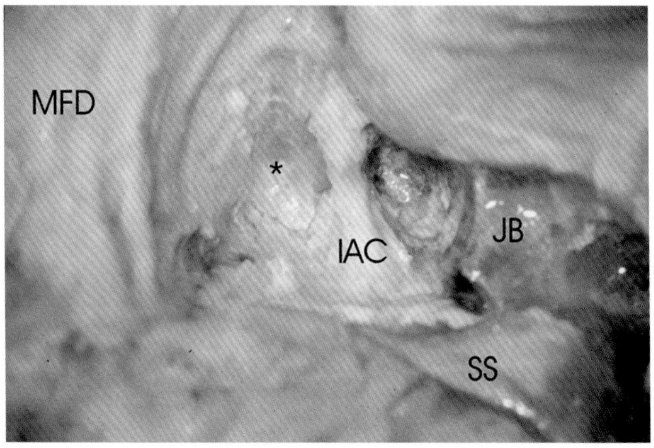

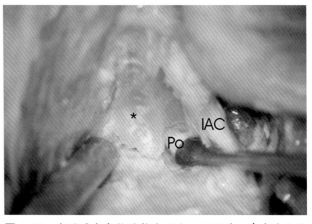

图 4.97　进一步去除内听道（IAC）上方和下方的骨质。内听道上方的骨质（★）仍需继续磨除。JB：颈静脉球；MFD：颅中窝硬脑膜；SS：乙状窦

右　耳

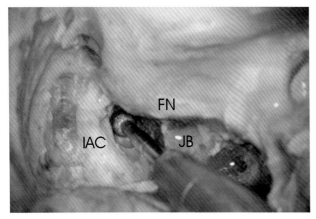

图 4.95　磨除内听道（IAC）下方的骨质。FN：面神经；JB：颈静脉球

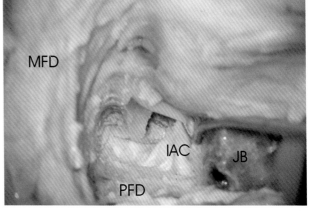

图 4.98　内听道内容物被推向下方，以便进一步去除位于内听道（IAC）上方的残余骨质（★）。Po：内听道口

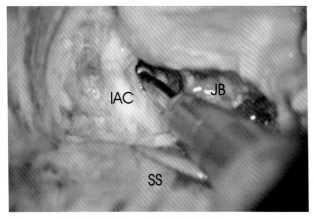

图 4.96　朝岩尖方向进一步磨除内听道（IAC）下方骨质。JB：颈静脉球；SS：乙状窦

图 4.99　将内听道内容物牵向下方，显示岩尖骨质的磨除程度。如有需要，可以进一步磨除内听道前壁。JB：颈静脉球；MFD：颅中窝硬脑膜；PFD：颅后窝硬脑膜

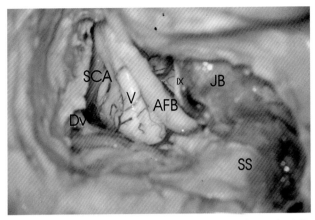

图 4.100 打开硬脑膜后，右侧脑桥小脑角（CPA）结构的整体观。注意该径路对于脑桥小脑角上方部位及三叉神经（Ⅴ）、小脑上动脉（SCA）的充分显露。AFB：面听束；Dv：Dandy 静脉（岩上静脉）；JB：颈静脉球；SS：乙状窦；Ⅸ：舌咽神经

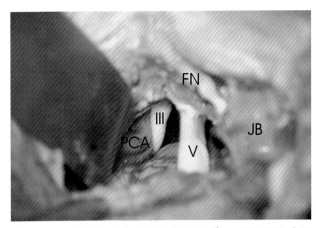

图 4.103 轻轻牵开术野上方的小脑幕，可见动眼神经（Ⅲ）位于上方的大脑后动脉（PCA）和下方的小脑上动脉（未标注）之间。FN：面神经；JB：颈静脉球；Ⅴ：三叉神经

左 耳

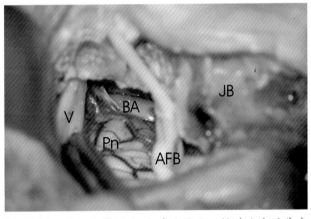

图 4.101 将三叉神经（Ⅴ）牵向上方。桥前池内的基底动脉（BA）清晰可见。AFB：面听束；JB：颈静脉球；Pn：脑桥

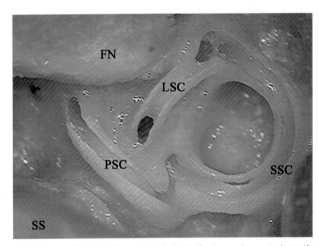

图 4.104 左侧颞骨，开放外半规管（LSC）、后半规管（PSC）和前半规管（SSC）。FN：面神经；SS：乙状窦

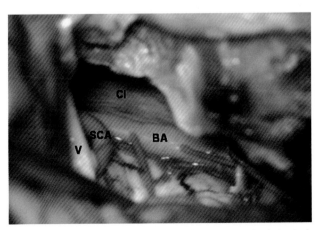

图 4.102 将显微镜向前上方倾斜，可显示小脑上动脉（SCA）及基底动脉（BA），斜坡（CI）也在视野范围内。Ⅴ：三叉神经

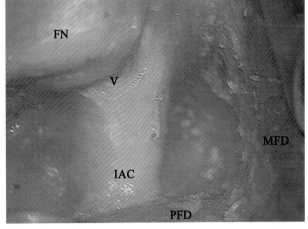

图 4.105 270° 轮廓化内听道（IAC）。FN：面神经；MFD：颅中窝硬脑膜；PFD：颅后窝硬脑膜；Ⅴ：前庭

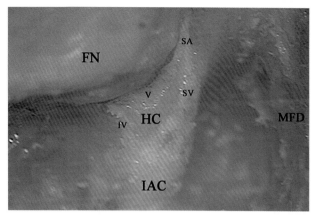

图 4.106　去除覆盖内听道（IAC）的最后一层薄骨片。FN：面神经；HC：横嵴；Ⅳ：前庭下神经；MFD：颅中窝硬脑膜；SA：上壶腹神经；SV：前庭上神经；V：前庭

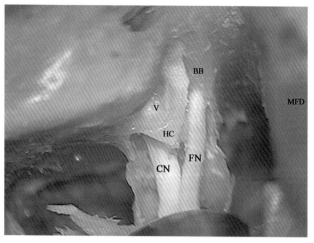

图 4.109　已打开内听道硬膜并去除前庭神经。BB: Bill 嵴；CN：蜗神经；FN：面神经；HC：横嵴；MFD：颅中窝硬脑膜；V：前庭

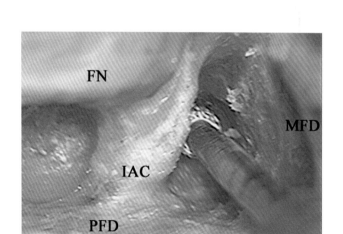

图 4.107　为完成Ⅰ型经岩尖扩展径路，应去除围绕内听道（IAC）周围的 320° 的骨管。可从钻头被骨管遮挡的部分看出岩尖上部骨质已去除。FN：面神经；MFD：颅中窝硬脑膜；PFD：颅后窝硬脑膜

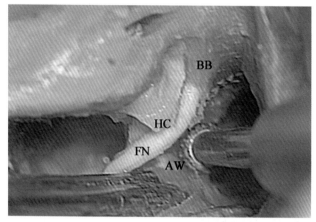

图 4.110　Ⅱ型经岩尖扩展入路需要磨除内听道周围所有的骨质（360°），为达到这一目的，需使用吸引器头轻轻牵拉内听道内容物，用金刚砂钻头磨除内听道前壁（AW）。BB: Bill 嵴；FN：面神经；HC：横嵴

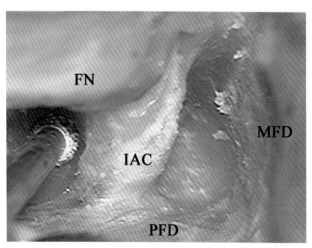

图 4.108　磨除内听道（IAC）下方骨质以完成Ⅰ型经岩尖扩大术（320°）。FN：面神经；MFD：颅中窝硬脑膜；PFD：颅后窝硬脑膜

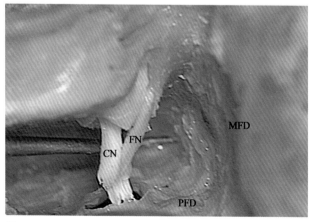

图 4.111　Ⅱ型经岩尖扩展径路。CN: 蜗神经；FN：面神经；MFD：颅中窝硬脑膜；PFD：颅后窝硬脑膜

- 磨除位于内听道上方的岩尖时，不要损伤岩上窦。

- 巨大肿瘤导致颅内压增高时，硬脑膜常常向外膨隆，妨碍手术操作。这时可先切开硬脑膜释放脑脊液，降低颅内压力，使硬脑膜回缩，然后再进行骨质的磨除。

- 肿瘤向岩尖前方侵犯广泛者，其面神经也常常向前移位。采用经岩尖的扩展入路可以清晰地观察到面神经转弯处。

- 该径路也有助于很好地处理三叉神经（Meckel 囊上方）、展神经、桥前池及基底动脉。

- 该手术径路的广泛使用，使得经耳囊径路不再被应用于切除向前侵犯的脑桥小脑角肿瘤，而只用于那些肿瘤侵犯到耳蜗及颈内动脉垂直部的病例。

第5章
面神经减压术

摘 要

将面神经自面神经骨管中游离出来的手术方法有许多种，本章着重介绍经乳突和经迷路径路的面神经减压术。

关键词：面神经减压术；经迷路径路

5.1 经乳突面神经减压术

经乳突面神经减压术可通过完壁式或开放式鼓室成形术来实现。完壁式鼓室成形术可在处理病变的同时保留病人的听力，因此，适用于听力正常的病人，相比之下，开放式鼓成形术则适用于已丧失听力的病人。

■ 5.1.1 适应证

● 这一术式曾被应用于纵行颞骨骨折合并面神经麻痹，即骨折线平行于面神经鼓室段或乳突段但不累及神经近端的病例。但是，由于该方法并不能可靠地改善面神经功能，临床已不再使用。

● 局限于乳突段或鼓室段的面神经肿瘤。

■ 5.1.2 手术步骤

完壁式鼓室成形术的面神经减压术

见图 5.1~5.13。

1. 进行完壁式鼓室成形术和扩大的后鼓室开放术（如第 3 章所述）。

2. 在充分吸引和冲洗配合下，使用大号金刚砂钻头将面神经骨管均匀磨薄至蛋壳样。将面神经乳突段 270° 轮廓化。

3. 轮廓化面神经第二膝，主要从前方及外侧面进行。此时应注意不要损伤邻近面神经第二膝后方的外半规管及紧贴第二膝外侧的砧骨短脚。在此处仅能 180° 暴露面神经。使用小号金刚砂钻头低速磨薄面神经第二膝前外侧面的骨质。

4. 接下来到达术中操作通道最狭窄的部分——面神经鼓室段，其外侧为砧骨体，内侧为外半规管前部、外半规管及前半规管壶腹，上方为颅中窝脑板。用小号金刚砂钻头配合弯手柄最大限度地利用狭窄的视野，注意适当调整钻头的长度，以免手柄遮挡视线。将钻头的转速调至低档，沿着远离听骨链的方向磨除。在这一段的中间部分，必须警惕不慎开放神经上方的外半规管及前半规管壶腹。谨慎地向前磨除直至暴露膝状神经节。

5. 用双弯钩针去除神经表面覆盖的最后一层薄骨壳，暴露面神经自膝状神经节至茎乳孔的全程。

6. 将吸引器头换成小号带侧孔的 Brackmann 吸头。

7. 用一把新的 Beaver 刀，刀尖背对面神经，将神经鞘膜切开，完成对面神经的减压。

左 耳

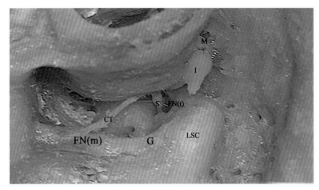

图5.1 左侧颞骨，经乳突径路的面神经乳突段 [FN（m）] 和鼓室段 [FN（t）] 减压。已行完壁式鼓室成形术及扩大的面隐窝开放。注意面神经第二膝（G）和鼓室段已暴露。CT：鼓索；I：砧骨；LSC：外半规管；M：锤骨；S：镫骨

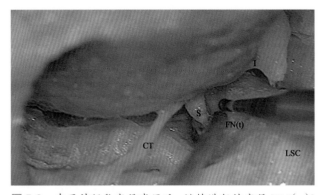

图5.2 在面神经乳突段减压后，继续进行鼓室段 [FN（t）] 的减压。使用小号金刚砂钻头，并且注意钻头和钻杆不可触碰到完整的听骨链。CT：鼓索；I：砧骨；LSC：外半规管；S：镫骨

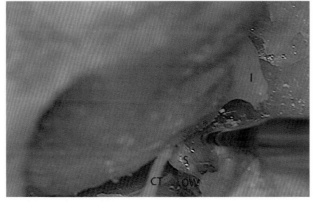

图5.3 随着面神经鼓室段的减压向前方推进，寻找合适的操作角度变得更加困难。术者需将手术床摇向前方，使病人呈头低位。要特别注意钻头顶部和钻杆。*：砧骨长脚；CT：鼓索；I：砧骨；OW：前庭窗；S：镫骨

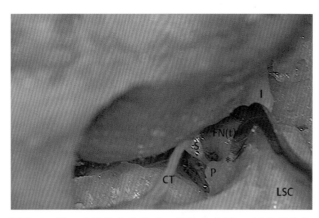

图5.4 用双弯钩针去除最后一层骨壳（*）。避免钩针打滑，造成面神经或听骨链的损伤。CT：鼓索；FN（t）：面神经鼓室段；I：砧骨；LSC：外半规管；P：锥隆起；S：镫骨

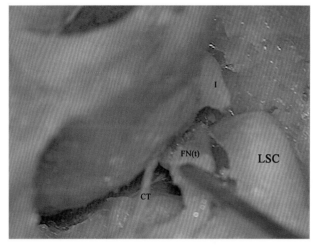

图5.5 彻底去除骨壁之后，便可以将神经从骨管中游离出来。CT：鼓索；FN（t）：面神经鼓室段；I：砧骨；LSC：外半规管

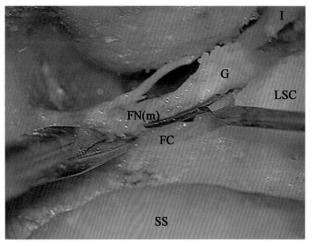

图5.6 锐性分离面神经乳突段 [FN（m）] 和面神经管（FC）之间的粘连带。G：面神经第二膝；I：砧骨；LSC：外半规管；SS：乙状窦

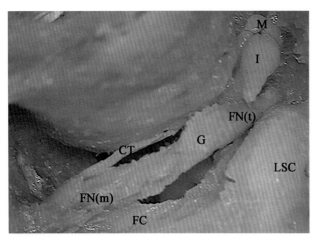

图 5.7 面神经乳突段 [FN（m）]、第二膝（G）和鼓室段 [FN（t）] 均已从面神经管（FC）中游离出来，减压术完成。CT：鼓索；I：砧骨；LSC：外半规管；M：锤骨

右 耳

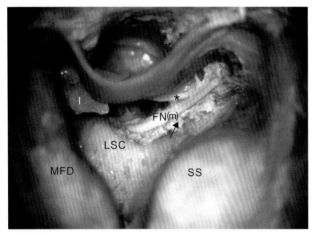

图 5.8 右耳完壁式乳突切除联合后鼓室开放术。面神经乳突段 [FN（m）] 的神经鞘膜（箭头）已被切开。I：砧骨；LSC：外半规管；MFD：颅中窝硬脑膜；SS：乙状窦

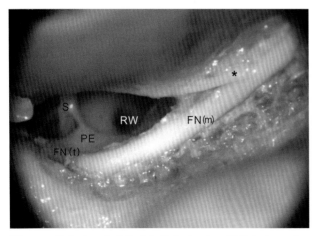

图 5.9 放大观。注意鼓索起始部（★），圆窗龛（RW）、锥隆起（PE）、镫骨（S）和面神经鼓室段 [FN（t）] 均可见。FN（m）：面神经乳突段

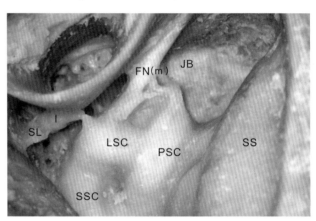

图 5.10 面神经鼓室段 [FN（t）] 骨质已去除，可显露膝状神经节（GG）区域。FN（m）：面神经乳突段；G：面神经第二膝；LSC：外半规管；M：锤骨

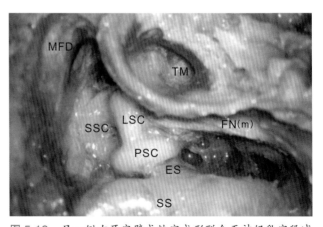

图 5.11 右耳完壁式鼓室成形联合面神经乳突段减压术。已完成后鼓室切开和面后气房的磨除。FN（m）：面神经乳突段；JB：颈静脉球；I：砧骨；LSC：外半规管；PSC：后半规管；SL：悬韧带；SSC：前半规管；SS：乙状窦

图 5.12 另一例右耳完壁式鼓室成形联合面神经乳突段减压术。迷路已完全轮廓化。ES：内淋巴囊；FN（m）：面神经乳突段；JB：颈静脉球；LSC：外半规管；MFD：颅中窝硬脑膜；PSC：后半规管；SSC：前半规管；SS：乙状窦；TM：鼓膜

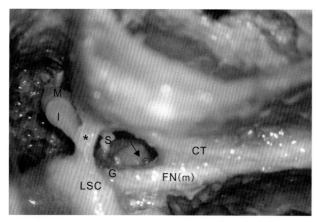

图 5.13　开放后鼓室。可见鼓索（CT）和圆窗（箭头）。注意面神经第二膝（G）、外半规管（LSC）和砧骨（I）之间的关系。图中可见砧骨被骨小柱（★）保护。FN（m）：面神经乳突段；I：砧骨；M：锤骨；S：镫骨

开放式鼓室成形术的面神经减压术

见图 5.14，图 5.15。

与完壁式相比，开放式鼓室成形术进行面神经减压要简单很多，因为手术时有更大的操作空间，并且无须考虑保留病人听力。

1. 首先按照前述方法进行开放式鼓室成形术。

2. 用大号金刚砂钻头将面神经乳突段表面的骨质磨薄至透明状。此处暴露的范围应为270°，包括后方、外侧和前方。

3. 当钻磨至面神经第二膝时，应换成小号钻头，以免对外半规管造成不必要的损伤（外半规管损伤易引发术后眩晕）。

4. 向鼓室段和膝状神经节方向磨除，注意不

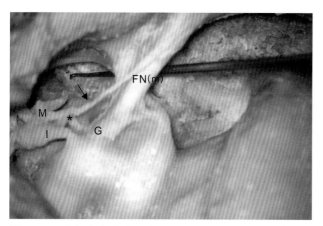

图 5.14　已去除外耳道后壁，同时行面下鼓室开放术（钩针所示）。鼓索（箭头）可见。★：镫骨；FN（m）：面神经乳突段；G：面神经第二膝；I：砧骨；M：锤骨

要损伤上方的外半规管、外半规管壶腹及前半规管壶腹。必要时可换成更小号的钻头。

5. 采用与完壁式手术相同的方法用双弯钩针去除最后一层骨壳，切开神经鞘膜。

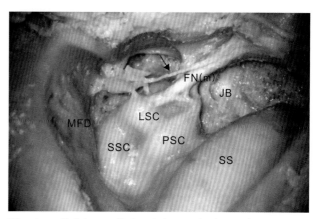

图 5.15　低倍视野。箭头：鼓索；FN（m）：面神经乳突段；JB：颈静脉球；LSC：外半规管；MFD：颅中窝硬脑膜；PSC：后半规管；SS：乙状窦；SSC：前半规管

5.1.3　注意事项

● 在乳突段的远端，应270°轮廓化面神经以便手术操作。然而，这在第二膝及鼓室段是不可行的，因为此处面神经紧邻外半规管和听骨链。

● 在第二膝水平处，砧骨短脚（外侧）及外半规管（后方）紧邻面神经。因此操作空间非常有限，只能允许180°轮廓化。任何滑钻都可能导致感音神经性听力损失。

● 若面神经鼓室段骨管缺损或管壁本身就很薄，则无须钻磨，但仍要小心地用双弯钩针去除薄骨壳。如果骨壁较厚，用钩针操作就比较容易打滑，损伤听骨链或颅中窝脑板。

● 在轮廓化面神经鼓室段的过程中，除钻头外，还应特别注意钻杆，如果转动时触碰到听骨链，会导致感音神经性听力下降。

● 完全暴露面神经后，可将吸引器头换成Brackmann吸引头。该器械所含侧孔可防止直接吸引精细结构，从而避免对面神经的意外损伤。

0

5.2　经迷路面神经减压术

见图 5.16~5.20。

经迷路径路的面神经减压术适用于面神经全程均需减压且无实用听力的病例。该术式实际是完壁式鼓室成形术与经迷路入路的结合，通过完壁式鼓室成形术进行面神经乳突段、鼓室段和膝状神经节的减压，通过迷路切除和内听道的暴露完成面神经鼓室段和内听道段的减压。

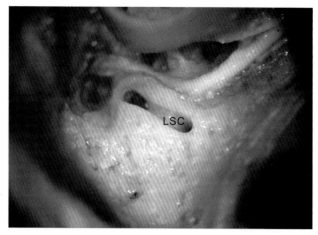

图 5.18　迷路切除术始于外半规管（LSC）的开放

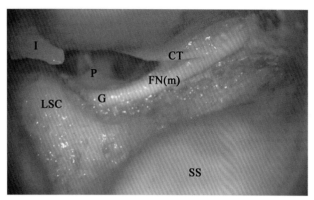

图 5.16　右侧颞骨，完壁式鼓室成形术及扩大面隐窝开放术已完成。已轮廓化面神经乳突段 [FN（m）]。CT：鼓索；G：面神经第二膝；I：砧骨；LSC：外半规管；P：锥隆起；SS：乙状窦

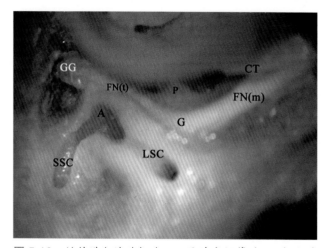

图 5.19　继续进行迷路切除。可见外半规管（LSC）和前半规管（SSC）的壶腹（A）相邻，与面神经鼓室段 [FN（t）] 关系密切。CT：鼓索；FN（m）：面神经乳突段；G：面神经第二膝；GG：膝状神经节；P：锥隆起

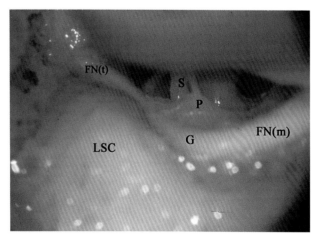

图 5.17　通过开放上鼓室完成面神经鼓室段 [FN(t)] 减压。FN（m）：面神经乳突段；G：面神经第二膝；LSC：外半规管；P：锥隆起；S：镫骨

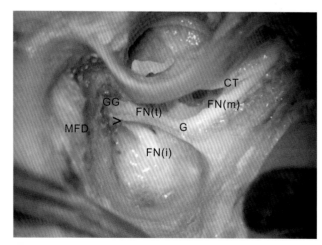

图 5.20　已完成面神经全程减压。>：面神经迷路段；CT：鼓索；FN（i）：面神经内听道段；FN（m）：面神经乳突段；FN（t）：面神经鼓室段；G：面神经第二膝；GG：膝状神经节；MFD：颅中窝硬脑膜

摘　要

颅中窝径路的分类如下：

颅中窝径路至内听道；

扩大的颅中窝径路，需暴露内听道及周围骨质，增加脑桥小脑角的术野范围；

颅中窝经岩尖扩展径路，需去除岩尖。该入路便于到达脑桥小脑角前部、脑桥腹侧和斜坡上部。

通过颅中窝径路，可以去除累及脑桥小脑角区的病变并保留听力。颅中窝径路联合经乳突径路可获得颞骨内面神经全程的充分暴露，且不损害术前听力。

关键词：扩大的颅中窝径路；面神经肿瘤；颅中窝经岩尖扩展径路；颅中窝径路联合经乳突径路

6.1　扩大的颅中窝径路

■ 6.1.1　适应证

扩大的颅中窝径路可完全暴露内听道，但其通过颞骨上表面暴露脑桥小脑角的范围有限。与经典的颅中窝径路（图 6.1）相比，扩大的径路（图 6.2）需去除更多内听道前、后方的骨质。这一方法可在保留听力的同时暴露内听道的全程。

以下病变适合进行扩大的颅中窝径路：

● 小的前庭神经鞘瘤，累及内听道底并向脑桥小脑角侵犯（范围小于 0.5cm）者。

● 面神经肿瘤，位于膝状神经节和内听道之间者。

● 迷路上型岩骨胆脂瘤，尚未侵犯迷路者。

这一方法不太适用于 60 岁以上病人。老年病人硬脑膜较为脆弱，将其从颞骨表面掀开时容易发生撕裂。

■ 6.1.2　手术步骤

见图 6.7~6.51。

1. 形成一 4×5 cm 的开颅骨瓣。通常要用到常规开颅器械，如果没有开颅器械，也可以用电钻替代。首先使用中号的切割钻头，当通过半透明的骨板看到硬脑膜时，将切割钻换成小号金刚砂钻头。颅骨切开的下缘应在颧弓根水平，大致相当于颅中窝底水平。去除的颅骨骨瓣应有 2/3 位于外耳道前，其余 1/3 位于外耳道之后。

2. 用中隔剥离子将骨瓣从下方的硬脑膜上分离。操作时应避免损伤硬脑膜。

3. 完成以上操作后，即可在手术显微镜的放大视野下将硬脑膜由颞骨的上表面分离并掀起。逐步由外向内、由后向前分离硬脑膜。实际手术中，过分强调仔细剥离硬脑膜，有牵拉岩浅大神经或膝状神经节（在 10%~15% 的病例中，其表面的面神经骨管有裂缺）而损伤面神经的风险。

4. 手术进行的过程中，需确认以下标志：弓状隆起、脑膜中动脉、岩浅大神经和膝状神经节（若其表面骨管有裂缺）。

5. 分离硬脑膜的内界应该达到岩骨嵴水平，

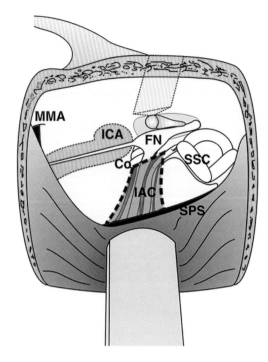

图 6.1　灰色部分显示了经典的颅中窝径路的骨质磨除范围。已去除覆盖于内听道表面的薄层骨质。这一技术常用于面神经减压术或前庭神经切断术。Co：耳蜗；FN：面神经；ICA：颈内动脉；MMA：脑膜中动脉；SPS：岩上窦；SSC：前半规管

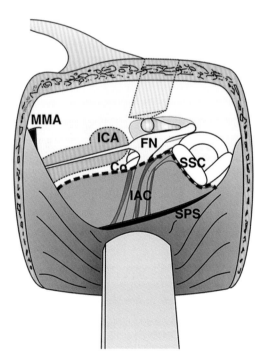

图 6.2　灰色部分显示了扩大的颅中窝径路的骨质磨除范围。作者将这一技术用于肿瘤达到内听道底部而累及脑桥小脑角不足 0.5cm 且需要保存听力的小型前庭神经鞘瘤病例。图中缩写参考图 6.1

相当于岩上窦平面。

6. 将硬脑膜掀起到一定程度时，就可以使用颅中窝牵开器将其压至一侧，以获得足够的手术操作空间。随硬脑膜剥离部位的变化，改变牵开器的位置，最终牵开器的尖端应位于岩上窦和岩部边缘之间。注意保持术腔前界脑膜中动脉的完整。

7. 根据肿瘤侵犯的范围来确定下一步的操作。对于局限于内听道、未侵犯或局限性侵犯脑桥小脑角的肿瘤，如前庭神经鞘瘤，应磨除内听道口到内听道底之间的骨质。在弓状隆起和岩浅大神经所形成夹角的平分线上，可以定位内听道的位置。

8. 可通过 4 种不同的方法进行内听道的定位。House 法（图 6.3b）有损伤面神经的风险，且对术者的谨慎程度及技术水平的要求均较高；Fisch 法（图 6.3a）的主要缺点是：前半规管和内听道之间的角度多变，且操作时需将前半规管磨至蓝线出现，稍有不慎即有可能造成半规管的开放。作者采取 Garcia-Ibanez（图 6.3c）于 1980 年提出的方法，用岩浅大神经和前半规管成角的平分线定位内听道，但磨除骨质时是由内听道口平面开始，先磨除内侧骨质（图 6.3d）。

9. 在预估的内听道口平面邻近岩上窦的位置，开始定位内听道内侧。使用大号金刚砂钻头，仔细磨除内听道口平面及其附近的骨质。

10. 确认内听道后，继续磨除附近的骨质，直到内听道前方和后方的硬脑膜都被广泛暴露，仅留一层薄层骨片。

11. 继续向外磨除骨质，辨认内听道的全程。为避免损伤内听道，磨除骨质的方向应该平行于内听道，不可与内听道长轴交叉。需要注意的是，内听道外侧的暴露一般应少于内侧，这是由于耳蜗及前庭分别位于内听道前方及外侧后方，占据内听道外侧一半的长度。

12. 确定内听道全程后，去除覆盖在内听道表面的薄层骨片，切除硬脑膜。在实际手术中，可

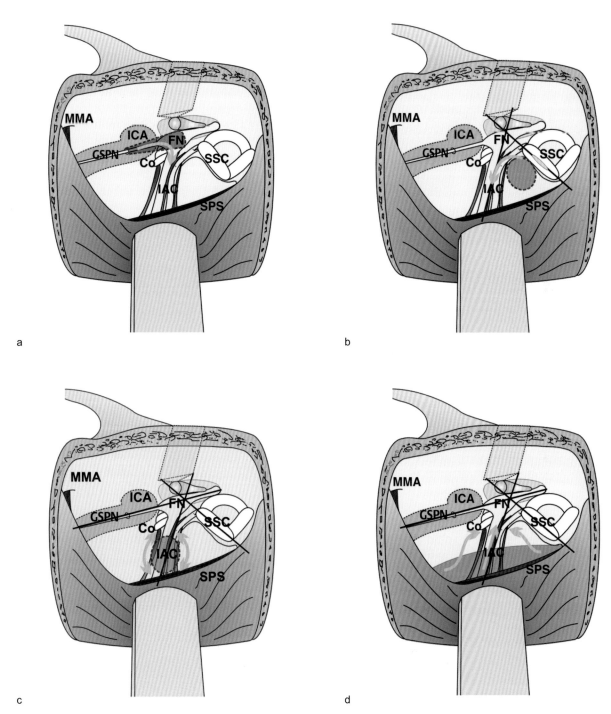

图 6.3　右耳。（a）Fisch 法。（b）House 法。（c）Garcia Ibanez 法。（d）Sanna 法。图中缩写参考图 6.1

于操作前在内听道后方的颅后窝硬脑膜上切一个小口，释放脑脊液，降低硬脑膜张力以更好的地暴露术野。

13. 在内听道底，使用小号金刚砂钻头磨除骨质以辨认 Bill 嵴。在内听道底磨除骨质的程度应满足切除内听道肿瘤的需求。

14. 使用显微剪剪开内听道的硬脑膜。在实际手术中，进行此步操作时，需将吸引器更换为 Brackmann 吸引器（带有侧孔）。

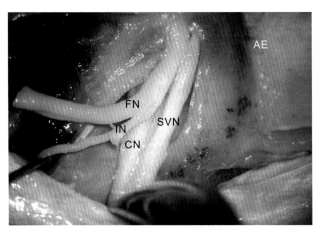

图 6.5　自颅中窝径路观察内听道的解剖。AE：弓状隆起；CN：蜗神经；FN：面神经；IN：中间神经；SVN：前庭上神经

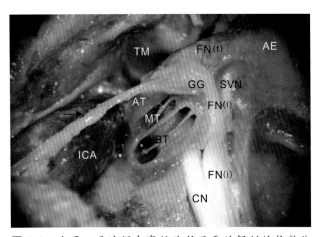

图 6.4　右耳，通过颅中窝径路所显露的解剖结构整体观。AE：弓状隆起；箭头：岩浅大神经；BT：耳蜗底转；CN：蜗神经；FN（i）：面神经内听道段；FN（1）：面神经迷路段；FN（t）：面神经鼓室段；GG：膝状神经节；MT：耳蜗中转；SVN：前庭上神经；TM：鼓膜

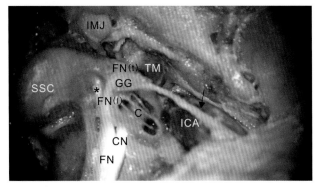

图 6.6　左耳，与图 6.4 相似的解剖整体观。★：前庭上神经；箭头：岩浅大神经；C：耳蜗；CN：蜗神经；FN（i）：面神经内听道段；FN（1）：面神经迷路段；FN（t）：面神经鼓室段；GG：膝状神经节；ICA：颈内动脉；IMJ：锤砧关节；SSC：前半规管；TM：鼓膜

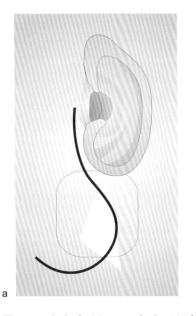

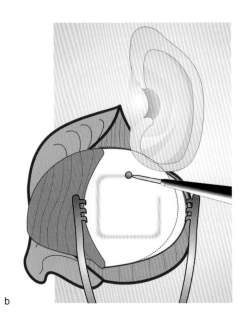

图 6.7　（a）皮肤切口。（b）开颅术

15. 肿瘤常常起源于前庭下神经，并将面神经推向上方，增加了面神经损伤的风险。术中应使用小钩针首先牵开前庭上神经，然后仔细地处理肿瘤，注意不要损伤位于术者与肿瘤之间的面神经。

■ 6.1.3 注意事项

● 应在颧弓根水平进行颅骨切开，这样可减少对颞叶的牵拉程度。

● 如果开放了气房（前方：颧弓根水平，后方：乳突上嵴水平），需用骨蜡将其封闭，避免脑脊液漏的发生。

● 掀开硬脑膜时，需将其向内牵至岩上窦水平，否则，将导致外侧骨质磨除过多，从而危及重要结构。

● 在内听道底部暴露 Bill 嵴对于面神经的定位非常重要。

● 自内听道后部打开硬脑膜，可避免损伤走行于内听道前部的面神经。

● 少数病例的小脑前下动脉袢位于内听道内，必须格外警惕损伤该动脉。

左 耳

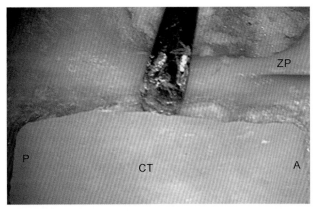

图 6.8 左侧颞骨，形成颅骨骨瓣（CT），用中隔剥离子小心地将骨瓣自颅中窝的硬脑膜上分离。A：前；P：后；ZP：颧弓根

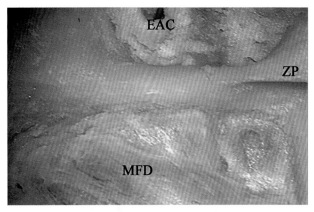

图 6.9 已成功将骨瓣自颅中窝硬脑膜（MFD）上取下。EAC：外耳道；ZP：颧弓根

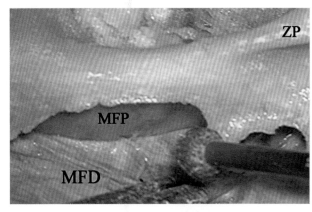

图 6.10 用金刚砂钻头将锐利的骨缘磨光滑，用吸引器头牵拉颅中窝硬脑膜（MFD）。MFP：颅中窝脑板；ZP：颧弓根

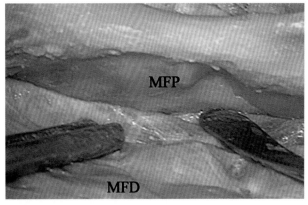

图 6.11 将颅中窝硬脑膜（MFD）从颅中窝骨面（MFP）上掀起

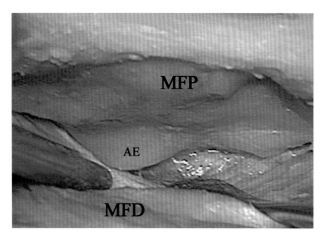

图 6.12　首先需要识别的解剖标志是弓状隆起（AE）。MFD：颅中窝硬脑膜；MFP：颅中窝脑板

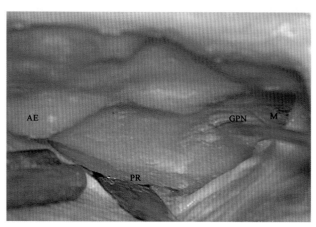

图 6.15　将颅中窝牵开器固定于岩骨嵴（PR）上。AE：弓状隆起；GPN：岩浅大神经；M：脑膜中动脉

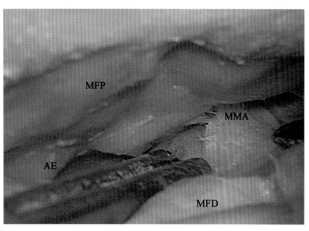

图 6.13　向前继续分离硬脑膜，暴露脑膜中动脉（MMA）。AE：弓状隆起；MFD：颅中窝硬脑膜；MFP：颅中窝脑板

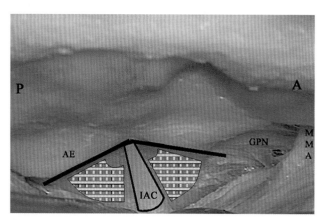

图 6.16　预估的内听道（IAC）所在位置。阴影区域为需要磨除骨质的范围。A：前；AE：弓状隆起；GPN：岩浅大神经；MMA：脑膜中动脉；P：后

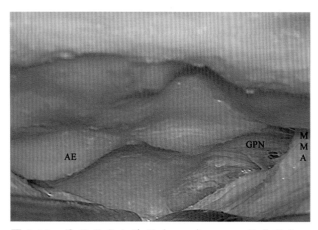

图 6.14　暴露岩浅大神经（GPN）。AE：弓状隆起；MMA：脑膜中动脉

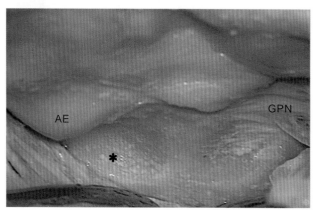

图 6.17　使用大号钻头磨除弓状隆起 (AE) 和预估内听道水平（＊）之间的骨质。GPN：岩浅大神经

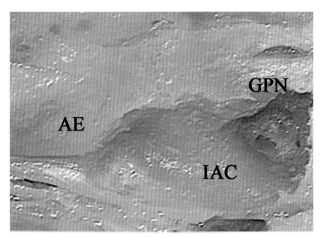

图 6.18 内听道（IAC）所在位置放大观。AE：弓状隆起；GPN：岩浅大神经

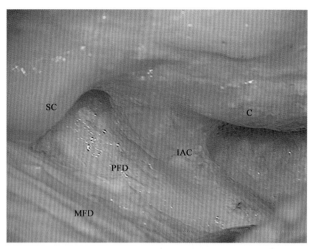

图 6.21 用钩针或剥离子去除硬脑膜表面最后的骨壳。C：耳蜗；IAC：内听道；MFD：颅中窝硬脑膜；PFD：颅后窝硬脑膜；SC：前半规管

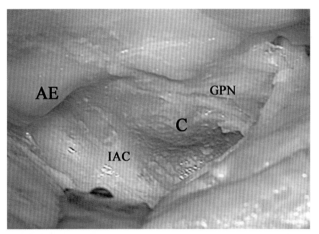

图 6.19 通过薄层骨质可看到内听道（IAC）的硬脑膜。已充分轮廓化弓状隆起（AE）和耳蜗（C）以达到术腔最大化。GPN：岩浅大神经

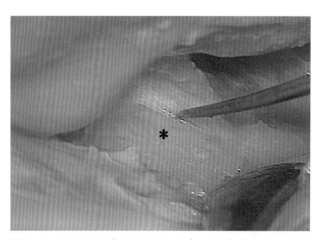

图 6.22 去除颅后窝硬脑膜（＊）表面的骨质

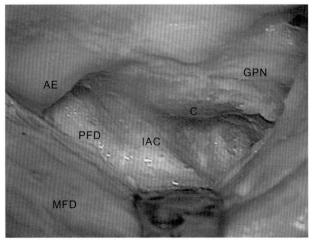

图 6.20 继续磨骨以显露薄层骨质下的颅后窝硬脑膜（PFD）。AE：弓状隆起；C：耳蜗；GPN：岩浅大神经；IAC：内听道；MFD：颅中窝硬脑膜

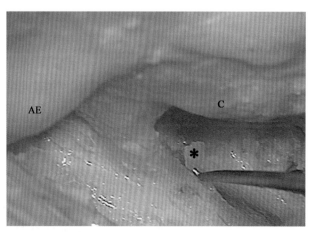

图 6.23 去除内听道和其前方颅后窝硬脑膜（＊）表面的骨质

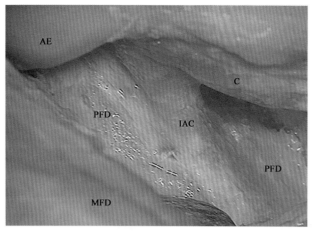

图 6.24　去除最后的骨壳。AE：弓状隆起；C：耳蜗；IAC：内听道；MFD：颅中窝硬脑膜；PFD：颅后窝硬脑膜

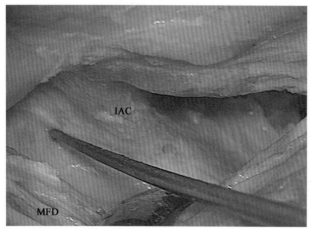

图 6.25　用钩针在颅后窝硬脑膜上钻一个孔，在实际手术时可降低颅内压。IAC：内听道；MFD：颅中窝硬脑膜

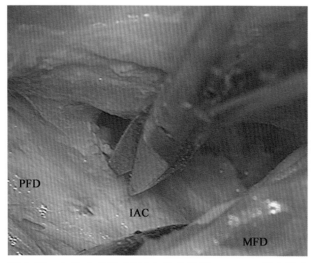

图 6.26　打开内听道（IAC）的硬脑膜。MFD：颅中窝硬脑膜；PFD：颅后窝硬脑膜

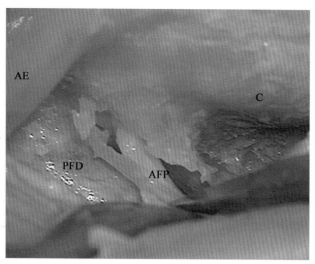

图 6.27　可在开放的内听道内看到面听束（AFP）。AE：弓状隆起；C：耳蜗；PFD：颅后窝硬脑膜

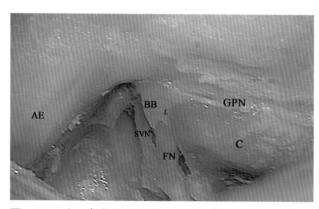

图 6.28　进一步去除内听道硬脑膜。在内听道底可见 Bill 嵴（BB）。AE：弓状隆起；C：耳蜗；FN：面神经内听道段；GPN：岩浅大神经；L：面神经迷路段；SVN：前庭上神经

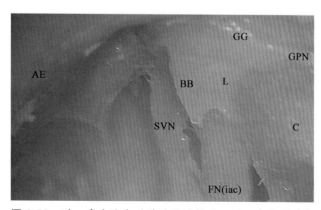

图 6.29　进一步去除内听道的硬脑膜后，可以在内听道底部看到 Bill 嵴（BB）。AE：弓状隆起；C：耳蜗；FN（iac）：面神经内听道段；GPN：岩浅大神经；L：面神经迷路段；SVN：前庭上神经

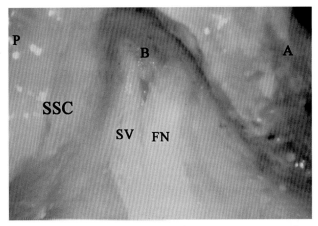

图 6.30　一例已完成的基础颅中窝径路，已打开内听道硬脑膜。A：前；B：Bill 嵴；FN：面神经；P：后；SSC：前半规管；SV：前庭上神经

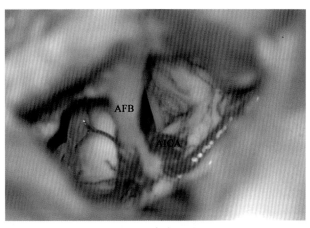

图 6.33　此图显示了采用颅中窝径路可以观察到的硬膜内结构。AFB：面听束；AICA：小脑前下动脉

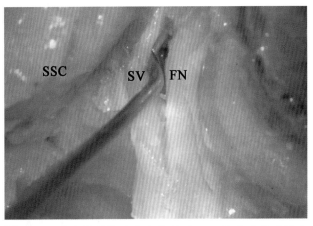

图 6.31　用小钩针将前庭上神经（SV；肿瘤通常不累及该神经）牵开。FN：面神经；SSC：前半规管

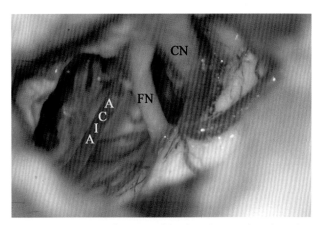

图 6.34　分离面听束可见面神经（FN）和蜗神经（CN）。AICA：小脑前下动脉

右　耳

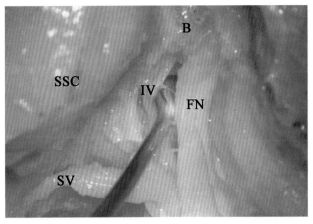

图 6.32　切断前庭上神经（SV）后，用钩针分离前庭下神经（IV）。B：Bill 嵴；FN：面神经；SSC：前半规管

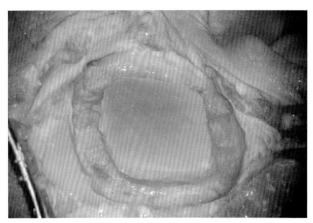

图 6.35　形成颅骨骨瓣

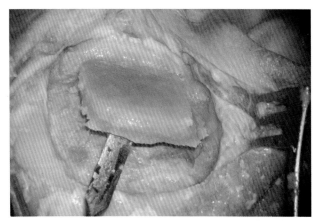

图 6.36　用骨膜剥离子将骨瓣自硬脑膜上分离

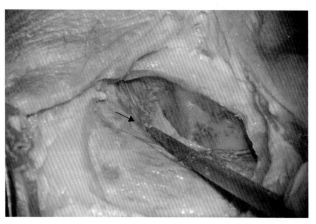

图 6.39　将硬脑膜从颞骨上表面掀起。注意颅中窝硬脑膜上的岩静脉丛（箭头）

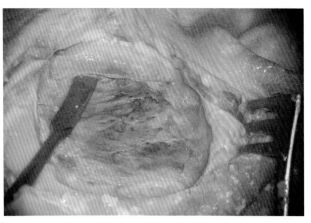

图 6.37　用骨膜剥离子将硬脑膜轻柔地从颧弓根附近的颅中窝骨面上分离

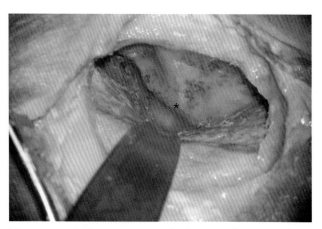

图 6.40　颅中窝硬脑膜已经掀起并放置了牵开器，可见弓状隆起（★）

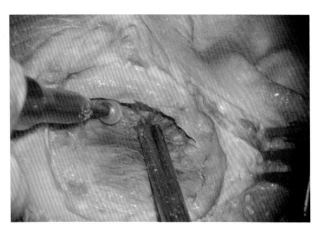

图 6.38　进一步磨平颧弓根附近的骨缘，注意用冲洗吸引管头轻柔地牵拉硬脑膜以防钻头将其损伤

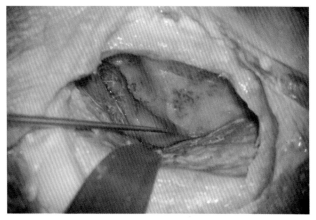

图 6.41　进一步牵开颅中窝硬脑膜以暴露预估的内听道水平。探针指示了弓状隆起所在的位置

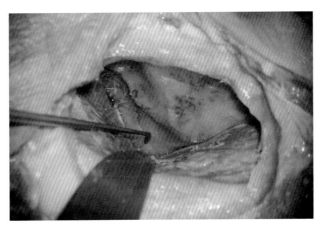

图 6.42 探针指示了内听道的方向

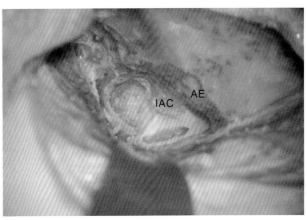

图 6.45 进一步扩大磨除内听道（IAC）前方和后方的骨质。AE：弓状隆起

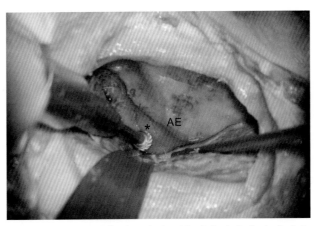

图 6.43 从弓状隆起（AE）和预估的内听道（★）水平之间开始磨除骨质

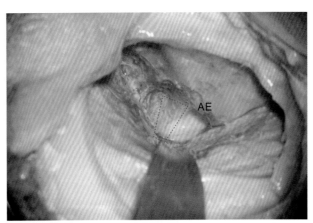

图 6.46 低倍镜下，可见内听道的走行（红色虚线）。AE：弓状隆起

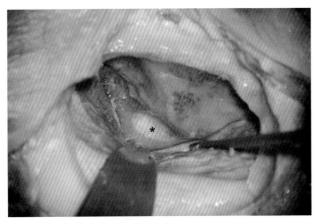

图 6.44 内听道（★）开始显露

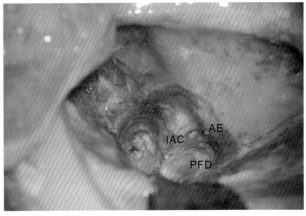

图 6.47 高倍镜下。可见内听道（IAC）和颅后窝（PFD）的硬脑膜。AE：弓状隆起

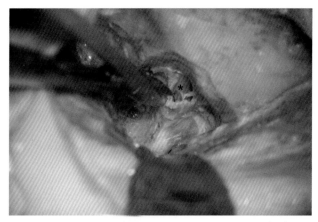

图 6.48　开始打开内听道的硬脑膜，此时，可观察到面听束（★）

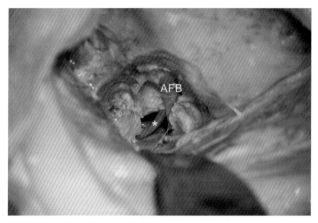

图 6.49　内听道的硬脑膜已经完全打开。可见面听束（AFB）和下方的小脑前下动脉（AICA；图中 ★ 所示）

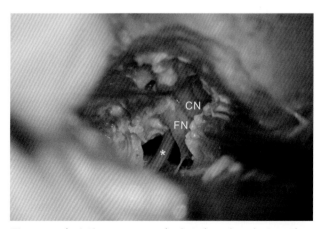

图 6.50　高倍镜下，可以观察到面神经（FN）和蜗神经（CN）。前庭神经已被切除，小脑前下动脉（★）呈袢状走行于两束神经之间

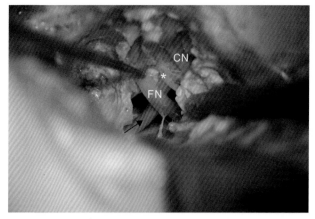

图 6.51　向前牵开面神经以更好地暴露小脑前下动脉袢（箭头）。★：中间神经；CN：蜗神经；FN：面神经

6.2　经颅中窝径路面神经迷路段肿瘤切除术

■　6.2.1　手术步骤

见图 6.52~6.67。

1. 相比充分暴露内听道的前庭神经鞘瘤手术，面神经肿瘤手术的暴露范围则应延伸至迷路段、膝状神经节和面神经鼓室段的起始部，原因有二：首先，要充分暴露肿瘤以达到面神经无肿瘤的安全边界；其次，便于肿瘤切除后重建面神经。

2. 如果面神经骨管没有裂缺，那么首先辨认的结构便是膝状神经节。沿岩浅大神经向后方追踪，可见膝状神经节发出岩浅大神经的面神经裂孔处。用大号的金刚砂钻头磨薄该区域的骨质，直至确认膝状神经节，然后扩大磨骨范围以显露整个膝状神经节，仅留下表面一层骨壳。

3. 循面神经近端确认面神经迷路段。可于膝状神经节最内侧前后缘相交而形成的锐角处辨认面神经迷路段起始部，然后用金刚砂钻头去除其表面骨质。该段前方紧邻耳蜗，后方紧邻前半规管，操作时应注意避开。到达内听道底部时，可看到分隔面神经与前庭上神经的 Bill 嵴。

4. 在实际手术中，可采用这一径路辨认和暴露内听道，并根据病变范围进一步暴露面神经近端。

5. 下一步是辨认面神经鼓室段的起始部。此步始于磨除位于膝状神经节后外侧的鼓室天盖，期间应注意避免旋转的钻头触碰到完整的听骨链。

6. 一旦显露出锤砧关节水平的听骨链，即可继续向后磨除鼓室天盖以辨认面神经鼓室段的起始处。

■ 6.2.2 注意事项

● 该径路用于切除以面神经迷路段为中心的面神经肿瘤。为了达到重建的目的，必须将面神经的近端和远端全部暴露。

● 有时由于肿瘤侵犯，面神经骨管会出现裂缺。在这类解剖变异的情况下，如果需要额外磨除骨质，应注意避免损伤周围的重要结构。

● 由于这类病例的术前听力和听骨链均正常，所以磨除鼓室天盖时需注意避免旋转的钻头触碰到听骨链。

左　耳

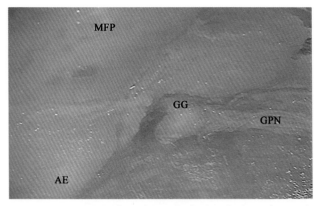

图 6.53　循岩浅大神经（GPN）在其根部磨除并确认膝状神经节（GG）。AE：弓状隆起；MFP：颅中窝脑板

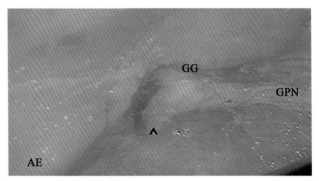

图 6.54　膝状神经节（GG）已完全暴露，可见位于锐角处（∧）的面神经迷路段的起始部（∧）。AE：弓状隆起；GPN：岩浅大神经

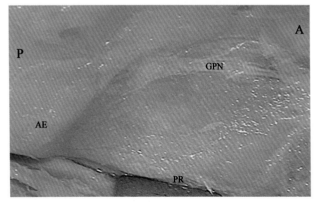

图 6.52　左侧颞骨，掀开颅中窝硬脑膜并将牵开器固定在岩骨嵴（PR）上，识别岩浅大神经（GPN）和弓状隆起（AE）。A：前；P：后

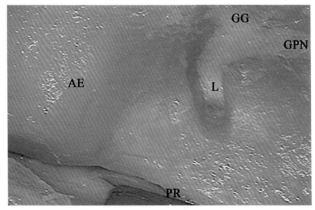

图 6.55　循面神经迷路段（L）可到达内听道。AE：弓状隆起；GG：膝状神经节；GPN：岩浅大神经；PR：岩骨嵴

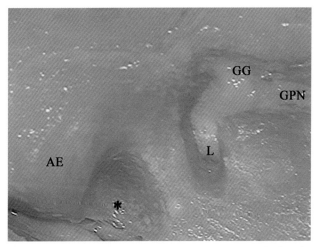

图 6.56　用大号钻头磨除预估的内听道与弓状隆起（AE）之间的骨质（＊）。GG：膝状神经节；GPN：岩浅大神经；L：面神经迷路段

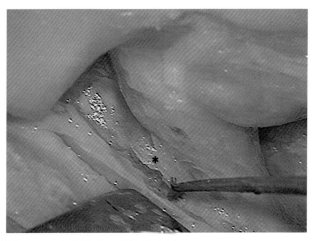

图 6.59　去除最后一层骨壳（＊）

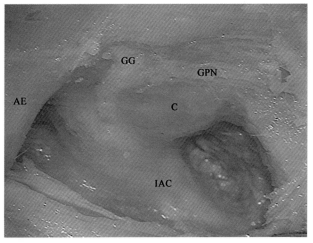

图 6.57　识别内听道（IAC）和耳蜗（C）。AE：弓状隆起；GG：膝状神经节；GPN：岩浅大神经

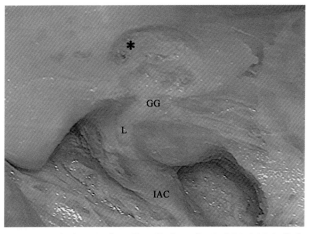

图 6.60　磨除位于膝状神经节（GG）后外侧的颅中窝底（＊）骨质，暴露锤骨头和面神经鼓室段。IAC：内听道；L：面神经迷路段

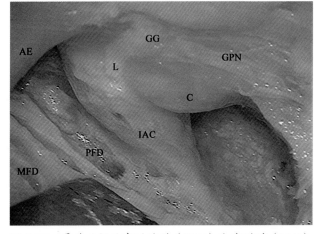

图 6.58　覆盖于颅后窝硬脑膜（PFD）和内听道（IAC）的最后一层骨壳。AE：弓状隆起；C：耳蜗；GG：膝状神经节；GPN：岩浅大神经；L：面神经迷路段；MFD：颅中窝硬脑膜

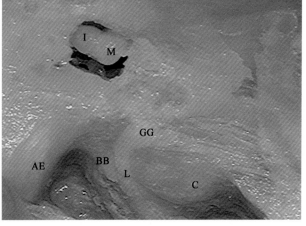

图 6.61　确认位于上鼓室的锤骨（M）头和砧骨（I）体。AE：弓状隆起；BB：Bill 嵴；C：耳蜗；GG：膝状神经节；L：面神经迷路段

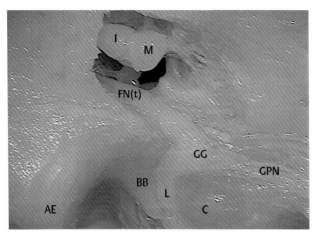

图 6.62　充分磨除颅中窝脑板（中耳腔的顶部），识别面神经鼓室段 [FN（t）]。AE：弓状隆起；BB：Bill嵴；C：耳蜗；GG：膝状神经节；GPN：岩浅大神经；I：砧骨体；L：面神经迷路段；M：锤骨头

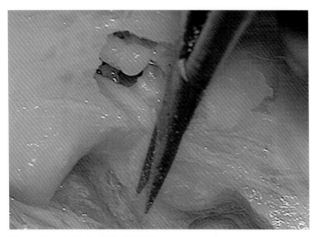

图 6.63　打开内听道硬脑膜

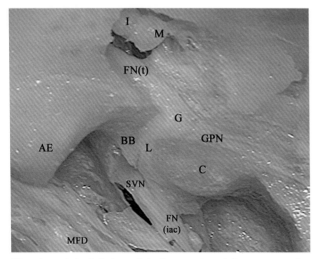

图6.64　该径路完成后的术腔。AE：弓状隆起；BB：Bill嵴；C：耳蜗；FN（iac）：面神经内听道段；FN（t）：面神经鼓室段；G：膝状神经节；GPN：岩浅大神经；I：砧骨体；L. 面神经迷路段；M：锤骨头；MFD：颅中窝硬脑膜；SVN：前庭上神经

右　耳

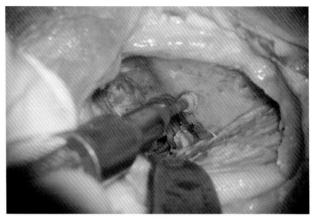

图 6.65　从图 6.51 所示步骤开始，继续解剖。此时并未显示岩浅大神经。从弓状隆起（★）的前上方向逐步磨除，暴露颅中窝底

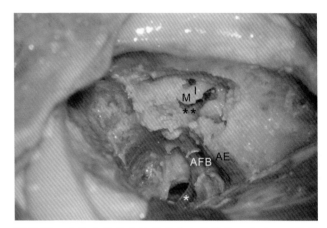

图 6.66　确认上鼓室内的锤骨头和砧骨体。此时，可看到面神经鼓室段（★★），面听束（AFB）和小脑前下动脉（★）已暴露。AE：弓状隆起

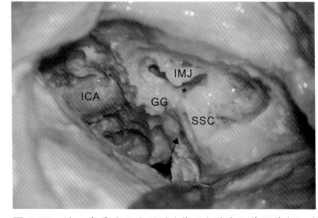

图 6.67　进一步暴露从内听道（箭头）到膝状神经节（GG）和鼓室段（★）的面神经。前半规管（SSC）已开放，且岩尖骨质已被磨除，颈内动脉（ICA）水平段已暴露。IMJ：锤砧关节

6.3　颅中窝径路联合经岩尖径路

■ 6.3.1　适应证

- 内听道前方小的岩斜区肿瘤，计划保存听力者。

- 位于脑桥小脑角区上部小或中等体积的肿瘤，计划保存听力者。

■ 6.3.2　手术步骤

见图 6.75~6.106。

1. 该径路所进行的开颅范围向前向后加宽，形成比基础颅中窝径路更大的术野，为处理岩尖区病变提供足够的手术操作空间。

2. 分离硬脑膜的操作方法与基础颅中窝径路大致相同，唯一的不同是需要电凝并切断脑膜中动脉，以获得对岩尖部的充分暴露。

3. 定位内听道的方法如前所述。

4. 完全轮廓化内听道后，确认三叉神经下颌支。可依据术中操作空间来决定是否将下颌神经向前牵拉或切断，以便继续向前方磨除岩尖骨质。

5. 仔细磨除骨质以识别和轮廓化颈内动脉水平段。如果需将术野扩大至海绵窦，则必须牺牲下颌神经以获得所需的操作路径之空间。

6. 骨质磨除范围应包括整个岩尖直至斜坡区域。

■ 6.3.3　注意事项

- 尽管额外暴露了岩斜区，但与经耳蜗径路方法相比，这种方法手术操作空间仍较为局限，所以仅适用于特定的病例。

- 为增加前方暴露范围，需切断脑膜中动脉，有时还要切断三叉神经下颌支。

- 在磨除颈内动脉区域骨质时需格外小心，只能使用金刚砂钻头并平行于动脉操作。

- 来自岩下窦和斜坡骨质的出血可用金刚砂钻头干磨控制。

- 只有充分磨除斜坡骨质后才能打开斜坡部硬脑膜。打开硬脑膜应避免损伤穿过 Dorello 管的展神经。

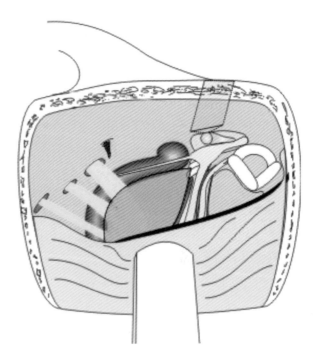

图 6.68　右侧颅中窝径路示意图。灰色区域表示颅中窝经岩尖联合径路需去除岩尖骨质的范围

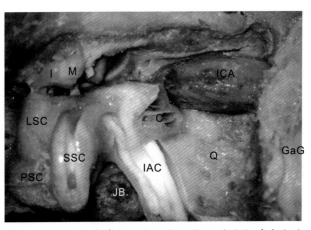

图 6.69　左耳颅中窝经岩尖联合径路。岩尖按手术分为后菱形区域和前三角区域。后侧菱形区（Q）的后内侧为内听道（IAC），后外侧为耳蜗（C），外侧为颈内动脉（ICA），前方为三叉神经半月节（GaG）的后缘。前半规管（SSC）和耳蜗已开放，岩浅大神经和脑膜中动脉已切断。I：砧骨；JB：颈静脉球；LSC：外半规管；M：锤骨；PSC：后半规管

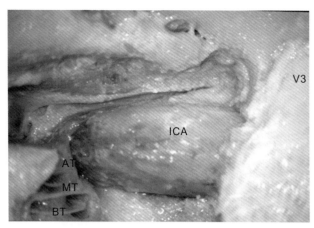

图 6.70 放大观。注意耳蜗、颈内动脉（ICA）和三叉神经下颌支之间的毗邻关系。AT：耳蜗顶转；BT：耳蜗底转；MT：耳蜗中转

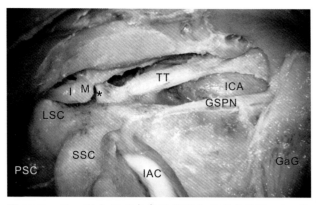

图 6.73 另一例左耳颅中窝径路联合经岩尖径路。★：鼓膜张肌肌腱；GaG：三叉神经半月节；GSPN：岩浅大神经；I：砧骨；IAC：内听道；ICA：颈内动脉；LSC：外半规管；M：锤骨；PSC：后半规管；SSC：前半规管；TT：鼓膜张肌

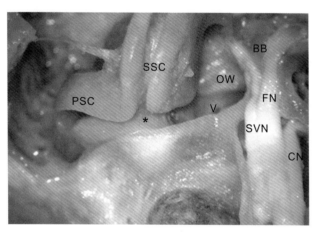

图 6.71 放大观。已开放后半规管（PSC）和前庭（V）。★：总脚；BB：Bill嵴；CN：蜗神经；FN：面神经；JB：颈静脉球；OW：前庭窗（内面观）；SVN：前庭上神经

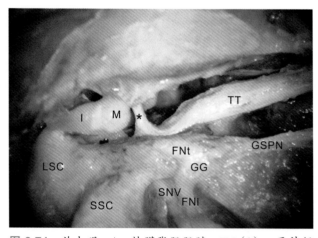

图 6.74 放大观。★：鼓膜张肌肌腱；FN（1）：面神经迷路段；FM（t）：面神经鼓室段；GG：膝状神经节；GSPN：岩浅大神经；I：砧骨；LSC，外半规管；M：锤骨；PSC：后半规管；SSC：前半规管；SVN：前庭上神经；TT：鼓膜张肌

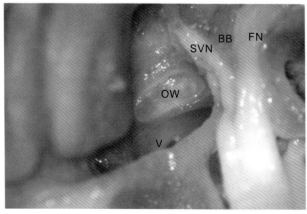

图 6.72 前庭内部放大观。BB：Bill嵴；FN：面神经；OW：前庭窗；V：前庭

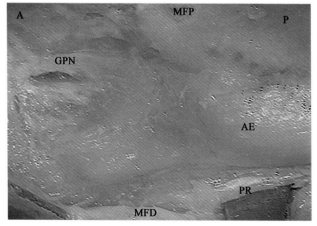

图 6.75 右侧颞骨。已将颅中窝硬脑膜（MFD）自颅中窝底（MFP）掀起。由于本例标本需要更广泛地暴露术野，故已将脑膜中动脉切断。A：前；AE：弓状隆起；GPN：岩浅大神经；P：后；PR：岩骨嵴

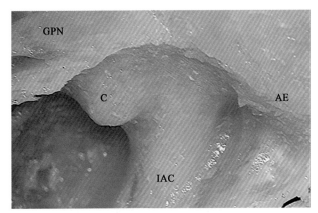

图 6.76 已识别内听道（IAC）和耳蜗（C），注意内听道前方的骨质磨除范围应大于单纯的颅中窝径路。AE：弓状隆起；GPN：岩浅大神经

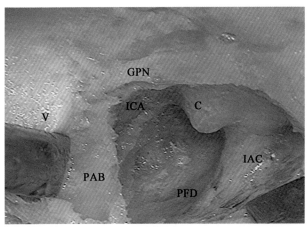

图 6.79 向前方牵开三叉神经（V）以便磨除被其遮挡的岩尖骨质（PAB）。C：耳蜗；GPN：岩浅大神经；IAC：内听道；ICA：颈内动脉；PFD：颅后窝硬脑膜

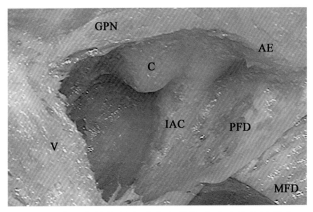

图 6.77 使用钩针或剥离子去除覆盖于硬脑膜上的骨壳。AE：弓状隆起 C：耳蜗；GPN：岩浅大神经；IAC：内听道；MFD：颅中窝硬脑膜；PFD：颅后窝硬脑膜；V：三叉神经

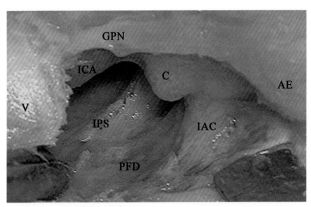

图 6.80 磨除被遮盖的岩尖骨质，识别岩下窦（IPS），进一步轮廓化颈内动脉。岩尖部骨质磨除的程度还不足以暴露颈内动脉水平段全程。AE：弓状隆起；C：耳蜗；GPN：岩浅大神经；IAC：内听道；PFD：颅后窝硬脑膜；V：三叉神经

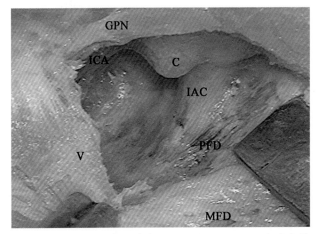

图 6.78 已去除残余的骨壳。C：耳蜗；GPN：岩浅大神经；IAC：内听道；ICA：颈内动脉；MFD：颅中窝硬脑膜；PFD：颅后窝硬脑膜；V：三叉神经

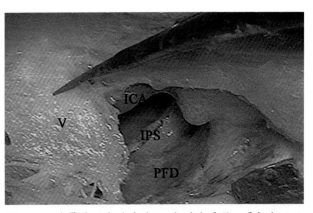

图 6.81 为暴露颈内动脉（ICA）的水平段，需切断三叉神经下颌支（V）。IPS：岩下窦；PFD：颅后窝硬脑膜

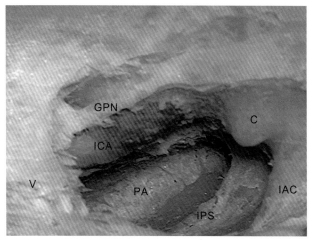

图 6.82 颈内动脉（ICA）水平段已进一步轮廓化，向岩尖（PA）部继续磨除骨质。C：耳蜗；GPN：岩浅大神经；IAC：内听道；IPS：岩下窦；V：三叉神经

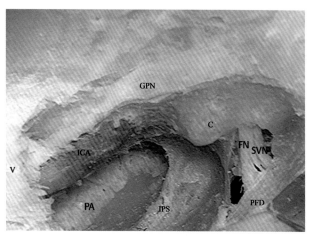

图 6.85 此径路已完成。C：耳蜗；FN：面神经；GPN：岩浅大神经；ICA：颈内动脉；IPS：岩下窦；PA：岩尖；PFD：颅后窝硬脑膜；SVN：前庭上神经；V：三叉神经

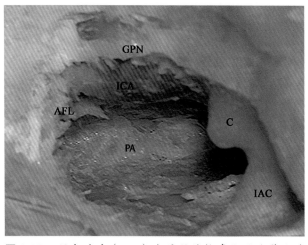

图 6.83 颈内动脉（ICA）水平段被轮廓化至破裂孔前部（AFL），已充分磨除岩尖（PA）区域。C：耳蜗；GPN：岩浅大神经；IAC：内听道

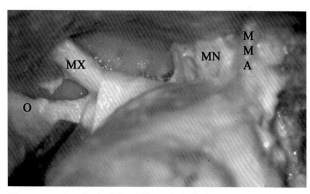

图 6.86 另一标本右侧图像，更为清晰地显示了该径路的最后一步。可见脑膜中动脉（MMA）和三叉神经下颌支（MN），上颌支（MX）和眼支（O）进入各自孔道的位置

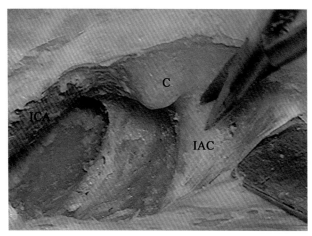

图 6.84 打开内听道（IAC）硬脑膜。C：耳蜗；ICA：颈内动脉

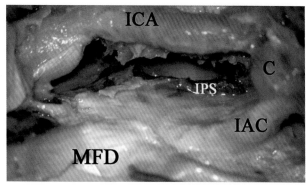

图 6.87 磨除骨质（方法同前）。C：耳蜗；IAC：内听道；ICA：颈内动脉；IPS：岩下窦；MFD：颅中窝硬脑膜

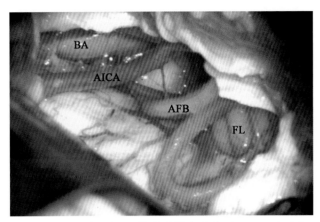

图 6.88　硬脑膜已打开,暴露脑桥小脑角区。AFB:面听束;
AICA:小脑前下动脉;BA:基底动脉;FL:小脑绒球

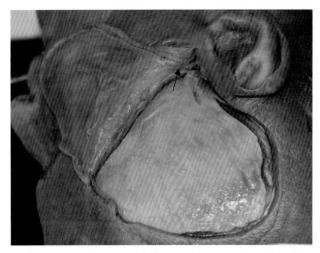

图 6.91　另一例右耳颅中窝经岩尖径路联合眶颧扩展径
路。切口与图 6.7 相似,并在其基础上进一步向前延伸,
可见颞浅动脉及静脉(箭头)

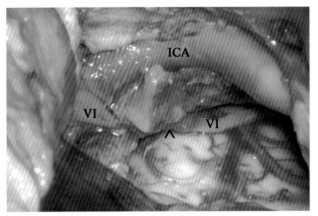

图 6.89　观察此径路的前部,可见外展神经(VI)进入
Dorello 管(∧),颈内动脉(ICA)经破裂孔进入海绵窦

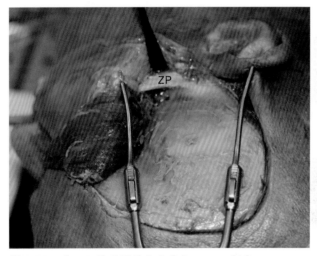

图 6.92　作一肌骨膜瓣并翻向前方。ZP:颧突

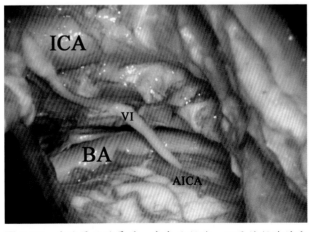

图 6.90　磨除最后的骨质,完成此径路。可见该径路的主
要暴露目标—桥前池。AICA:小脑前下动脉;BA:基底
动脉;ICA:颈内动脉;Ⅵ:外展神经

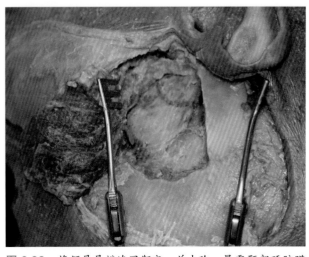

图 6.93　将颅骨骨瓣连同颧突一并去除,暴露颞部硬脑膜

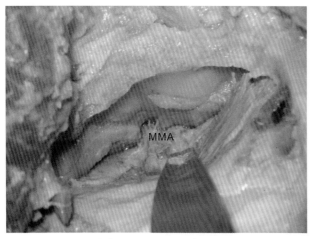

图 6.94　掀开脑中窝硬脑膜，暴露穿行于棘孔内的脑膜中动脉（MMA）

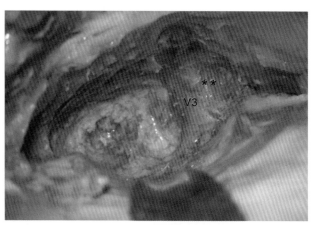

图 6.97　放大观。已暴露三叉神经第三支（V3）和副脑膜动脉（**）。进一步磨除三叉神经下颌支前方的骨质以暴露三叉神经第二支（V2：上颌神经）

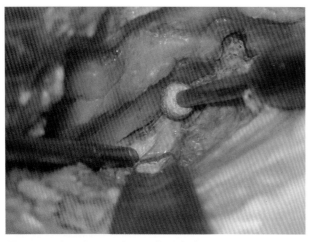

图 6.95　磨除卵圆孔对应区域的骨质以显露三叉神经第三支（V3：下颌神经）

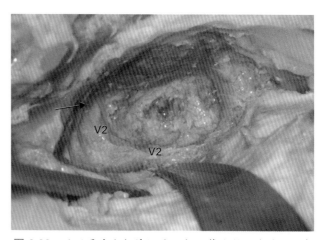

图 6.98　已显露出上颌神经（V2），箭头所示为圆孔区域

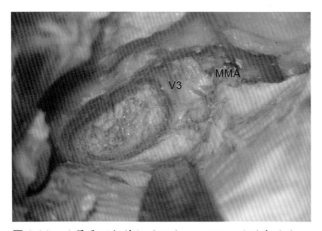

图 6.96　已暴露下颌神经（V3）。MMA：脑膜中动脉

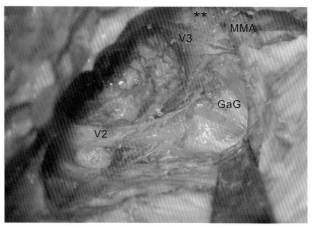

图 6.99　放大观。可见下颌神经、上颌神经、副脑膜动脉（**）、三叉神经半月节（GaG）和脑膜中动脉（MMA）

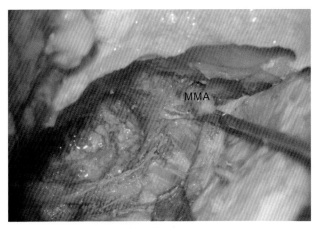

图 6.100　切断脑膜中动脉（MMA）

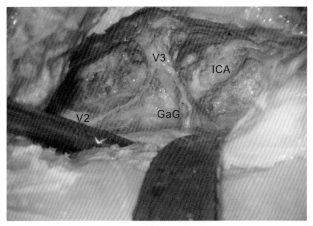

图 6.103　去除岩尖骨质后，可见颈内动脉（ICA）水平段位于三叉神经下颌支（V3）下方。GaG：三叉神经半月节；V2：上颌神经

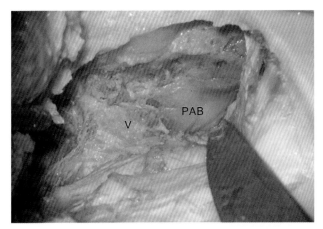

图 6.101　已切断脑膜中动脉，向前移位三叉神经（V），暴露岩尖骨质（PAB）

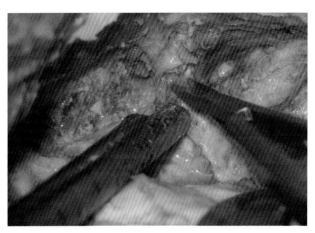

图 6.104　切断三叉神经下颌支并向前方牵开三叉神经半月节以暴露破裂孔前部和颈内动脉海绵窦前部

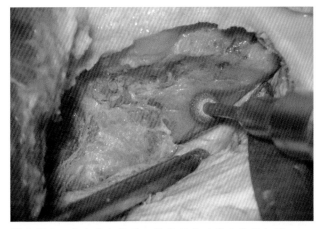

图 6.102　磨除岩尖骨质以暴露颈内动脉水平段。约 15% 的病例，颈内动脉水平段裸露于骨面

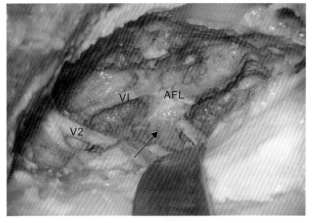

图 6.105　可见破裂孔前部（AFL）和颈内动脉海绵窦前部（箭头）。外展神经（Ⅵ）于外侧跨过颈内动脉海绵窦前部，穿过 Dorello 管，外展神经进入海绵窦内。随后与三叉神经的第一支（V1：眼神经）一起穿过眶上裂。V2：上颌神经（译者注：图中所标注的Ⅵ实际上是翼管神经而非外展神经）

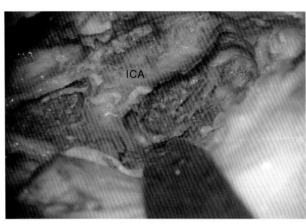

图 6.106　颈内动脉（ICA）放大观。已切断外展神经

6.4　颅中窝径路联合经乳突径路

■ 6.4.1　适应证

该径路的目标是暴露颞骨内面神经全程而不损伤术前听力。

- 面神经肿瘤，肿瘤中心位于膝状神经节，并向其近端及远端侵犯。
- 颞骨骨折病人面神经的探查。

■ 6.4.2　手术步骤

见图 6.107~6.120。

1.经乳突径路的术式同完壁式鼓室成型术，唯

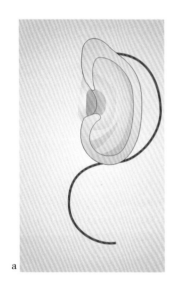
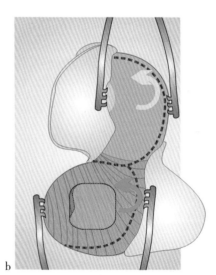
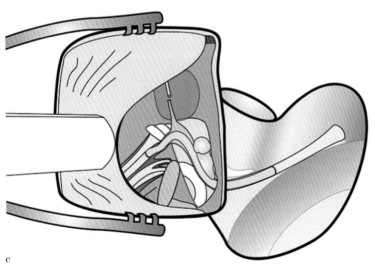

图 6.107　（a）S 形皮肤切口。（b）掀开皮肤和肌瓣。（c）颅中窝径路联合经乳突径路的示意图

一的区别在于，需保证颅中窝脑板的完整性。因此，进行此类手术时，无须过多地磨除颅中窝脑板。

2. 开颅方式同颅中窝径路手术。颅中窝径路联合经乳突径路更容易观察到颅骨开窗术的下缘，因为乳突根治术后可以清楚地看到颅中窝脑板的高度。确定颅中窝脑板的外界的两侧没有任何骨嵴或悬垂骨质，以便从颅中窝脑板两侧同时观察到两侧的结构。

3. 在分离硬脑膜并使用牵开器后，可在锤骨头对应的颅中窝脑板上钻一小洞，将两个术腔连接起来。这样不仅便于对膝状神经节周围的面神经进行操作，还可以更好地定位膝状神经节，因为从上鼓室可以看到膝状神经节。

4. 接下来的步骤与前述经颅中窝径路切除面神经肿瘤的术式相同。

■ 6.4.3 注意事项

● 颅中窝脑板是颅内术腔和乳突术腔之间的屏障，手术时要注意维持颅中窝脑板的完整性，以免脑脊液漏和脑膜脑膨出。

● 可利用上鼓室切开术腔中的锤骨头所在位置辅助定位膝状神经节。

● 手术结束时，需用软骨和纤维胶修补手术造成的颅中窝脑板缺损。

左　耳

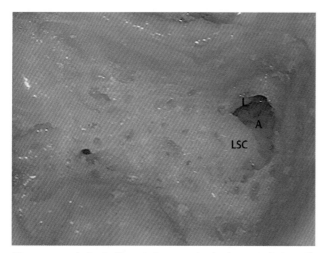

图 6.108　左侧颞骨。鼓窦入口（A）内识别外半规管（LSC）和砧骨短脚（I）

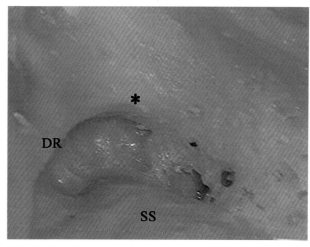

图 6.109　可见二腹肌嵴（DR）在茎乳孔（＊）处指向面神经。SS：乙状窦

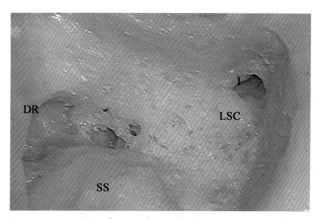

图 6.110　即将轮廓化从外半规管（LSC）和砧骨（I）短脚间伸向二腹肌嵴（DR）前缘的面神经乳突段。SS：乙状窦

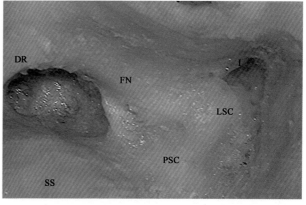

图 6.111　识别面神经（FN）乳突段。DR：二腹肌嵴；I：砧骨短突；LSC：外半规管；PSC：前半规管；SS：乙状窦

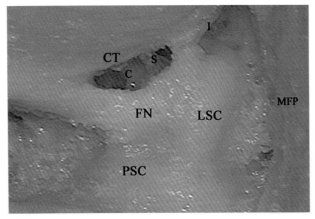

图6.112 行后鼓室开放术。C：耳蜗；CT：鼓索；FN：面神经；I：砧骨短脚；LSC：外半规管；MFP：颅中窝脑板；PSC：前半规管；S：镫骨

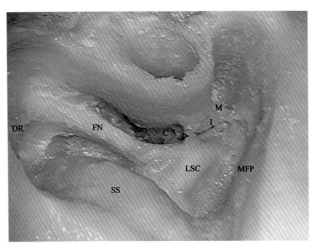

图6.113 行向下鼓室扩展的后鼓室开放术及上鼓室开放术。使用刮匙去除用于保护砧骨免受钻头触碰的骨柱（>）。C：耳蜗；DR：二腹肌嵴；FN：面神经；I：砧骨；LSC：外半规管；M：锤骨；MFP：颅中窝脑板；SS：乙状窦

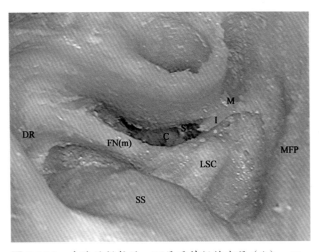

图6.114 去除后拱柱后，可见面神经鼓室段（*）。C：耳蜗；DR：二腹肌嵴；FN（m）：面神经乳突段；I：砧骨；LSC：外半规管；M：锤骨；MFP：颅中窝脑板；S：镫骨；SS：乙状窦

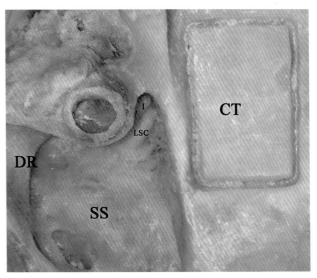

图6.115 将注意力转移至颅中窝径路部分，经颅中窝径路行颅骨切开术（CT）。注意颅中窝脑板的磨除范围比一般颅中窝径路要小。DR：二腹肌；I：砧骨；LSC：外半规管；SS：乙状窦

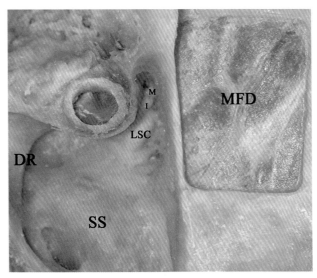

图6.116 将骨瓣与颅中窝硬脑膜（MFD）分离。DR：二腹肌嵴；I：砧骨；LSC：外半规管；M：锤骨；SS：乙状窦

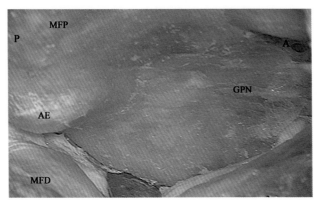

图6.117 掀起颅中窝硬脑膜（MFD），识别岩浅大神经（GPN）和弓状隆起（AE）。A：前；MFP：颅中窝脑板；P：后

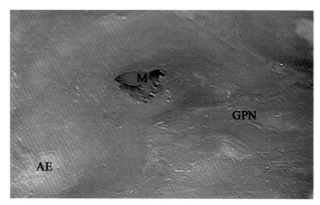

图 6.118　通过颅中窝脑板上开窗处暴露的锤骨头（M）的位置来判断中耳腔所在的部位。AE：弓状隆起；GPN：岩浅大神经

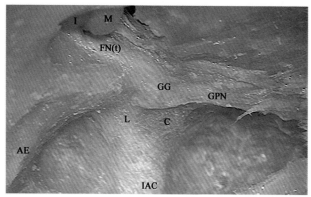

图 6.120　暴露面神经全程。可依据病变范围决定是否进行下一步的手术。AE：弓状隆起；C：耳蜗；FN（t）：面神经鼓室段；GG：膝状神经节；GPN：岩浅大神经；I：砧骨；IAC：内听道；L：面神经迷路段；M：锤骨

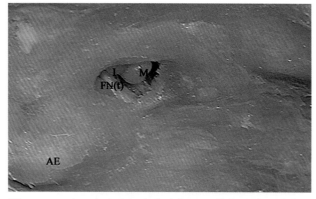

图 6.119　进一步磨除颅中窝脑板，以暴露面神经鼓室段[FN（t）]。AE：弓状隆起；I：砧骨；M：锤骨

第 7 章
乙状窦后 – 迷路后联合径路

摘　要

乙状窦后径路是对经典枕下径路的技术改良。该径路的开颅位置更靠前外侧，紧贴乙状窦的后方，无须去除迷路便能到达脑桥小脑角区。

关键词：乙状窦后 – 迷路后联合径路；保留听力

7.1　适应证

• 直径小于 2cm、未累及内听道底的前庭神经鞘瘤，需保留听力者。

• 主体位于内听道后部的脑桥小脑角区其他类型的肿瘤，需保留听力者。

7.2　手术步骤

见图 7.1~7.29。

1. 病人取仰卧位，如图所示，选取耳后切口。

2. 作一基蒂位于下方的 U 形肌骨膜瓣并将其掀起。

3. 行扩大的乳突切除术。将颅中窝脑板磨除 1~2cm。与经迷路径路的不同之处是，去除颅后窝脑板时，到达乙状窦后缘即可，术中需磨除骨的骨质仅限于这一范围。轮廓化乳突导血管并封闭。

4. 需磨除乳突腔内所有气房，轮廓化半规管。若乳突过度气化，务必尽量磨除迷路周围气房，并用骨蜡封闭残存的气房，防止术后发生脑脊液耳漏。

5. 选择此径路的目的是保存听力，因此，磨除迷路后骨质时应倍加小心，钻头方向必须始终平行于半规管，并且不可将半规管上的骨质磨得过薄，以免不慎开放半规管管腔而造成听力损伤。

6. 循乙状窦找到横窦，用金刚砂钻头在横窦下方、乙状窦后方进行颅骨开窗，骨瓣大小约 5cm×5cm。

7. 用中隔剥离子将骨瓣从下方的硬脑膜上分离，置于生理盐水中保存。骨窗的下缘用咬骨钳处理平整。充分暴露乙状窦。

8. 用有齿镊提起硬脑膜，并作一小切口。在实际手术中，可沿切口方向在硬脑膜与小脑之间放置脑棉片以保护小脑。

9. 打开硬脑膜后，将硬脑膜瓣翻折，用丝线固定。

10. 术中可观察到小脑位于硬脑膜下方，操作径路十分狭窄。轻轻牵拉小脑，暴露脑桥小脑角池。开放位于舌咽神经水平上方、平行于后组脑神经的脑池蛛网膜，释放脑脊液，使小脑回缩，为切除肿瘤提供操作空间。

11. 在岩骨后面用尖刀作一倒 U 形硬脑膜瓣，U 形瓣的两边分别位于内听道口上方及下方数毫米处。从岩骨后下方将硬脑膜瓣翻起至内听道口，然后切除。

12. 术中可将可吸收明胶海绵衬于脑桥小脑角区前方及内听道口周围，以防骨屑进入脑池。

13. 完成以上操作后，就可以用金刚砂钻头从内听道口开始逐渐向外侧磨除内听道后壁的骨质。

14.向外不断磨除骨质，直到暴露蓝色的上、后半规管汇合而成的总脚，此即内听道后壁骨质磨除范围的外侧界。如果仍不能确定，可参考迷路后部分，根据半规管的位置及走向获得准确的结论。

15.将总角外侧界以内的内听道后壁骨质全部磨除后，即可切开内听道的硬脑膜。

16.在手术中切除肿瘤时，应坚持由内向外的原则。如果在内听道底仍残存肿瘤，应该使用带角度的器械予以切除。最后，用内镜检查内听道底，确定没有肿瘤残存。

17.如果肿瘤扩展至内听道更外侧，超出视野范围，可采用下述方法切除肿瘤：

● 在内听道上方暴露内听道底。为增加暴露，将岩骨嵴及岩骨上表面硬脑膜小心分离，磨除内听道前上方骨质。轮廓化前半规管，沿着前半规管前表面暴露内听道底。但是，使用该方法增加的暴露空间有限，且手术过程有损伤迷路导致全聋的风险。

● 迷路切除术。怀疑有肿瘤残余时可采用该方法，这也是避免肿瘤残余最可靠的方法。

18.肿瘤切除后，用纤维蛋白胶和游离肌瓣封闭内听道，骨蜡封闭所有开放的气房，避免术后发生脑脊液漏。

19.为降低术后脑脊液漏的风险，尽量水密缝合硬脑膜。若发现有小块硬脑膜缺损，可用肌肉封堵并采用贯穿缝合法加以固定。

20.还纳骨瓣，防止颈部肌肉与颅后窝硬脑膜直接接触，减少术后头痛的发生。

21.取腹部脂肪填塞乳突腔。

7.3　注意事项

● 多数术者采用垂直或略呈弧形的皮肤切口，暴露术野时需使用牵开器，使得术野变深，操作角度更大。建议采用大 C 形切口，术中用缝线固定切口边缘。虽然这种方法更费时，但可避免使用牵开器。

● 充分暴露乙状窦，将乙状窦及硬脑膜瓣一起向前牵拉，可获得更为宽阔的术野。暴露横窦有助于术者判断径路的上界。

● 乳突切除迷路后径路联合乙状窦后径路暴露硬脑膜有以下优点：

○ 最大的优势是降低了术后脑脊液漏的发生率。术中磨除了迷路周围气房，阻断了硬膜下腔与中耳间的潜在通路，手术结束时术腔用脂肪填塞，增加了术腔的密闭性。

○ 将乙状窦及相连的硬脑膜一起向前牵拉，增加了手术操作空间。

○ 采用迷路后径路，有助于定位半规管。

● 对于位置深在的迷路周围气房，应使用骨蜡将其封闭。

● 磨除内听道后壁骨质时，应去除之前填入的脑棉片，防止磨除外耳道后壁时将其卷入。在脑桥小脑角区、内听道周围衬可吸收明胶海绵，防止骨屑进入脑池。轻拉小脑，用大号金刚砂钻头平行于内听道、由内向外磨除骨质，同时持续冲洗、吸引。

● 磨除外耳道后壁骨质时，可通过确认一些解剖标志来避免损伤迷路，其中包括单孔神经管、横嵴和前庭导水管。前庭导水管是较为恒定的解剖标志，位于总脚的内下方。但是在术中要定位前庭导水管可能很困难，因此我们更倾向于用呈蓝线的总脚来定位。但在寻找总脚蓝线过程中，存在损伤迷路的风险。另一个办法是沿着内听道硬脑膜向外侧磨除骨质 6~7mm，直至内听道硬脑膜变窄。此方法缺乏定位磨除骨质终点的解剖标志，因此无法最大限度地暴露内听道，但是损伤迷路的风险较小。可用内镜检查内听道底有无肿瘤残留。

● 尽可能多地磨除内听道骨质（如去除内听道上壁及下壁，而不是仅磨除后壁），提供更大的手术操作空间，这样既有助于安全切除肿瘤，又能够降低面神经损伤的风险。

●约有 10% 的病例会出现颈静脉球高位，可达内听道下缘水平。在磨除内听道后壁时，可能会损伤颈静脉球，引发大出血，使得手术无法继续进行。

乙状窦后 – 迷路后联合径路

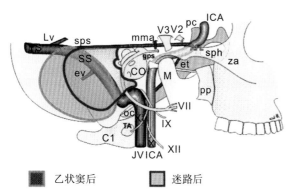

图 7.1　乙状窦后 – 迷路后联合径路所涉及的结构。缩略词参考图 4.1

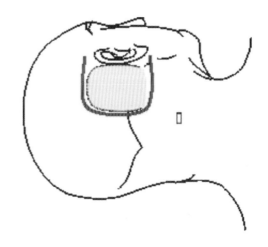

图 7.2　皮肤切口如图所示

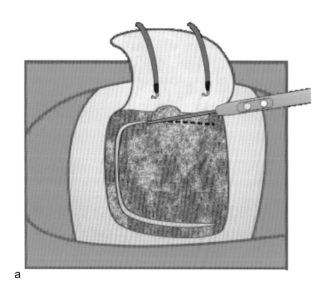

a

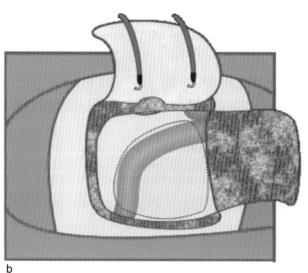

b

图 7.3　（a）基蒂位于下方的倒 U 形肌骨膜瓣。（b）翻转肌骨膜瓣及颅骨开窗区（虚线所示）

左　耳

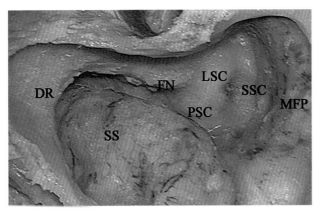

图 7.4　左耳，行扩大乳突切除术后。DR：二腹肌嵴；FN：面神经；LSC：外半规管；MFP：颅中窝脑板；PSC：后半规管；SS：乙状窦；SSC：前半规管

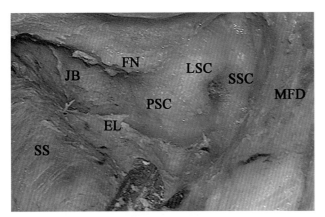

图 7.5　磨除覆盖于硬脑膜和乙状窦表面的骨质。注意紧邻后半规管（PSC）的高位颈静脉球（JB）。EL：内淋巴管；FN：面神经；LSC：外半规管；MFD：颅中窝硬脑膜；SS：乙状窦；SSC：前半规管

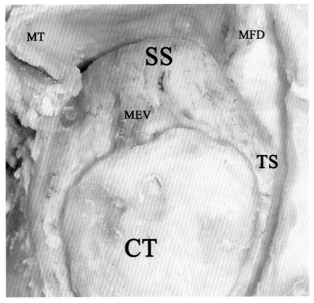

图 7.6　作一大小为 5×5cm 的颅骨骨瓣（CT）。注意骨瓣位于乙状窦（SS）后方及横窦（TS）下方。MEV：乳突导静脉；MFD：颅中窝脑板；MT：乳突尖

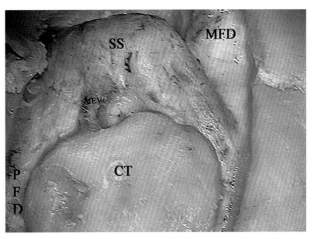

图 7.7　局部放大观。CT：颅骨骨瓣；MEV：乳突导静脉；MFD：颅中窝脑板；PFD：颅后窝脑板；SS：乙状窦

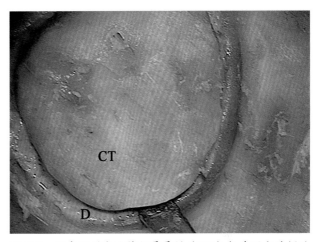

图 7.8　用中隔剥离子将颅骨骨瓣（CT）与其下方的颅后窝脑板（D）分离

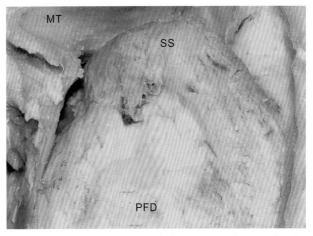

图 7.9　从硬脑膜上分离颅骨骨瓣，然后在颅后窝脑板（PFD）作一基蒂位于前方的硬脑膜瓣。MT：乳突尖；SS：乙状窦

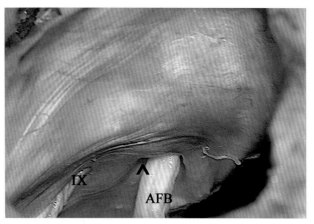

图 7.10 经开颅骨窗可见面听束（AFB）进入内听道（Λ）。Ⅸ：舌咽神经

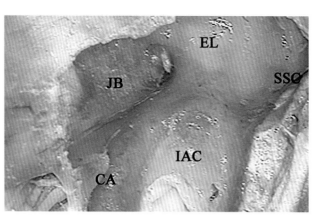

图 7.13 掀起内听道（IAC）上方的硬脑膜，找到前半规管（SSC），确认内听道底。CA：耳蜗导水管；EL：内淋巴管；JB：颈静脉球

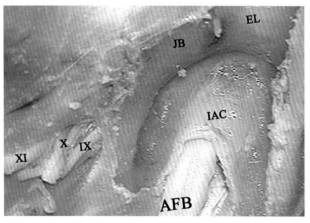

图 7.11 定位内听道（IAC）的方法为：从内听道口内侧向外追踪，直至外侧骨质开始暴露内淋巴管（EL）。注意高位的颈静脉球（JB）。AFB：面听束；Ⅸ：舌咽神经；Ⅹ：迷走神经；Ⅺ：副神经

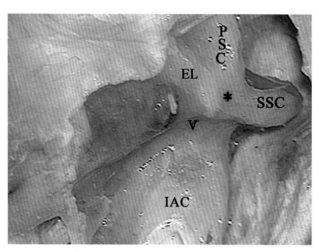

图 7.14 轮廓化前半规管（SSC）和后半规管（PSC）后，可见内淋巴管（EL）位于总脚（*）后方，与前庭（V）相连。IAC：内听道

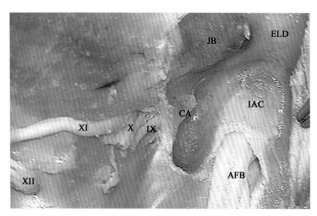

图 7.12 继续向下方磨除骨质，暴露耳蜗导水管（CA）。注意与耳蜗导水管毗邻的舌咽神经（Ⅸ）。AFB：面听束；ELD：内淋巴管；IAC：内听道；JB：颈静脉球；Ⅹ：迷走神经；Ⅺ：副神经；Ⅻ：舌下神经

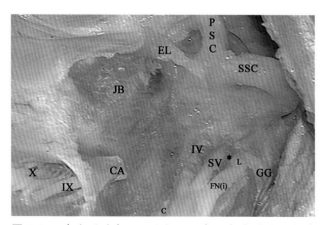

图 7.15 在内听道底，可见分隔面神经（L）迷路段与前上庭神经（SV）的 Bill 嵴（*）。C：蜗神经；CA：耳蜗导水管；EL：内淋巴管；FN（i）：面神经内听道段；GG：膝状神经节；Ⅳ：前庭下神经；Ⅸ：舌咽神经；JB：颈静脉球；PSC：后半规管；SSC：前半规管；Ⅹ：迷走神经

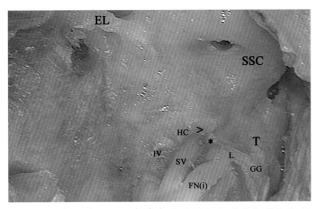

图 7.16　高倍镜下可以更清晰地显示内听道底各神经之间的位置关系。*：Bill 嵴；>：前半规管壶腹；EL：内淋巴管；FN（i）：面神经内听道段；GG：膝状神经节；HC：横嵴；IV：前庭下神经；L：面神经迷路段；SSC：前半规管；SV：进入上壶腹管的前庭上神经；T：面神经鼓室段

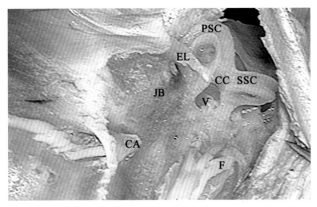

图 7.17　前半规管（SSC）和后半规管（PSC）已开放，可见二者汇合成总脚（CC）进入前庭。CA：耳蜗导水管；EL：内淋巴管；F：面神经；JB：颈静脉球；V：前庭

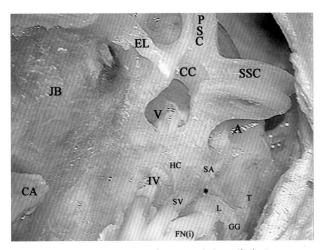

图 7.18　放大观。*：Bill 嵴；A：前半规管壶腹；CA：耳蜗导水管；CC：总脚；EL：内淋巴管；FN（i）：面神经内听道段；GG：膝状神经节；HC：横嵴；IV：前庭下神经；JB：颈静脉球；L：面神经迷路段；PSC：后半规管；SA：上壶腹神经；SSC：前半规管；SV：前庭上神经；T：面神经鼓室段；V：前庭

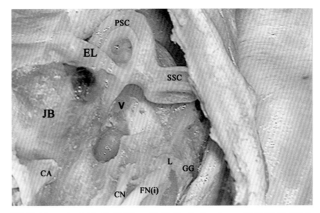

图 7.19　去除前庭神经，开放前庭（V），可见蜗神经进入蜗轴（C）。CA：耳蜗导水管；CN：内听道内的蜗神经；EL：内淋巴管；FN（i）：面神经内听道段；GG：膝状神经节；JB：颈静脉球；L：面神经迷路段；PSC：后半规管；SSC：前半规管

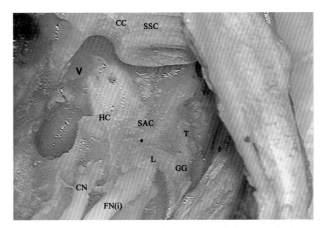

图 7.20　放大观。*：Bill 嵴；C：蜗神经进入蜗轴；CC：总脚；CN：内听道内的蜗神经；FN（i）：面神经内听道段；GG：膝状神经节；HC：横嵴；L：面神经迷路段；SAC：球囊；SSC：前半规管；T：面神经鼓室段；V：前庭

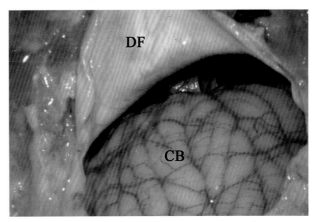

图 7.21　解剖显示该径路的硬脑膜内结构。作硬脑膜瓣（DF），向前翻折，暴露小脑（CB）

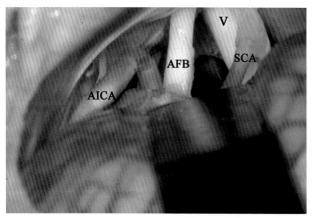

图 7.22　用牵开器牵开小脑，暴露脑桥小脑角区。AFB：面听束；AICA：小脑前下动脉；SCA：小脑上动脉；V：三叉神经

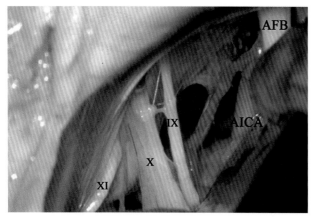

图 7.23　该径路术野下方，可见后组脑神经。AFB：面听束；AICA：小脑前下动脉；Ⅸ：舌咽神经；Ⅹ：迷走神经；Ⅺ：副神经

右　耳

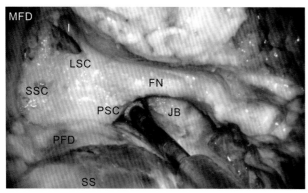

图 7.24　右侧颞骨，已完成单纯迷路后径路。开始磨除颈静脉球（JB）与后半规管（PSC）之间的气房。FN：面神经；I：砧骨；LSC：外半规管；MFD：颅中窝脑板；PFD：颅后窝脑板；SS：乙状窦；SSC：前半规管

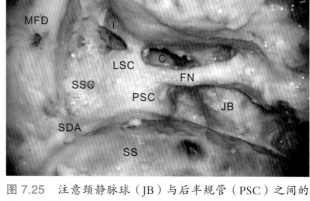

图 7.25　注意颈静脉球（JB）与后半规管（PSC）之间的空间。为解剖目的，已完成扩大的后鼓室开放术及面下鼓室开放术。C：耳蜗（骨岬）；FN：面神经；I：砧骨；LSC：外半规管；MFD：颅中窝脑板；SDA：窦脑膜角；SS：乙状窦；SSC：前半规管

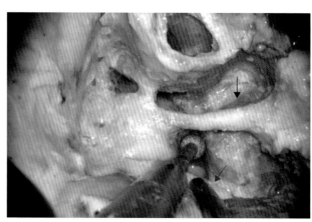

图 7.26　进一步轮廓化颈静脉球。将后鼓室进一步开放至下鼓室（注意黑色箭头所指位于面神经前方的部分乙状窦）。使用吸引器将颅后窝脑板向后牵拉，以免被钻头（红色箭头）损伤

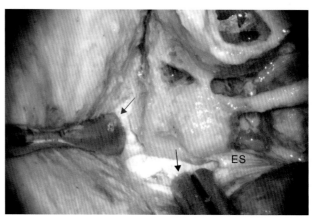

图 7.27　牵拉颅中窝脑板（红色箭头）和颅后窝脑板（黑色箭头）。将迷路轮廓化。ES：内淋巴囊

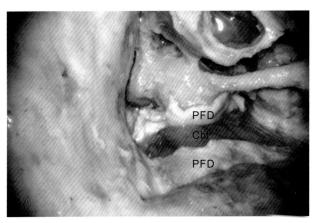

图 7.28　于乙状窦前缘打开颅后窝脑板（PFD），可见小脑（Cbl）

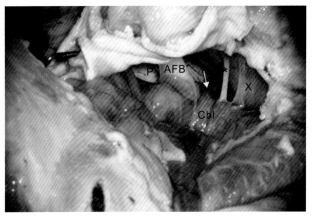

图 7.29　牵开部分小脑岩面组织，显露脑桥小脑角区及其内容物。箭头：小脑后下动脉；*：舌咽神经；AFB：面听束；Cbl：小脑；P：脑桥；X：迷走神经

摘 要

此径路为经迷路径路向前扩展而得，需牺牲耳蜗、去除外耳道和中耳结构，但无须移位面神经。

关键词：经耳囊径路；颈内动脉

8.1 适应证

● 部分向前侵犯的脑桥小脑角区肿瘤（如表皮样囊肿）病例，术前面神经功能正常。

● 部分岩骨胆脂瘤病例。

● 部分术前面神经功能正常的岩骨肿瘤病例。

● 部分累及耳蜗各转的前庭神经鞘瘤。

8.2 手术步骤

见图 8.1~8.53。

1. 皮肤切口与经迷路径路相同（图 4.2），横断并盲袋封闭外耳道（EAC）。然后将残留在骨性外耳道表面的皮肤、鼓膜及听骨链一并去除。应在显微镜下完成此步操作，以免皮肤残留。

2. 行开放式乳突切除术，轮廓化颅中窝脑板、颅后窝脑板及乙状窦，根据手术需要暴露范围及病变范围决定是否去除表面骨板。

3. 自膝状神经节（GG）至茎乳孔，轮廓化面神经（FN），保留薄层骨壁以保护面神经。

4. 参照经迷路径路和经耳蜗径路的方法，切除迷路，轮廓化内听道（IAC）。

5. 完全轮廓化内听道后，选择大小合适的金刚砂钻头，磨除迷路下气房。注意小心操作，避免损伤位于下方的颈静脉球和位于后方的颅后窝脑板。切勿过分磨薄面神经管内侧壁骨质，因为术后面神经血供主要来源于此骨壁。

6. 磨低鼓骨下部及外耳道前壁骨质。

7. 自面神经乳突段前方开始磨除骨质。在后续手术中要避免损伤该段面神经。一般而言，若术者非常小心，面神经被高速转动的钻头直接损伤的可能性很小。但是，与钻头同时转动的钻杆却极易被忽视。面神经长时间接触转动的钻杆，可发生热损伤。有时手术器械误入中耳腔，落在轮廓化的面神经的内侧或外侧，造成覆盖面神经的骨质骨折，锐利的骨折片损伤面神经，导致面瘫。因此，进行该部位的操作时应倍加小心。

8. 可通过咽鼓管来定位颈内动脉。咽鼓管位于颈内动脉上外侧方，颈内动脉恰好位于耳蜗前方，耳蜗中转就位于颈内动脉膝部后方。磨除咽鼓管周围的骨质时应多加小心，因为颈内动脉与咽鼓管之间的骨板有时缺如，可能会损伤到颈内动脉。因此，在颈内动脉周围区域进行操作时均应采用大号金刚砂钻头。

9. 应在确认颈内动脉的位置后再磨除耳蜗。采用这一顺序，可确保术中始终清楚颈内动脉的位置，从而避免将其损伤。磨除耳蜗时可以先由中转开始，采用中号切削钻头。打开耳蜗中转后，则需要换成金刚砂钻头以保证颈内动脉的安全。然后磨除剩余的耳蜗、颅后窝硬脑膜表面骨质及内听道前壁的骨质，完全轮廓化内听道。

10.可根据术中需要，进一步轮廓化颈内动脉。

11.手术结束时可以看到术腔中央呈"桥"状的面神经。

8.3　注意事项

● 磨除面神经管前方区域骨质时，警惕旋转的钻杆刘面神经造成损伤。

● 有时为暴露肿瘤上极并进行一些处理，需去除内听道上壁骨质。因为邻近颅中窝脑板，因此操作可能比较困难。此时可磨除颅中窝脑板骨质，并用吸引器牵拉硬脑膜及脑组织。

● 经耳囊径路避免了面神经移位，可以很好地保存术后面神经功能。

● 面神经呈"桥"状立于术野中央，会妨碍对于颈内动脉及岩尖部的操作。此外，如果术中动作不够轻柔，也可能造成面神经损伤。

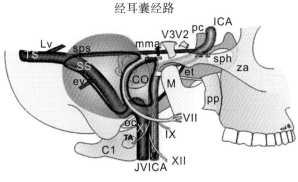

图 8.1　经耳囊径路（TOA）暴露的结构。注意绿色阴影区为扩大的经耳囊径路，相对于 Fisch 提出的经典的经耳囊径路，此径路所暴露的范围更广。Ⅶ：面神经；Ⅸ：舌咽神经；Ⅹ：迷走神经；Ⅺ：副神经；Ⅻ：舌下神经；AFL：破裂孔前部；C1：寰椎；CO：耳蜗；et：咽鼓管；ev：导静脉；gps：岩浅大神经；ICA：颈内动脉；JV：颈静脉；Lv：Labbé 静脉；M：下颌骨；mma：脑膜中动脉；oc：枕髁；pc：后床突；pp：翼突；sph：蝶窦；sps：岩上窦；SS：乙状窦；TA：环椎横突；TS：横窦；V2：三叉神经上颌支；V3：三叉神经下颌支；za：颧弓

左　耳

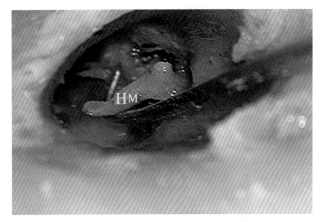

图 8.2　左侧颞骨，外耳道皮肤已去除，正在用钩针钩出锤骨柄（HM）

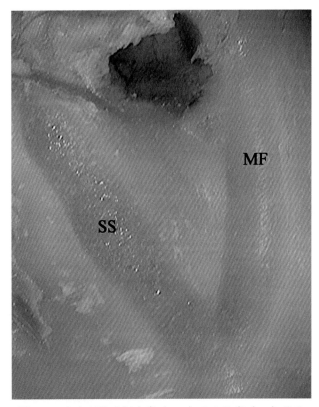

图 8.3　磨出预估的颅中窝（MF）及乙状窦（SS）平面

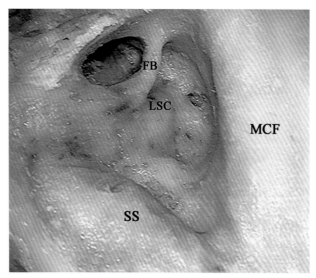

图 8.4　开放乳突腔，磨低外耳道后壁及上壁。FB：面神经桥；LSC：外半规管；MCF：颅中窝；SS：乙状窦

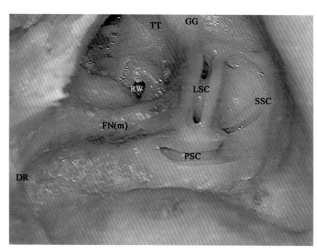

图 8.7　已开放外半规管（LSC）、后半规管（PSC）、前半规管（SSC）。DR：二腹肌嵴；FN（m）：面神经乳突段；GG：膝状神经节；RW：圆窗；TT：鼓膜张肌

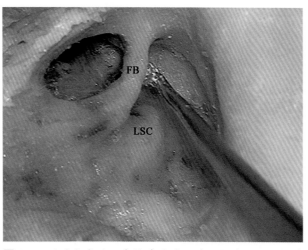

图 8.5　开放乳突腔，磨低外耳道后壁及上壁。FB：面神经桥；LSC：外半规管

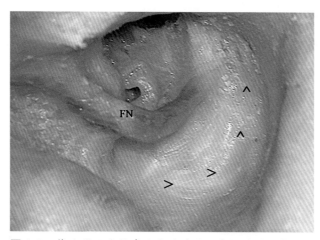

图 8.8　箭头所示为轮廓化内听道时，磨钻移动的半圆形轨迹。FN：面神经

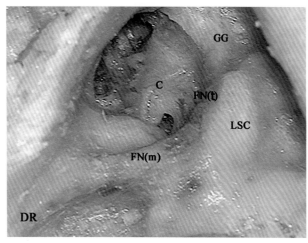

图 8.6　轮廓化自膝状神经节（GG）至二腹肌嵴（DR）的面神经。C：耳蜗底转（鼓岬）；FN（m）：面神经乳突段；FN（t）：面神经鼓室段；LSC：外半规管

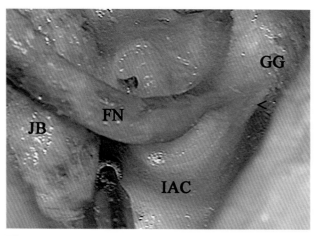

图 8.9　定位内听道（IAC）。高位的颈静脉球（JB）几乎与内听道接触，磨除二者之间的骨质时应选用小号金刚砂钻头，注意谨慎操作。<：面神经迷路段；FN：面神经；GG：膝状神经节

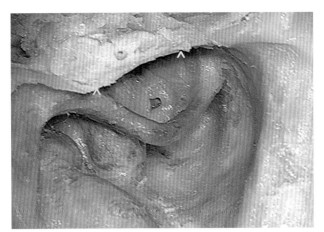

图 8.10　图中 ∧ ∧ 所示为外耳道下壁及前壁悬垂的骨质，遮挡了术野

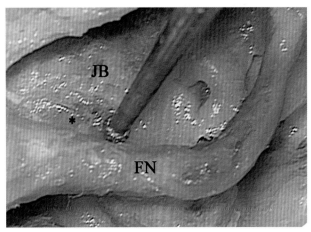

图 8.13　用大小适当的金刚砂钻头小心磨除颈静脉球（JB）与面神经（FN）之间的骨质（*）

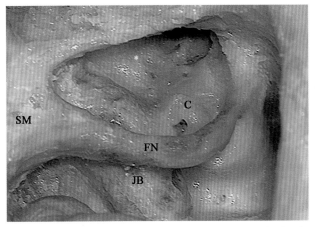

图 8.11　磨除外耳道壁悬垂骨质后，可见颈静脉球（JB）的一部分位于面神经（FN）前方。颈内动脉得以显露。C：耳蜗底转（鼓岬）；SM：茎乳孔

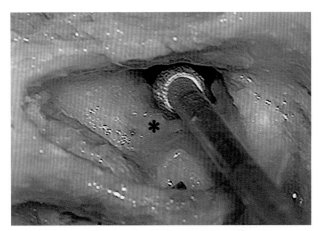

图 8.14　定位颈内动脉的方法有两种，一种是通过咽鼓管定位（图中钻头所示），另一种是通过鼓岬的前下界（*）定位。两种操作均应使用金刚砂钻头完成

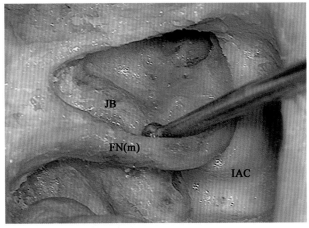

图 8.12　图示磨钻钻杆与面神经乳突段 [FN（m）] 接触，十分危险，在实际手术中应注意避免。IAC：内听道；JB：颈静脉球

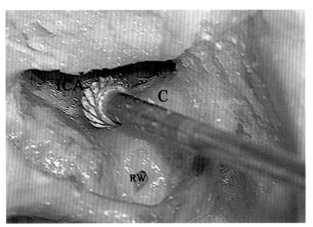

图 8.15　确认颈内动脉（ICA）后，用切割钻开放耳蜗（C）。RW：圆窗

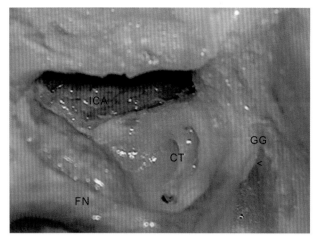

图 8.16 残余的部分耳蜗（CT）紧邻颈内动脉（ICA），故应使用小号金刚砂钻头进行磨除。<：面神经迷路段；FN：面神经；GG：膝状神经节

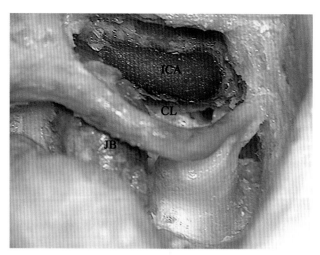

图 8.19 在颈内动脉（ICA）内侧，可见斜坡（CL）骨质。JB：颈静脉球

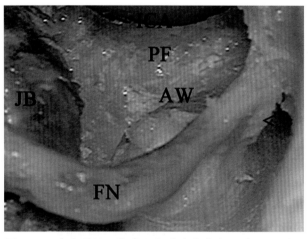

图 8.17 磨除耳蜗，轮廓化内听道前壁（AW），识别颅后窝硬脑膜（PF）。<：面神经迷路段；FN：面神经；ICA：颈内动脉；JB：颈静脉球

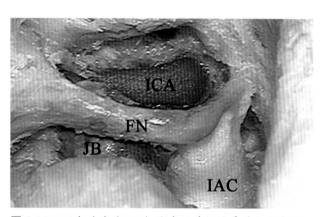

图 8.20 颈内动脉（ICA）垂直段外侧的骨质也被磨除。FN：面神经；IAC：内听道；JB：颈静脉球

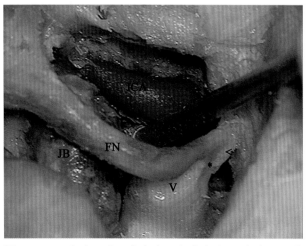

图 8.18 必要时可进一步磨除颈内动脉（ICA）内侧的骨质。*：Bill 嵴；<：面神经迷路段；FN：面神经；JB：颈静脉球；V：前庭

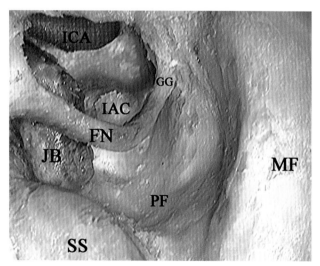

图 8.21 术后俯视观。注意面神经（FN）像呈"桥"状横跨术野中央，限制了手术操作。GG：膝状神经节；IAC：内听道；ICA：颈内动脉；JB：颈静脉球；MF：颅中窝平面；PF：颅后窝；SS：乙状窦

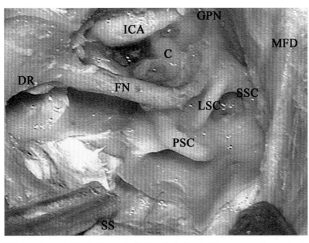

图 8.22 左侧颞骨，已磨除颅中窝脑板（MFD）、乙状窦（SS）和颅后窝脑板表面的骨质，已轮廓化面神经（FN）、颈内动脉（ICA）、外半规管（LSC）、后半规管（PSC）、前半规管（SSC）。C：耳蜗；DR：二腹肌嵴；GPN：岩浅大神经

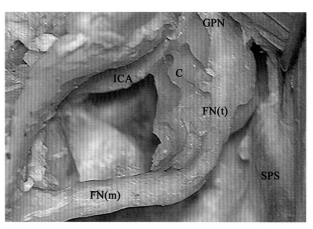

图 8.25 耳蜗（C）已开放。FN（m）：面神经乳突段；FN（t）：面神经鼓室段；GPN：岩浅大神经；ICA：颈内动脉；SPS：岩上窦

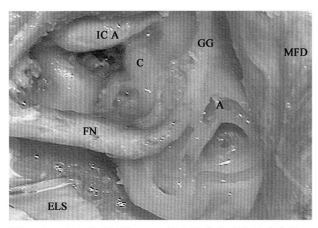

图 8.23 已开放半规管。A：外半规管和前半规管壶腹；C：耳蜗；ELS：切断的内淋巴囊；FN：面神经；GG：膝状神经节；ICA：颈内动脉；MFD：颅中窝脑板

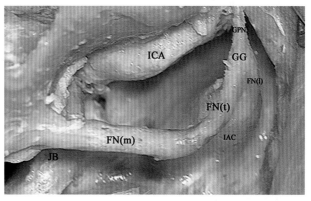

图 8.26 耳蜗被完全磨除，并轮廓化颈内动脉（ICA）垂直段。FN（l）：面神经迷路段；FN（m）：面神经乳突段；FN（t）：面神经鼓室段；GG：膝状神经节；GPN：岩浅大神经；IAC：内听道；JB：颈静脉球

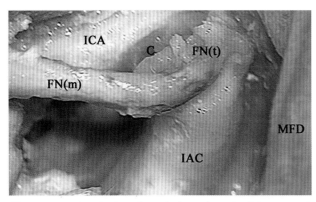

图 8.24 迷路已切除，内听道（IAC）已轮廓化。C：耳蜗；FN（m）：面神经乳突段；FN（t）：面神经鼓室段；ICA：颈内动脉；MFD：颅中窝脑板

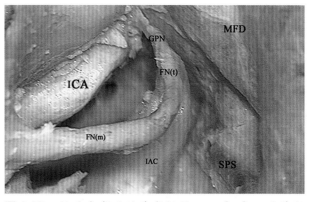

图 8.27 径路完成后的手术视野。FN（m）：面神经乳突段；FN（t）：面神经鼓室段；GPN：岩浅大神经；IAC：内听道；ICA：颈内动脉；MFD：颅中窝脑板；SPS：岩上窦

右 耳

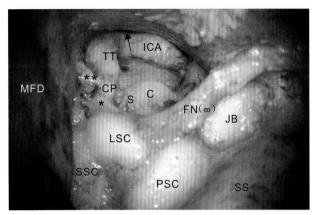

图 8.28 右耳。已完成岩骨次全切除术。*：面神经鼓室段；
**：齿突；箭头：咽鼓管；C：耳蜗（鼓岬）；CP：匙突；
FN（m）：面神经乳突段；ICA：颈内动脉；JB：颈静脉球；
LSC：外半规管；MFD：颅中窝脑板；PSC：后半规管；S：
镫骨；SS：乙状窦；SSC：前半规管；TT：鼓膜张肌

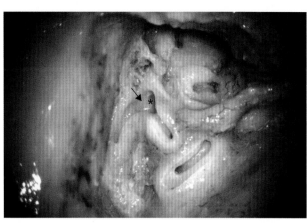

图 8.31 沿外半规管壶腹，开放前半规管壶腹端（箭头）。
★：前半规管壶腹与外半规管壶腹交汇处

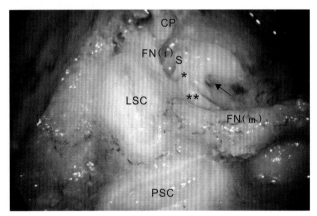

图 8.29 行迷路切除术，已暴露外半规管（LSC）及后半
规管（PSC）蓝线。箭头：圆窗；★：锥隆起和镫骨肌肌腱；
**：镫骨肌；CP：匙突；FN（m）：面神经乳突段；FN（t）：
面神经鼓室段

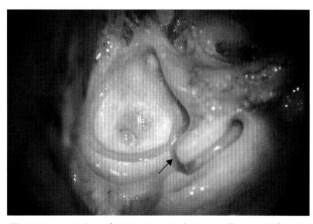

图 8.32 3个半规管均被开放至前庭处。箭头：总脚区域

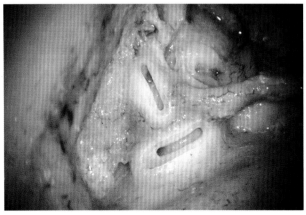

图 8.30 已开放外半规管及后半规管

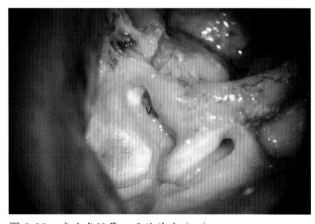

图 8.33 磨除半规管，开放前庭（V）

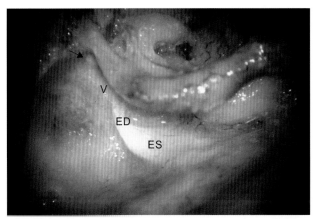

图 8.34　磨除半规管，开放前庭（V）。前庭代表着内听道底。保留前半规管壶腹（箭头）作为定位内听道上界的标志。磨除后半规管可暴露内淋巴管（ED）自前庭走行至内淋巴囊（ES）

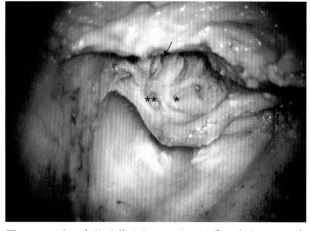

图 8.37　耳蜗中转（箭头）已开放，镫骨已去除。下一步将完全切除耳蜗，以辨认内听道前壁及斜坡。**：前庭窗；*：圆窗

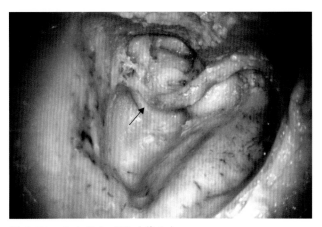

图 8.35　已定位内听道（箭头）

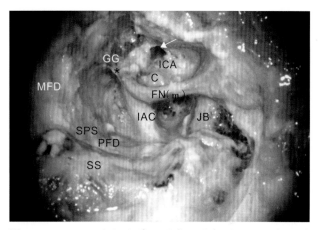

图 8.38　另一例右侧颞骨经耳囊径路解剖。识别内听道（IAC）后，开始磨除耳蜗。*：面神经鼓室段；箭头：咽鼓管；C：耳蜗（鼓岬）；FN（m）：面神经乳突段；GG：膝状神经节；ICA：颈内动脉；JB：颈静脉球；MFD：颅中窝脑板；PFD：颅后窝脑板；SPS：岩上窦；SS：乙状窦

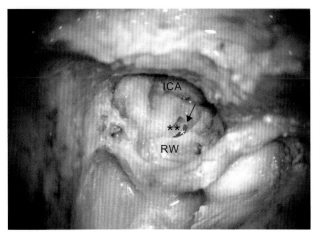

图 8.36　自耳蜗底转（箭头）开放耳蜗。*：鼓阶；**：前庭阶；ICA：颈内动脉；RW：圆窗

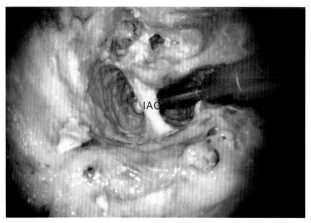

图 8.39　360°轮廓化内听道（IAC）

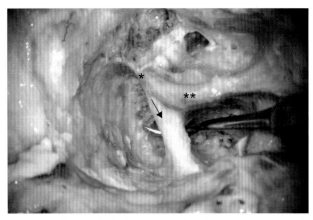

图 8.40 完全去除内听道骨质后的放大观。注意面神经的走行。箭头：面神经内听道段的走行方向；★：面神经鼓室段；★★：面神经乳突段

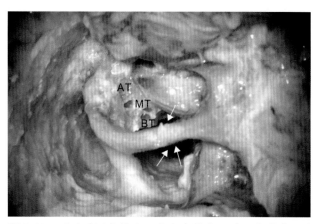

图 8.43 开放耳蜗底转（BT）和中转（MT）。尖转（AT）仍旧完整。暴露位于耳蜗、颈内动脉和颈静脉之间、面神经内侧的岩尖

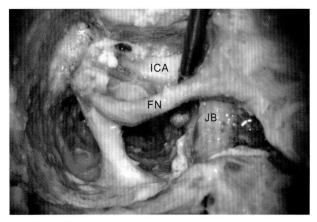

图 8.41 磨除面神经内侧骨质，以进一步轮廓化颈内动脉（ICA）和颈静脉球（JB）。FN：面神经

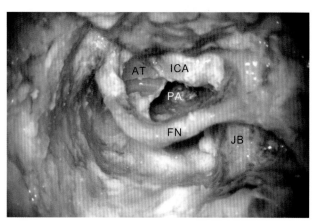

图 8.44 进一步磨除耳蜗以暴露岩尖（PA）。仍保留耳蜗尖转（AT）。FN：面神经；ICA：颈内动脉；JB：颈静脉球

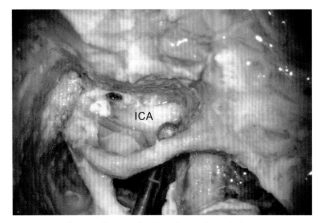

图 8.42 减压岩骨段颈内动脉（ICA）垂直部

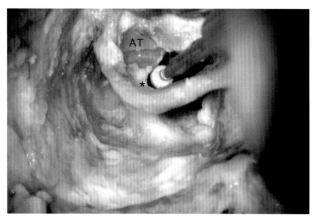

图 8.45 进一步磨除残余耳蜗，显露内听道前壁（＊）。AT：耳蜗尖转

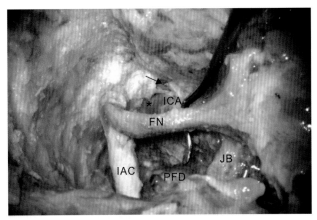

图 8.46　倾斜标本以暴露斜坡（钩针所示）。已磨除岩尖部骨质，显露颅后窝脑板（PFD）。已完成颈内动脉（ICA）减压。暴露颈内动脉膝部（★）。箭头：咽鼓管；FN：面神经；IAC：内听道；JB：颈静脉球

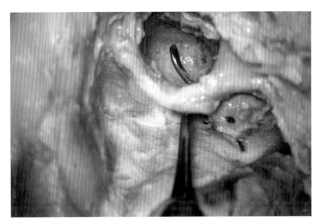

图 8.49　放大观。钩针所示为斜坡位置

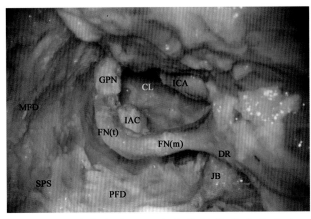

图 8.47　径路完成后，可见面神经横跨术野中央。CL：斜坡；DR：二腹肌嵴；FN（m）：面神经乳突段；FN（t）：面神经鼓室段；GPN：岩浅大神经；IAC：内听道；ICA：颈内动脉；JB：颈静脉球；MFD：颅中窝脑板；PFD：颅后窝脑板；SPS：岩上窦

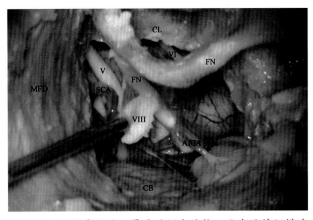

图 8.50　经耳囊径路可暴露的颅内结构。注意面神经横跨中央，遮挡了通向脑桥小脑角区的术野。AICA：小脑前下动脉；CB：小脑；CL：斜坡；FN：面神经；MFD：颅中窝脑板；SCA：小脑上动脉；V：三叉神经；Ⅵ：外展神经；Ⅷ：前庭蜗神经

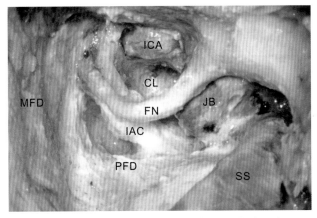

图 8.48　与图 8.47 情况类似。已暴露斜坡（CL）。注意高位颈静脉球（JB），几乎到达内听道（IAC）下界。FN：面神经；ICA：颈内动脉；MFD：颅中窝脑板；PFD：颅后窝脑板；SS：乙状窦

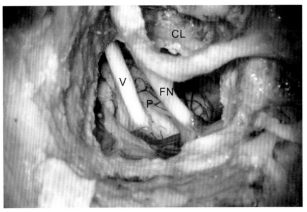

图 8.51　放大观。注意面神经（FN）与三叉神经（Ⅴ）的关系。CL：斜坡；P：脑桥

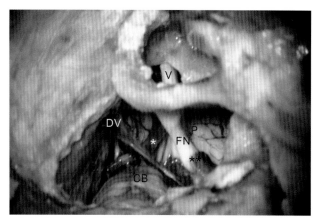

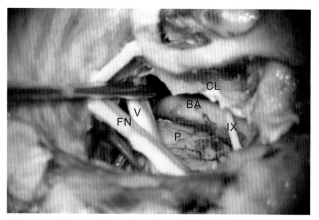

图 8.52　倾斜标本，显露 Dandy 静脉（DV）。★：小脑上动脉；★★：小脑前下动脉（AICA）；CB：小脑；FN：面神经；P：脑桥；V：三叉神经

图 8.53　牵开面神经（FN）和三叉神经（V），显露基底动脉（BA）。CL：斜坡；P：脑桥；IX：舌咽神经

第 9 章
改良经耳蜗径路（A 型）

摘 要

改良经耳蜗径路去除了外耳道及中耳结构，同时将面神经向后移位，清除了该径路向前方扩展的主要障碍，这有助于对岩骨段颈内动脉的垂直部和水平部进行操作，从而完全去除岩尖区病变。术野前方的扩展，使得术者在操作时无须牵拉小脑和脑干，即可很好地控制脑干腹侧面。

关键词：经耳蜗径路；面神经向后改道

9.1 适应证

- 硬脑膜外病变：巨大的岩尖部病变，术前伴面神经麻痹和内耳功能丧失者。
  - 岩骨胆脂瘤：巨大型、迷路下——岩尖型及迷路上型（少见）。
  - 听神经瘤复发，伴有岩骨侵犯和面神经麻痹。
  - 巨大的面神经肿瘤。
- 硬脑膜内病变：
  - 位于脑干腹侧的巨大斜坡病变和岩骨斜坡区病变，如岩斜区脑膜瘤。
  - 颅后窝残余或复发病变，来源与前庭蜗神经无关，并向前扩展到桥前池，特别是伴有基底动脉或穿支动脉受累的病变，或两者都有，如巨大的颅后窝表皮样囊肿。
  - 听神经瘤复发，并且伴有面神经麻痹。
- 硬膜内外沟通型病变：侵犯岩尖的脑膜瘤，原发于斜坡或颞骨、继发颅后窝占位的病变，如脊索瘤、软骨肉瘤和巨大的颈静脉球体瘤（颈静脉孔副神经节瘤）。

9.2 手术步骤

见图 9.1~9.60。

1. 皮肤切口同经迷路径路（图 4.2），不同的是，本径路需横断并盲袋封闭外耳道。盲袋封闭外耳道后，在显微镜下去除骨性外耳道表面的皮肤，防止残留。作一三角形的术腔，开始行乳突切除术。确认颅中窝脑板和乙状窦，磨低外耳道后壁至鼓环水平。

2. 去除残留的鼓膜和听骨链。

3. 辨认二腹肌嵴并轮廓化面神经乳突段。

4. 轮廓化面神经乳突段后，可见其起自二腹肌嵴前缘的茎乳孔，止于外半规管隆凸下方的面神经第二膝。面神经鼓室段由第二膝开始，在外半规管下方向前走行，最后到达匙突上方的膝状神经节。

5. 是否去除颅中窝脑板和乙状窦板的骨质，取决于病变的性质及术野暴露的满意度。不管是否切除骨质，都应保持术腔呈碟形，并磨除边缘悬垂的骨质，将骨缘磨至光滑，磨薄颅中窝脑板和乙状窦板，使其呈蛋壳状。

6. 如需去除脑板和乙状窦上的骨板，可使用骨膜剥离子在骨板与脑膜之间进行剥离。同法亦适用于经迷路径路。

7. 进行迷路切除术应首先磨除外半规管骨质。

在这一步操作过程中应避免损伤骨管下方的面神经第二膝，完整保留外半规管下壁可为其提供必要的保护。

8. 在外半规管前上方，可找到外半规管和前半规管相邻的壶腹端，由此开始沿前半规管向后走行，可确认总脚（由前半规管和后半规管的非壶腹端汇合而成）。

9. 完整保留前半规管壶腹前壁骨质，可以保护鼓室段和迷路段面神经免受磨骨时造成的意外损伤，还可为定位内听道上界提供标志。

10. 由总脚开始沿后半规管前进，可确认后半规管的壶腹端。它位于面神经乳突段内侧仅数毫米处，因此操作时需格外小心，切勿损伤面神经。

11. 去除乙状窦与后半规管之间的颅后窝脑板后，可暴露内淋巴囊。它位于后半规管的内后方、两层硬脑膜之间，此处硬脑膜张力很大，牵拉较困难，可以用锋利的尖刀沿骨缘锐性切断内淋巴管。

12. 开放前庭。面神经第二膝位于前庭外侧壁，内听道底位于前庭内侧壁，因此，在磨除前庭时应保持钻头平行于前庭的各个骨壁、由上向下或由下向上地磨除前庭骨壁，决不能由内向外磨除。仔细地磨除前庭外侧壁后缘。该处需要去除的骨质很少，但是对于内听道的充分暴露却至关重要。

13. 根据前半规管壶腹位置定位内听道上界。用大小适当的金刚砂钻头，由内向外磨除颅中窝脑板和内听道之间的骨质。磨除骨质时要谨防损伤硬脑膜，或不慎开放内听道骨壁从而损伤面神经内听道段。为避免上述情况，可先用剥离子将硬脑膜与需要磨除的骨板分开，在磨切过程中，用吸引器头将硬脑膜压向上方。在实际手术中，可以使用双极电凝器，边滴水边处理颅中窝脑板，使之收缩而便于牵拉。

14. 磨除内听道下界与颈静脉球之间的面后气房并确认内听道下界。磨除此处时，可见到耳蜗导水管。耳蜗导水管是定位舌咽神经的重要标志，

舌咽神经即位于其下方，因此磨到耳蜗导水管就意味着达到了所需磨除范围的下界。在实际手术中，开放耳蜗导水管、释放脑脊液，可减少颅内压力，有助于术野的暴露。

15. 确认内听道的位置后，继续用确定适当大小的金刚砂钻头磨除内听道周围的骨质，注意沿半规管走行的方向、由上向后、再向下方进行磨除，直至内听道上仅保留一层透明的薄骨片。

16. 轮廓化面神经乳突段和鼓室段。在保证大量冲水的情况下，用适当大小的金刚砂钻头，按照平行于神经走行的方向，进行面神经骨管周围骨质的磨除，直至神经表面仅保留一层透明样薄骨片。完全切除茎乳孔周围（尤其是后缘）的骨质，以防在面神经改道时，残留的锋利骨片损伤面神经。

17. 在内听道底的后面可以见到横嵴，它是分隔内听道上下的一个骨嵴，其上方为前庭上神经和面神经，下方为前庭下神经和蜗神经。沿前庭上神经，自横嵴上方的外侧到前半规管壶腹，可见由前庭上神经至前半规管壶腹的上壶腹神经管，这是确认内听道底水平的面神经非常重要的标志。在此平面上，Bill 嵴位于上壶腹神经的前方，当从骨管内游离上壶腹神经时，Bill 嵴能保护面神经免受损伤。然后用小号切削钻头，小心打开前庭上神经骨管。在预估的内听道位置开始磨除骨质，直至骨管发白。

18. 用小号金刚砂钻头磨除 Bill 嵴。进行这一操作时，用冲洗吸引器牵开硬脑膜，既可以冲净术野，又可保护硬脑膜在磨除骨质的过程中免受损伤。当牵开硬脑膜后，继续磨除骨质直至暴露面神经迷路段。注意，大量冲水可以避免神经的热损伤，对于面神经迷路段的保护非常重要。磨除方向应与面神经迷路段的走行一致，并且钻头切削的方向应背离面神经而不是朝向面神经。

19. 用同样大小的金刚砂钻头磨除膝状神经节上覆盖的骨质。需要强调的是，应充分磨除膝状神经节前方及其与面神经迷路段所成锐角范围内

的骨质，这对于在随后的面神经改道中保护面神经免于损伤非常重要。

20.沿着岩浅大神经直至膝状神经节前缘，磨除其上方覆盖的骨质，直至完全暴露膝状神经节。该段面神经的主要滋养血管是与岩浅大神经相伴行的脑膜中动脉岩支，因此，在实际手术中，应在双极电凝后再切断该神经，从而防止后期出血。

21.用一双弯钩针切除面神经全程最后覆盖的薄骨片。

22.是否打开内听道的硬脑膜取决于病变的范围。若内听道内的面神经未受到侵犯，则无须开放内听道硬脑膜，这样既可以保证内听道内面神经的血液供应，又可以防止术后脑脊液漏的发生。

23.在内听道底水平，用双弯钩针分离前庭下神经。

24.用小钩针将上壶腹神经从骨管内分离出来后，继续分离至前庭上神经，此时即可见到位于前方的面神经。

25.面神经改道从面神经膝状神经节开始。使用带角度的钩针和含侧孔的吸引器游离面神经膝状神经节。然后游离面神经迷路段。这是面神经改道手术中最为精细的一步，也是最有可能损伤到面神经（迷路段）的步骤。这是因为，面神经迷路段表面无神经鞘膜包裹，是面神经全程中最细的部分，而且膝状神经节与面神经迷路段所成的锐角处的骨质切除不足，稍有不慎，就会损伤面神经。

26.接下来，将面神经鼓室段自骨管中游离。

27.将连接于面神经乳突段内侧面的结缔组织和滋养血管自面神经骨管中锐性分离。面神经乳突段应游离至茎乳孔。

28.最大限度地游离面神经迷路段，直至其进入内听道。若决定不打开内听道的硬脑膜，则可自内听道底开始游离蜗神经，并分离内听道前壁硬脑膜。将内听道内容物连同面神经向后移位至颅后窝硬脑膜的上方、乙状窦前方。用铝箔片覆盖以保护改道后的面神经，以免在后续的操作过程中受到损伤。

29.用咬骨钳或大号切削钻去除残存的面神经骨管。继续磨宽鼓环下方区域。

30.用大号切削钻磨除耳蜗，磨至耳蜗中转（此处与颈内动脉间的骨板很薄）时换为金刚砂钻头。在充分冲水条件下，用金刚砂钻头继续磨除耳蜗剩余部分的骨质，暴露颈内动脉垂直段。

31.磨除岩尖骨质到达中斜坡水平，暴露颞骨后表面硬脑膜。如果病变位于硬膜外，可随即开始切除病变组织。若病变侵犯硬膜内，则应进行双极电凝后，再打开硬脑膜、切除病变。

9.3　注意事项

● 在处理膝状神经节附近病变时需格外小心。应尽可能地去除膝状神经节周围所有的骨质，以避免面神经改道时的神经损伤。

● 在面神经乳突段出茎乳孔处，常常可以看到致密增厚的结缔组织带与面神经骨管相连，应将二者进行锐性分离，以避免面神经改道时的神经牵拉和损伤。而处理鼓室段和面神经迷路段时，则需要进行非常精细的操作。

● 如果不能够充分地游离茎乳孔处的面神经，将会造成面神经乳突段移位困难，严重影响颈静脉球的暴露，进而阻碍对于肿瘤下极的操作。

● 进行面神经改道时，为避免吸引器直接吸引神经造成的损伤，可以在吸引管头端置一小棉片，或使用带有侧孔的吸引器。

● 采用该径路可以很好地控制岩骨内颈内动脉。颈内动脉暴露的范围可以根据肿瘤侵犯的程度及病变需要切除的范围而定，可以只进行颈内动脉轮廓化，也可以分别地进行颈内动脉垂直段和水平段 360° 或 270° 的暴露。

● 采用该径路可以在不牵拉小脑和脑干的情况下，很好地暴露脑桥小脑角区和桥前池，当病变侵犯脑膜和骨质广泛破坏时，可以最大限度地去除病变侵犯的骨质和硬脑膜。

● 面神经改道手术易造成面神经麻痹，通常可恢复至 House-Brackmann Ⅲ 级。

改良经耳蜗径路 A 型

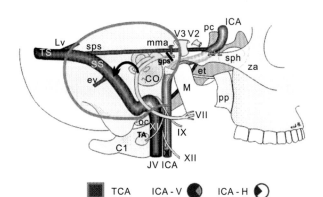

■ TCA   ◐ ICA-V   ◑ ICA-H

图 9.1   图示经耳蜗径路去除骨质的范围和控制的结构。Ⅶ：面神经；Ⅸ：舌咽神经；Ⅹ：迷走神经；ⅪⅠ：副神经；Ⅻ：舌下神经；AFL：破裂孔前部；C1：寰椎；CO：耳蜗；et：咽鼓管；ev：导静脉；gps：岩浅大神经；ICA：颈内动脉；JV：颈内静脉；Lv：Labbé 静脉；M：下颌骨；mma：脑膜中动脉；oc：枕髁；pc，后床突；pp：翼突；sph：蝶窦；sps：岩上窦；SS：乙状窦；TA：寰椎横突；TS，横窦；V2：三叉神经第二支（上颌神经）；V3：三叉神经第三支（下颌神经）；za：颧弓

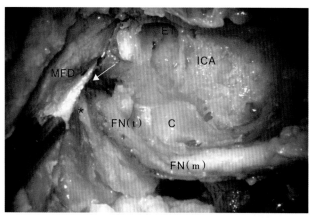

图 9.3   牵开颅中窝脑板（MFD）以暴露膝状神经节区域（箭头）。已行面神经减压，可见面神经乳突段 [FN（m）]、鼓室段 [FN（t）] 和迷路段（★）。C：耳蜗；ET：咽鼓管；ICA：颈内动脉

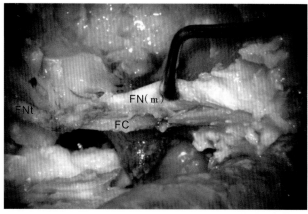

图 9.4   将面神经乳突段 [FN（m）] 从面神经骨管（FC）中进一步分离。FN(t)：面神经鼓室段

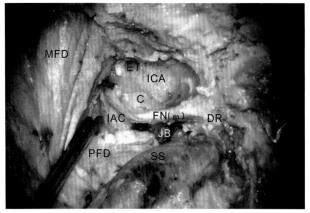

图 9.2   改良经耳蜗径路与经耳囊径路主要的不同在于将面神经向后改道。在下面的图片中，我们将在一右侧颞骨标本上逐步展示面神经改道的步骤。图中仍保留耳蜗（C）。DR：二腹肌嵴；ET：咽鼓管；FN(m)：面神经乳突段；IAC：内听道；ICA：颈内动脉；JB：颈静脉球；MFD：颅中窝脑板；PFD：颅后窝脑板；SS 乙状窦

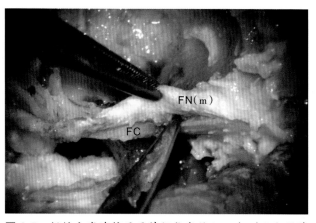

图 9.5   锐性分离连接于面神经乳突段 [FN（m）] 和面神经管（FC）之间的纤维血管

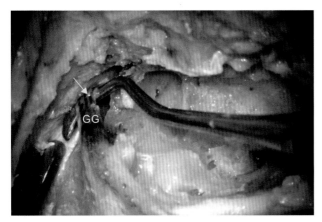

图 9.6　分离岩浅大神经（箭头）并将其切断。GG：膝状神经节

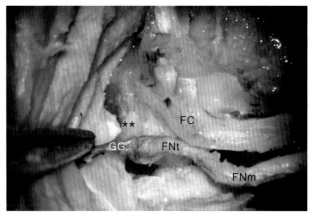

图 9.9　完全游离面神经迷路段（★★）。FC：面神经骨管；FN(m) 面神经乳突段；FN(t)：面神经鼓室段；GG：膝状神经节

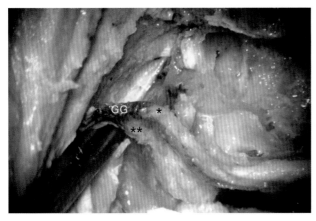

图 9.7　将膝状神经节（GG）连同面神经鼓室段（★）和迷路段（★★）一起向后移位

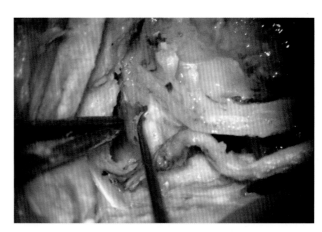

图 9.10　继续游离面神经内听道段

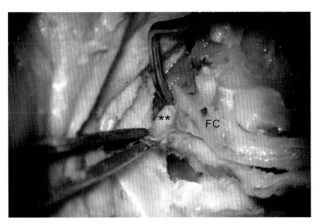

图 9.8　游离面神经迷路段（★★）。FC：面神经骨管

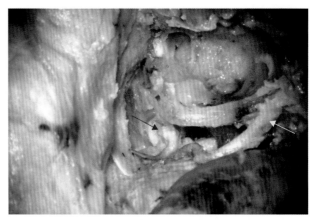

图 9.11　乳突段（黄色箭头）至内听道段（红色剪头）的面神经已全部向后改道

左 耳

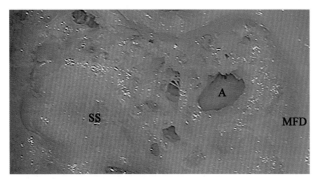

图 9.12 左侧颞骨，开始行乳突切除术，已开放鼓窦（A）。MFD：颅中窝硬脑膜；SS：乙状窦

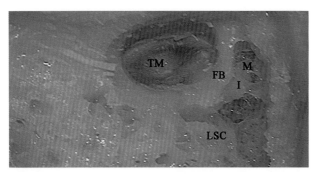

图 9.13 将外耳道后壁和上壁磨低至鼓环水平。FB：面神经桥；I：砧骨；LSC：外半规管；M：锤骨；TM：鼓膜

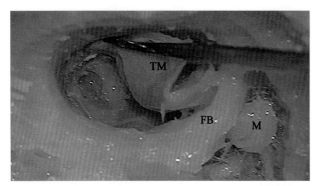

图 9.14 已去除砧骨，即将去除鼓膜（TM）和锤骨（M）。FB：面神经桥

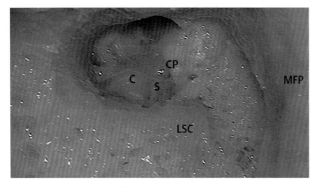

图 9.15 去除面神经桥后的术腔。C：耳蜗底转（鼓岬）；CP：匙突；LSC：外半规管；MFP：颅中窝脑板；S：镫骨

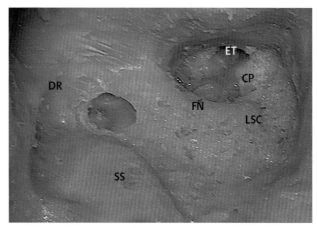

图 9.16 定位面神经乳突段（FN）。CP：匙突；DR：二腹肌嵴；ET：咽鼓管；LSC：外半规管；SS：乙状窦

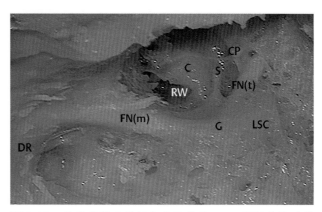

图 9.17 继续磨薄面神经表面的骨质。C：耳蜗底转（鼓岬）；CP：匙突；DR：二腹肌嵴；FN（m）：面神经乳突段；FN（t）：面神经鼓室段；G：面神经第二膝；LSC：外半规管；RW：圆窗；S：镫骨

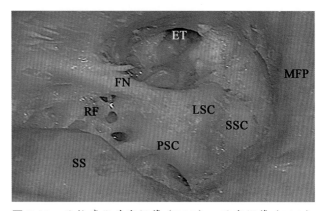

图 9.18 已轮廓化外半规管（LSC）、后半规管（PSC）及前半规管（SSC）。已磨除面后气房（RF）并完全轮廓化面神经（FN）。ET：咽鼓管；MFP：颅中窝脑板；SS：乙状窦

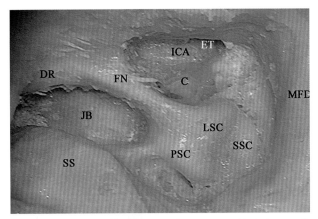

图 9.19 已轮廓化面神经（FN），确认颈静脉球。已磨除鼓骨部分骨质，确认颈内动脉（ICA）的位置。C：耳蜗底转（鼓岬）；DR：二腹肌嵴；ET：咽鼓管；JB：颈静脉球；LSC：外半规管；MFD：颅中窝脑板；PSC：后半规管；SS：乙状窦；SSC：前半规管

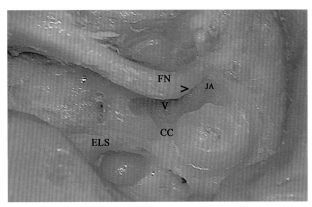

图 9.22 已开放前庭。注意面神经第二膝（FN）与前庭间的薄层骨质（＞）。CC：总脚；ELS：内淋巴囊；JA：外、前半规管壶腹连接处

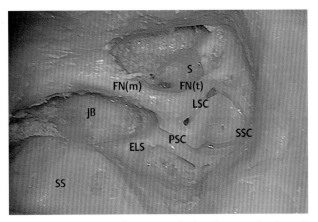

图 9.20 行迷路切除术。ELS：内淋巴囊；FN（m）：面神经乳突段；FN（t）：面神经鼓室段；JB：颈静脉球；LSC：外半规管；PSC：后半规管；S：镫骨；SS：乙状窦；SSC：前半规管

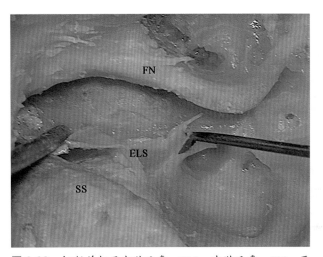

图 9.23 切断并打开内淋巴囊。ELS：内淋巴囊；FN：面神经；SS：乙状窦

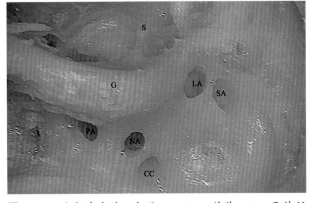

图 9.21 通向前庭的 5 个开口。CC：总脚；G：面神经第二膝；LA：外半规管壶腹；NA：外半规管非壶腹端；PA：后半管壶腹；S：镫骨；SA：前半规管壶腹

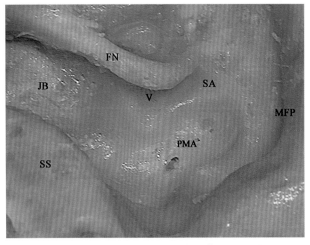

图 9.24 迷路切除术已完成，即将轮廓化内听道。FN：面神经；JB：颈静脉球；MFP：颅中窝脑板；PMA：内听道周围气房；SA：前半规管壶腹；SS：乙状窦；V：前庭

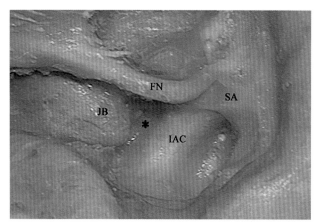

图 9.25　已轮廓化内听道（IAC）上缘和后缘，即将磨除内听道与颈静脉球（JB）之间的骨质（＊）。FN：面神经；SA：前半规管壶腹

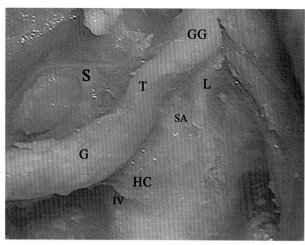

图 9.28　已轮廓化膝状神经节（GG）和面神经迷路段（L）。G：面神经第二膝；HC：横嵴；IV：前庭下神经；S：镫骨；SA：上壶腹神经；T：面神经鼓室段

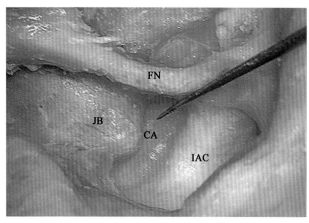

图 9.26　确认耳蜗导水管（CA）。FN：面神经；IAC：内听道；JB：颈静脉球

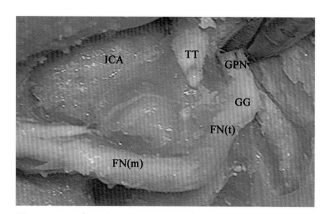

图 9.29　轮廓化并切断岩浅大神经。在实际手术中，应在切除神经前先进行电凝。FN（m）：面神经乳突段；FN（t）：面神经鼓室段；GG：膝状神经节；ICA：颈内动脉；TT：鼓膜张肌

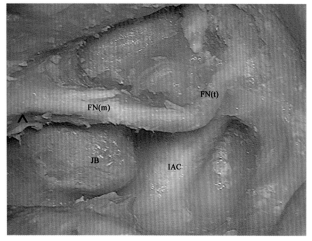

图 9.27　面神经乳突段 [FN（m）] 及鼓室段 [FN（t）] 表面仅残留一层很薄的骨片。继续磨除面神经后方、二腹肌嵴（＾）水平的骨质。IAC：内听道；JB：颈静脉球

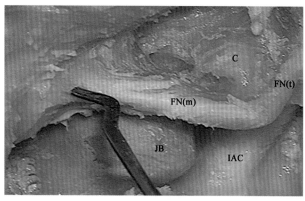

图 9.30　已磨除面神经乳突段 [FN（m）] 和鼓室段 [FN（t）] 表面的残余薄骨片。已磨除面神经后方、二腹肌嵴平面的骨质，以防在面神经改道时造成损伤。C：耳蜗底转（鼓岬）；IAC：内听道；JB：颈静脉球

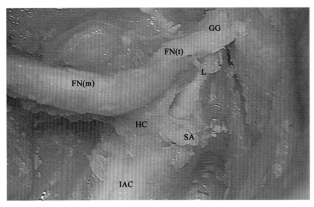

图9.31 已将上壶腹神经（SA）从骨管中移出。FN（m）：面神经乳突段；FN（t）：面神经鼓室段；GG：膝状神经节；HC：横嵴；IAC：内听道；L：面神经迷路段

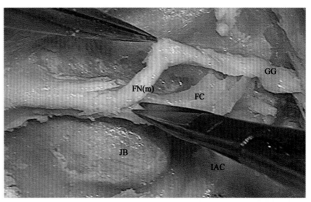

图9.34 切断面神经乳突段[FN（m）]与面神经骨管（FC）之间的纤维血管连接。GG：膝状神经节；IAC：内听道；JB：颈静脉球

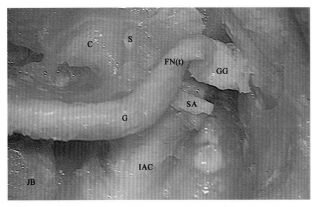

图9.32 自膝状神经节（GG）开始，向后移位面神经。C：耳蜗底转（鼓岬）；FN（t）：面神经鼓室段；IAC：内听道；JB：颈静脉球；S：镫骨；SA：上壶腹神经

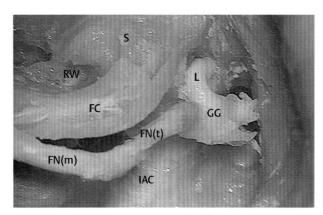

图9.35 将面神经迷路段（L）自骨管中移出。FC：面神经骨管；FN（m）：面神经乳突段；FN（t）：面神经鼓室段；GG：膝状神经节；IAC：内听道；RW：圆窗；S：镫骨

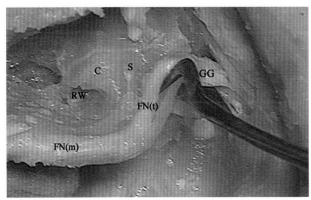

图9.33 将面神经鼓室段[FN（t）]自骨管中移出。C：耳蜗底转（鼓岬）；FN（m）：面神经乳突段；GG：膝状神经节；RW：圆窗；S：镫骨

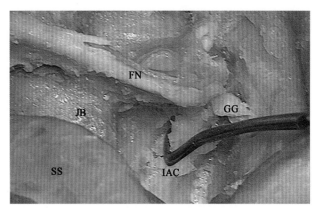

图9.36 自内听道底游离前庭下神经和蜗神经。FN：面神经；GG：膝状神经节；IAC：内听道；JB：颈静脉球；SS：乙状窦

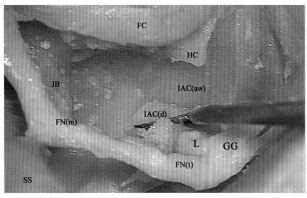

图 9.37 从内听道前壁 [IAC（aw）] 游离内听道硬脑膜 [IAC（d）]。FC：面神经骨管；FN（m）：面神经乳突段；FN（t）：面神经鼓室段；GG：膝状神经；HC：横嵴；JB：颈静脉球；L：面神经迷路段；SS：乙状窦

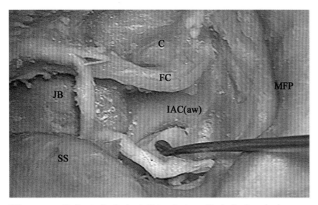

图 9.38 将向后改道的面神经置于颈静脉球（JB）与乙状窦（SS）之间。C：耳蜗底转（鼓岬）；FC：面神经骨管；IAC（aw）：内听道前壁；MFP：颅中窝脑板

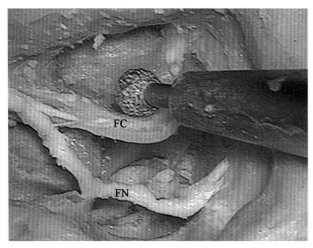

图 9.39 用大号金刚砂钻头磨除面神经骨管（FC）。FN：面神经

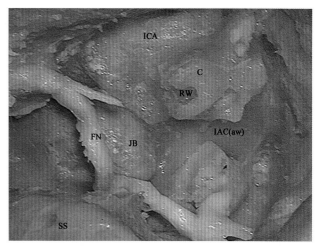

图 9.40 已磨除面神经骨管，接下来磨除耳蜗（C）。FN：面神经；IAC（aw）：内听道前壁；ICA：颈内动脉；JB：颈静脉球；RW：圆窗；SS：乙状窦

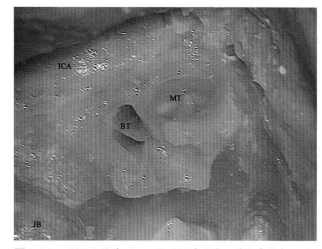

图 9.41 耳蜗已被磨开，可见耳蜗底转（BT）和中转（MT）。ICA：颈内动脉；JB：颈静脉球

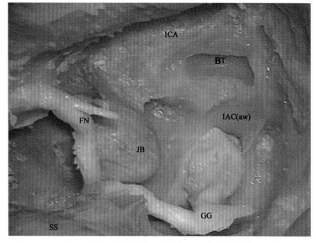

图 9.42 图示耳蜗底转（BT）与颈内动脉（ICA）之间的密切关系。磨除其间的骨质时，应采用小号金刚砂钻头谨慎操作。FN：面神经；GG：膝状神经节；IAC（aw）：内听道前壁；JB：颈静脉球；SS：乙状窦

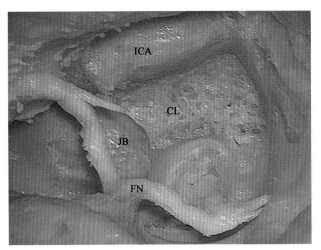

图 9.43 磨除颈内动脉（ICA）内侧的骨质至斜坡（CL）。
FN：面神经；JB：颈静脉球

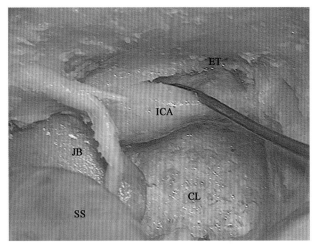

图 9.46 如需去除颈内动脉（ICA）外侧的骨质，可以将颈内动脉向内牵开。CL：斜坡；ET：咽鼓管；JB：颈静脉球；SS：乙状窦

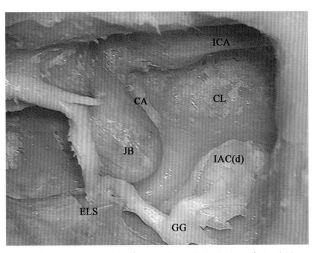

图 9.44 图示耳蜗导水管（CA）与颈静脉球的密切关系。
CL：斜坡；ELS：内淋巴囊；GG：膝状神经节；ICA（d）：内听道硬脑膜；ICA：颈内动脉；JB：颈静脉球

右 耳

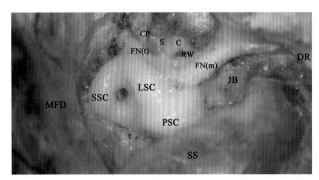

图 9.47 右侧颞骨。已轮廓化自二腹肌嵴（DR）前缘的茎乳孔至面神经鼓室段 [FN（t）] 前端的膝状神经节的面神经。C：耳蜗；CP：匙突；FN（m）：面神经乳突段；JB：颈静脉球；LSC：外半规管；MFD：颅中窝脑板；PSC：后半规管；RW：圆窗；S：镫骨；SS：乙状窦；SSC：前半规管

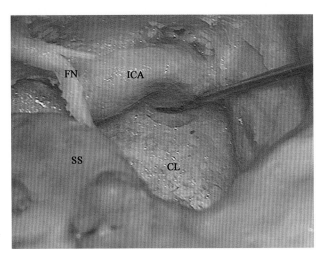

图 9.45 进一步磨除斜坡（CL）骨质，将颈内动脉（ICA）向外牵拉。FN：面神经；SS：乙状窦

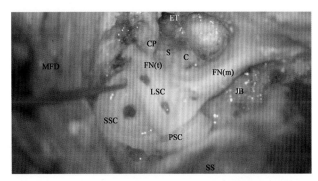

图 9.48 已打开外半规管（LSC）、前半规管（SSC）和后半规管（PSC）。探针所示为上和外半规管壶腹位置，显示上、外半规管壶腹与面神经鼓室段 [FN（t）] 间的关系。C：耳蜗；CP：匙突；ET：咽鼓管；FN（m）：面神经乳突段；JB：颈静脉球；MFD：颅中窝脑板；S：镫骨；SS：乙状窦

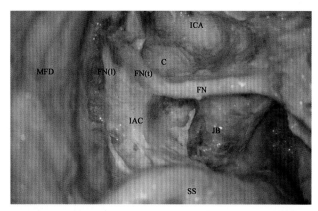

图9.49 完成整个颞骨内面神经的轮廓化。C：耳蜗；FN：面神经乳突段；FN（l）：面神经迷路段；FN（t）：面神经鼓室段；IAC：内听道；ICA：颈内动脉；JB：颈静脉球；MFD：颅中窝脑板；SS：乙状窦

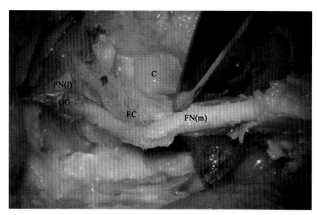

图9.52 锐性切断面神经乳突段[FN（m）]与面神经骨管（FC）之间的纤维血管连接。C：耳蜗；FN（l）：面神经迷路段；GG：膝状神经节

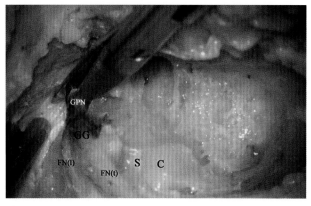

图9.50 电凝后切断岩浅大神经（GPN）。C：耳蜗；FN（l）：面神经迷路段；FN（t）：面神经鼓室段；GG：膝状神经节；S：镫骨

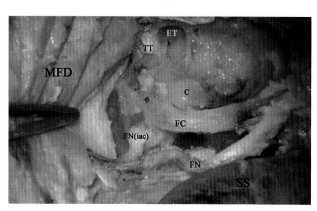

图9.53 完成面神经（FN）向后改道。C：耳蜗；ET：咽鼓管；FC：面神经骨管；FN（iac）：面神经内听道段；MFD：颅中窝脑板；SS：乙状窦；TT：鼓膜张肌

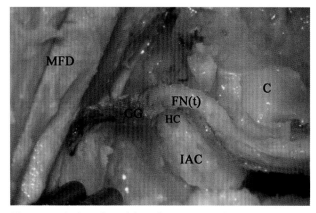

图9.51 自膝状神经节（GG）开始，将面神经向后改道。C：耳蜗；FN（t）：面神经鼓室段；HC：横嵴；ICA：内听道；MFD：颅中窝脑板

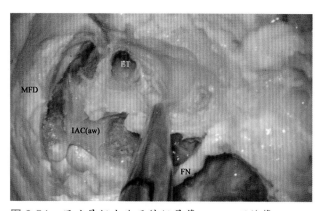

图9.54 用咬骨钳去除面神经骨管。ET：咽鼓管；FN：面神经；IAC（aw）：内听道前壁；MFD：颅中窝脑板

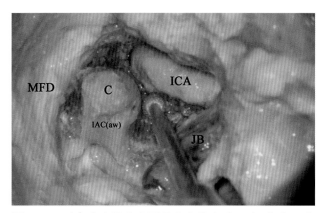

图 9.55　用大小合适的金刚砂钻头磨除耳蜗（C）与颈内动脉（ICA）夹角之间的骨质。IAC（aw）：内听道前壁；JB：颈静脉球；MFD：颅中窝脑板

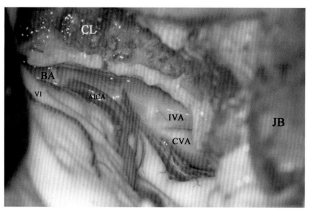

图 9.58　已开放硬脑膜。该径路是暴露桥前池的理想选择。AICA：小脑前下动脉；BA：基底动脉；CL：斜坡；CVA：对侧椎动脉；IVA：同侧椎动脉；JB：颈静脉球；VI：展神经

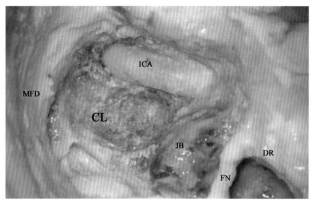

图 9.56　已磨除耳蜗。CL：斜坡；DR：二腹肌嵴；FN：面神经；ICA：颈内动脉；JB：颈静脉球；MFD：颅中窝脑板

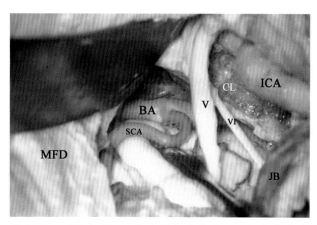

图 9.59　术野上部，可见小脑上动脉（SCA）及其分支自基底动脉（BA）发出。CL：斜坡；ICA：颈内动脉；JB：颈静脉球；MFD：颅中窝脑板；V：三叉神经；VI：展神经

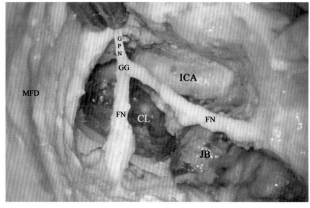

图 9.57　将面神经移回原位，比较改道前后手术空间的变化。CL：斜坡；GG：膝状神经节；GPN：岩浅大神经；ICA：颈内动脉；JB：颈静脉球；MFD：颅中窝脑板

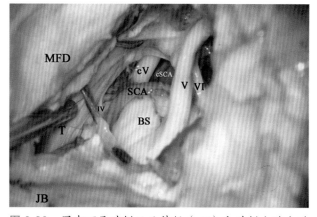

图 9.60　图中可见对侧三叉神经（cV）和对侧小脑上动脉（cSCA），表明该径路对桥前池的暴露良好。BS：脑干；Ⅳ：滑车神经；JB：颈静脉球；MFD：颅中窝脑板；SCA：同侧小脑上动脉；T：小脑幕；V：同侧三叉神经；Ⅵ：展神经

摘 要

颞下窝径路 A 型主要适用于处理颈静脉孔区、岩骨的迷路下区和岩尖部、颈内动脉垂直段和颈内动静脉间隙上部的病变。颞下窝径路 B 型为迷路外入路，主要适用于处理侵及岩尖和中斜坡的硬膜外病变。

关键词：颞下窝径路 A 型；面神经向前改道；经枕髁经颈静脉结节扩展径路；颞下窝径路 B 型

10.1 颞下窝径路 A 型

颞下窝径路 A 型主要适用于处理颈静脉孔区、岩骨的迷路下区和岩尖部、颈内动脉垂直段和颈内动静脉间隙上部的病变（图 10.1a）。该径路主要用于这些区域较大的硬膜外病变。这一径路的关键在于向前改道面神经，从而达到对迷路下区和颈静脉孔区及颈内动脉垂直段较为理想的控制（图 10.1b）。术中还需去除侧方阻碍这些区域暴露的结构（图 10.1c），除面神经外，还包括鼓骨、二腹肌和茎突。

■ 10.1.1 适应证

• 颈静脉孔区病变：

○ C 型和 D 型副神经节瘤（鼓室颈静脉球副神经节瘤）。

○ 后组脑神经鞘瘤和颈静脉孔脑膜瘤。然而，对于大部分此类病例，我们采用岩枕经乙状窦入路，不仅可以保留中耳功能，还无须移位面神经。

• 迷路下及颞骨岩尖部病变：

○ 迷路下和岩尖部胆脂瘤。

○ 低位斜坡脊索瘤。

■ 10.1.2 手术解剖

• 面神经乳突段位于颈静脉球外侧中部。在 60% 的病例中，颈静脉球的一半或更多的部分位于面神经垂直平面的前方（图 10.2）。

• 后组脑神经出颅时，舌咽神经位于最外侧，舌下神经位于最内侧。舌下神经转向下，与迷走神经在上颈部并行一小段距离（图 10.3）。

• 舌咽神经向前横跨颈内动脉（图 10.3）。

• 在其下方，舌下神经跨过动脉走向舌体。迷走神经行于颈内静脉与颈内动脉之间（图 10.4）。副神经横跨颈内静脉的外侧并向后走行。

• 在一半的病例中，副神经位于颈内静脉的内侧。所有病例副神经都走行于寰椎横突的前外侧（图 10.5）。

• 注意椎动脉与颈内静脉的密切关系。向颈部扩展明显的鼓室颈静脉球副神经节瘤可能侵犯椎动脉（图 10.5）。

• 茎突及其肌肉将外侧的颈外动脉与内侧的颈内动脉分隔开来。

• 在 70% 的病例中，髁导静脉汇入颈静脉球。在颈静脉孔区出颅处，该静脉紧邻后组脑神经（X ~ XI）（图 10.6）。

• 枕动脉自颈外动脉发出后，在颈部向后走行，位于颈内静脉及副神经的外侧。颈内动脉转向内侧进入颅底的颈内动脉管外口。颈静脉球在其进入颈部移行为颈内静脉之前弯曲向外（图10.7）。

● 图 10.1c 显示走行于颅底大血管外侧的解剖结构：面神经、茎突及附着的肌肉与韧带、二腹肌后腹及胸锁乳突肌。对于向下扩展至颈部的大型颈静脉孔区肿瘤，如 C 型鼓室颈静脉球副神经节瘤，在自外向内充分控制该区域的时候，需要去除或移位这些结构。

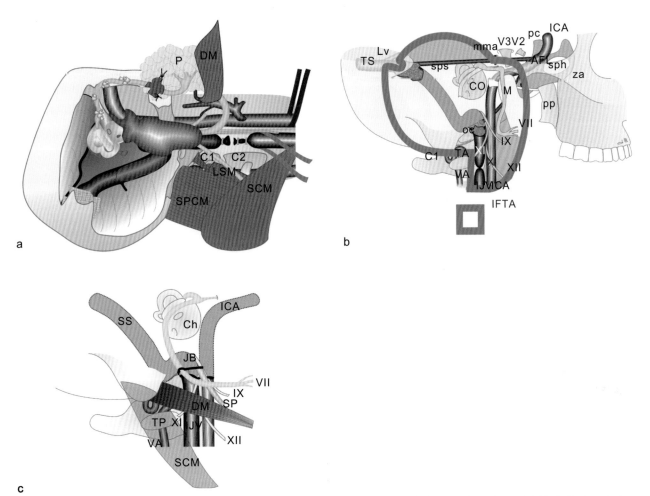

图 10.1 （a~c）示颞下窝径路 A 型。（a）颞下窝径路 A 型的手术术野。（b）颞下窝径路 A 型的暴露范围。（c）阻碍颈静脉球暴露的结构。 AFL：破裂孔前部；C1：寰椎；C2：枢椎；Ch：耳蜗；DM：二腹肌后腹；ICA：颈内动脉；IJV：颈内静脉；JB：颈静脉球；LSM：肩胛提肌；Lv：Labbé 静脉；mma：脑膜中动脉；M：下颌骨；OC：枕髁；P：腮腺；pc：后床突；pp：翼突；SCM：胸锁乳突肌；SP：茎突；SPCM：头夹肌；sph：蝶窦；sps：岩上窦；TP：寰椎横突；TS：横窦；V2：三叉神经上颌支；V3：三叉神经下颌支；za：颧弓；VA：椎动脉；Ⅶ：面神经；Ⅸ：舌咽神经；Ⅺ：副神经；Ⅻ：舌下神经

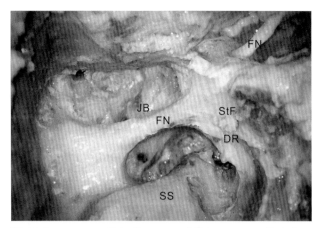

图 10.2　DR：二腹肌嵴；FN：面神经；JB：颈静脉球；SS：乙状窦；StF：茎乳孔

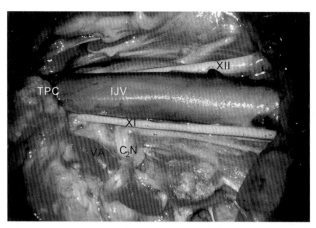

图 10.5　C2N：颈 2 神经；IJV：颈内静脉；TPC1：寰椎横突；VA：椎动脉；XI：副神经；XII：舌下神经

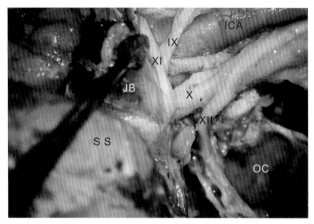

图 10.3　ICA：颈内动脉；IX：舌咽神经；JB：颈静脉球；OC：枕髁；SS：乙状窦；X：迷走神经；XI：副神经；XII：舌下神经

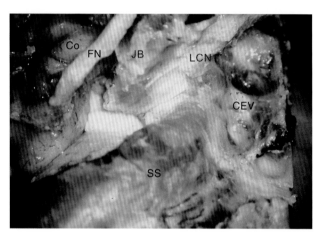

图 10.6　CEV：髁导静脉；Co：耳蜗；FN：面神经；JB：颈静脉球；LCN：后组脑神经；SS：乙状窦

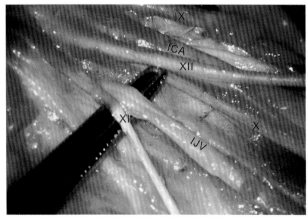

图 10.4　ICA：颈内动脉；IJV：颈内静脉；IX：舌咽神经；X：迷走神经；XI：副神经；XII：舌下神经

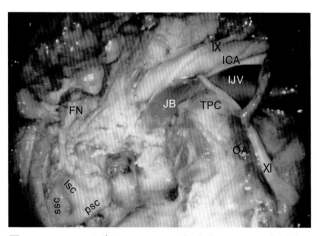

图 10.7　FN：面神经；ICA：颈内动脉；IJV：颈内静脉；IX：舌咽神经；JB：颈静脉球；lsc：外半规管；OA：枕动脉；psc：后半规管；ssc：前半规管；TPC：寰椎横突；XI：副神经

■ 10.1.3　手术步骤

见图 10.8~10.32。

1. 作耳后皮肤切口。

2. 掀起基蒂位于前方的肌骨膜瓣用于接下来外耳道的封闭。如前所述横断外耳道。

3. 在面神经离开颞骨的出口处确认其走行。于外耳道软骨尖与乳突尖连线的垂直平分线上寻找面神经主干。在腮腺内追踪面神经主干，直至暴露面神经颞支及颞支近端。

4. 在肌肉起始处切断二腹肌后腹及胸锁乳突肌。在颈部确认颈内静脉、颈外动脉及颈内动脉，并用血管带标记。

5. 去除外耳道皮肤、鼓膜、锤骨及砧骨。

6. 行开放式乳突切除术，去除乙状窦前后的骨质。自膝状神经节至茎乳孔轮廓化面神经，用双曲剥离子去除面神经表面最后一层骨片。使用显微剪切断镫骨足弓，去除镫骨板上的结构。

7. 广泛去除鼓骨下部骨质，并用咬骨钳去除乳突尖。在咽鼓管上方的颧弓根处磨出一条骨槽，用于容纳改道后的面神经。

8. 用剪刀整体游离茎乳孔处面神经及其周围软组织。注意不要将软组织与面神经分离。

9. 用 Beaver 刀切断面神经与骨管之间的纤维组织，游离面神经乳突段。使用曲面剥离子小心将面神经鼓室段游离至膝状神经节水平。用无齿镊夹住茎乳孔处面神经周围的软组织，将面神经向前移位。

10. 在腮腺内作一通道用于容纳改道后的面神经，并在上下两处缝合关闭。将面神经置于咽鼓管上方的骨槽内并用生物蛋白胶加以固定。

11. 磨除迷路下气房并辨认岩段颈内动脉的垂直部。

12. 用大号中隔剥离子分离下颌骨髁突与外耳道前壁。用 Fisch 颞下窝撑开器将下颌骨髁突向前移位，注意不要损伤面神经。进一步磨除外耳道前壁骨质以完全暴露颈内动脉垂直段。在紧贴乙状窦后方的硬脑膜上切开一个小口，用于穿入动脉瘤针。紧贴乙状窦前方再作一切口，以便动脉瘤针穿出。

13. 使用 Vicryl 缝线双重结扎乙状窦。然而，缝扎乙状窦会导致硬脑膜切口产生缝隙，增加术后脑脊液漏的风险。替代的方法为使用速即纱腔外填塞封闭乙状窦。

14. 切断附着于茎突的组织。使用咬骨钳折断茎突，用剪刀将其切除。

15. 用剪刀仔细切除进入颅底的颈内动脉周围残余的纤维组织。

16. 双重结扎颈内静脉并将其切断，或使用血管夹夹闭血管（更为简便、快捷）。

17. 将结扎的静脉向上翻起，注意不要损伤相邻的后组脑神经。若副神经行于颈内静脉外侧，需仔细将静脉从神经下方游离出来，以免损伤副神经。

18. 必要时，可将乙状窦外侧壁磨至颈静脉球平面。

19. 切开颈静脉球外侧壁，此时通常会有来自岩下窦及髁导静脉开口处的出血，用止血纱布填塞即可。

20. 若肿瘤侵及硬膜内的程度局限，可在不损伤内淋巴囊的情况下切开颅后窝脑板。

21. 最后，用肌肉组织封闭咽鼓管。用肌肉块或仅用腹部脂肪封闭已开放的硬脑膜。出于术后美观性的考虑，我们已不再使用翻转的颞肌瓣（Fisch 所提倡）。将二腹肌和胸锁乳突肌缝合，颞肌留于原处。

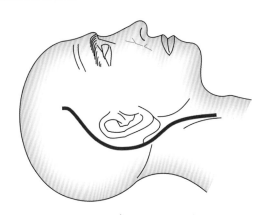

图 10.8　颞下窝径路 A 型的皮肤切口

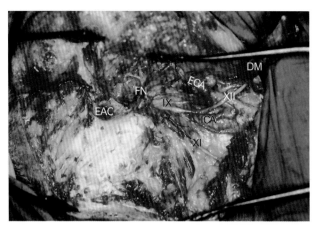

图 10.9 将二腹肌后腹和胸锁乳突肌从起始处切断、分离。暴露颈内静脉、颈内动脉及颈外动脉。DM：二腹肌；EAC：外耳道；ECA：颈外动脉；FN：面神经；ICA：颈内动脉；Ⅸ：舌咽神经；Ⅺ：副神经；Ⅻ：舌下神经

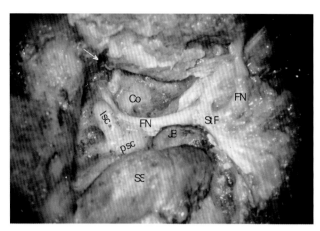

图 10.12 广泛去除鼓骨下部骨质，并用咬骨钳去除乳突尖。在咽鼓管上方的颞弓根处磨出一新骨槽（箭头）。Co：耳蜗；FN：面神经；JB：颈静脉球；lsc：外半规管；PFD：颅后窝脑板；psc：后半规管；StF：茎乳孔

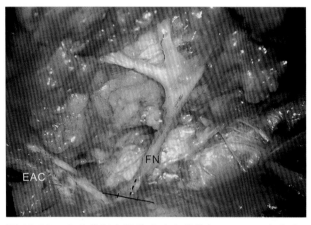

图 10.10 于面神经出颞骨处确认该神经。EAC：外耳道；FN：面神经

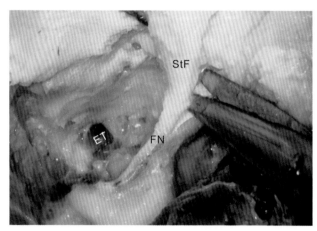

图 10.13 在茎乳孔水平用剪刀游离面神经。注意不要游离面神经上的软组织。ET：咽鼓管；FN：面神经；StF：茎乳孔

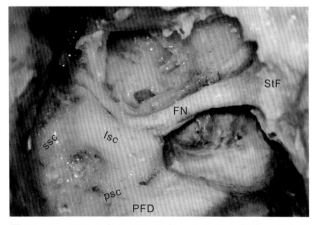

图 10.11 行开放式乳突切除术，去除乙状窦前、后方的骨质。全程减压面神经（茎乳孔至膝状神经节）。FN：面神经；lsc：外半规管；PFD：颅后窝脑板；psc：后半规管；ssc：前半规管；StF：茎乳孔

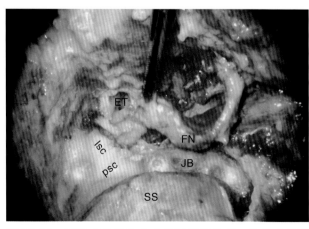

图 10.14 用剪刀于茎乳孔水平游离面神经。注意不要将此处的软组织从面神经上分离。ET：咽鼓管；FN：面神经；JB：颈静脉球；SS：乙状窦；lsc：外半规管；psc：后半规管

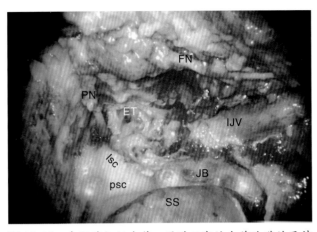

图 10.15 在腮腺组织内作一通道以容纳向前改道的面神经。ET：咽鼓管；FN：面神经；IJV：颈内静脉；JB：颈静脉球；lsc：外半规管；psc：后半规管；SS：乙状窦

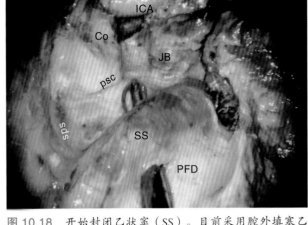

图 10.18 开始封闭乙状窦（SS）。目前采用腔外填塞乙状窦的方法来替代以往结扎乙状窦的方法，避免脑脊液漏的发生。Co：耳蜗；ICA：颈内动脉；JB：颈静脉球；PFD：颅后窝脑板；psc：后半规管；sps：岩上窦

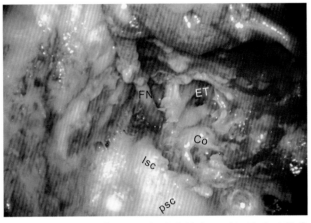

图 10.16 已将面神经置于新的骨槽内，刚好位于咽鼓管的上方。术中需用纤维蛋白胶将面神经固定于新骨槽内。Co：耳蜗；ET：咽鼓管；FN：面神经；lsc：外半规管；psc：后半规管

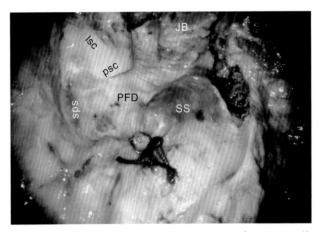

图 10.19 用 Vicryl 缝线双重结扎封闭乙状窦。JB：颈静脉球；lsc：外半规管；PFD：颅后窝脑板；psc：后半规管；sps：岩上窦；SS：乙状窦

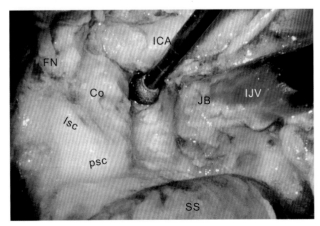

图 10.17 已磨除迷路下气房，暴露颈内动脉垂直段。Co：耳蜗；FN：面神经；ICA：颈内动脉；IJV：颈内静脉；JB：颈静脉球；lsc：外半规管；psc：后半规管；SS：乙状窦

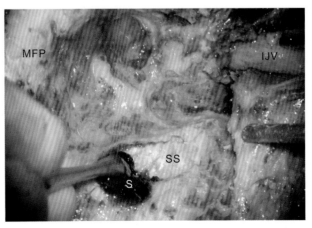

图 10.20 实际手术的术野。腔外填塞乙状窦可以避免缝线结扎引起的脑脊液漏。IJV：颈内静脉；MFD：颅中窝脑板；S：速即纱；SS：乙状窦

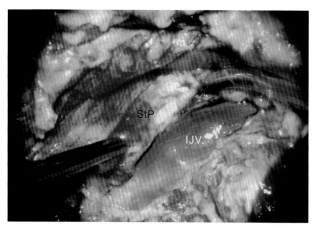

图 10.21　切断茎突表面附着的组织。用咬骨钳将茎突骨折并用剪刀将其去除。IJV：颈内静脉；StP：茎突

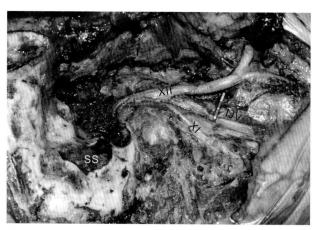

图 10.24　双重结扎或用血管夹夹闭颈内静脉。IJV：颈内静脉；SS：乙状窦；XI：副神经；XII：舌下神经

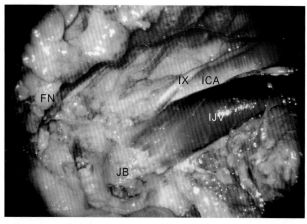

图 10.22　去除茎突后，便可获得对颈内动脉（ICA）自颈部至其入颅底处全程的控制。FN：面神经；IJV：颈内静脉；JB：颈静脉球；IX：舌咽神经

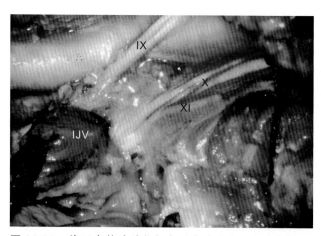

图 10.25　将颈内静脉结扎切断后翻向上方，切勿损伤后组脑神经。ICA：颈内动脉；IJV：颈内静脉；IX：舌咽神经；X：迷走神经；XI：副神经

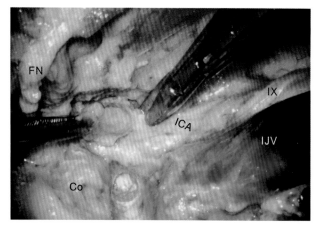

图 10.23　用剪刀去除颈内动脉入颅底处环绕的致密纤维组织。Co：耳蜗；FN：面神经；ICA：颈内动脉；IJV：颈内静脉；IX：舌咽神经

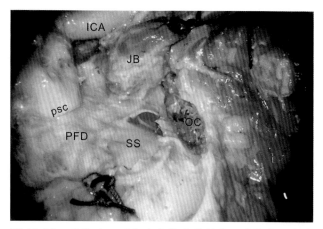

图 10.26　必要时，可去除乙状窦外侧壁。继续向下去除颈静脉球。ICA：颈内动脉；JB：颈静脉球；OC：枕髁；PFD：颅后窝脑板；psc：后半规管；SS：乙状窦

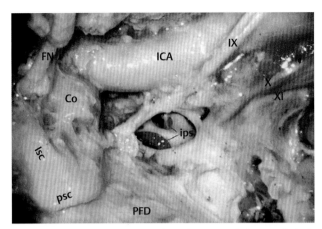

图 10.27　已打开颈静脉球外侧壁。此处的出血通常来自岩下窦和髁导静脉的开口处，用速即纱填塞即可控制。Co：耳蜗；FN：面神经；ICA：颈内动脉；ips：岩下窦；Isc：外半规管；PFD：颅后窝脑板；psc：后半规管；IX：舌咽神经；X：迷走神经；XI：副神经

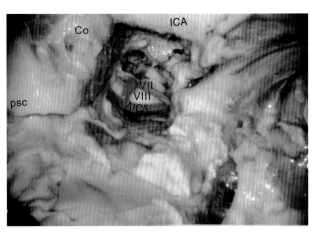

图 10.30　面神经、前庭蜗神经及小脑前下动脉。AICA：小脑前下动脉；Co：耳蜗；ICA：颈内动脉；psc：后半规管；VII：面神经；VIII：前庭蜗神经

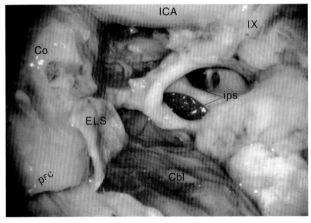

图 10.28　若肿瘤对于硬膜内的侵犯较为局限，可考虑在不损伤内淋巴囊的情况下开放硬脑膜。Cbl：小脑；Co：耳蜗；ELS：内淋巴囊；ICA：颈内动脉；ips：岩下窦；psc：后半规管；IX：舌咽神经

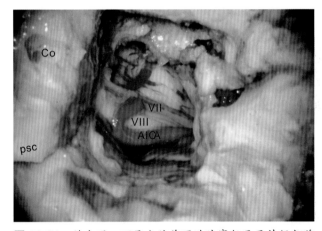

图 10.31　放大观。可见小脑前下动脉穿行于面神经与前庭蜗神经之间。AICA：小脑前下动脉；Co：耳蜗；psc：后半规管；VII：面神经；VIII：前庭蜗神经

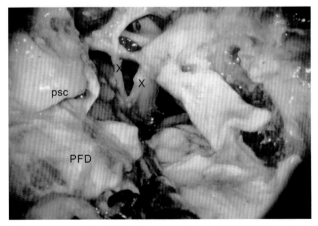

图 10.29　开放颅后窝脑板后观察到的硬膜内结构。在小脑延髓池内可以显露出舌咽神经和迷走神经进入颈静脉孔之前的部分。PFD：颅后窝脑板；psc：后半规管；IX：舌咽神经；X：迷走神经

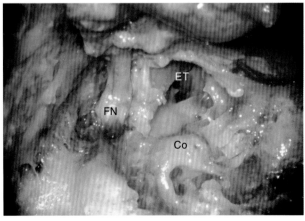

图 10.32　可见咽鼓管（ET）和改道后的面神经（FN）。Co：耳蜗

■ 10.1.4 颞下窝径路 A 型的经枕髁经颈静脉结节扩展径路

经典的 Fisch A 型颞下窝径路仅能暴露颈静脉球的上部及前部，因而适用于 C1 型及部分 C2 型鼓室颈静脉球副神经节瘤。对于侵及后组脑神经的 C2、C3 及 C4 型大肿瘤，除了经典的颞下窝径路 A 型外，还需进行经枕髁经颈静脉结节的扩展。该扩展径路有利于从下内侧暴露位于寰椎侧块及枕髁上方的颈静脉球。如图 10.33~10.41。

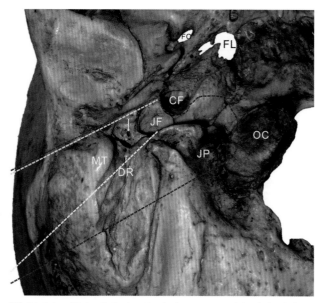

图 10.34　颅底下面观。经典的 Fisch A 型径路与改良颞下窝径路 A 型伴经枕髁经颈静脉结节扩展径路的比较。扩展径路在经典的 Fisch A 型径路的基础上，还磨除了枕骨颈静脉突甚至部分枕髁，以便更好地控制颈静脉球区域。箭头：茎乳孔；蓝色虚线：改良颞下窝径路 A 型伴经枕髁经颈静脉结节扩展径路；CF：颈动脉管外口；DR：二腹肌嵴；FL：破裂孔；FO：卵圆孔；JF：颈静脉孔；JP：枕骨颈静脉突；MT：乳突尖；OC：枕髁；黄色虚线：经典的 FischA 型颞下窝径路

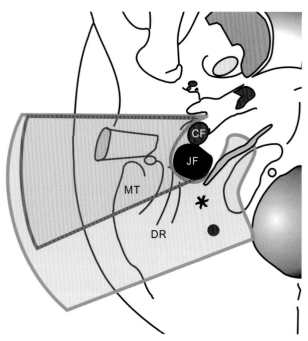

图 10.33　经典颞下窝径路 A 型（红线区域）与颞下窝径路 A 型联合经枕髁经颈静脉结节扩展（蓝线区域）的比较。*：枕髁的颈静脉突；CF：颈动脉管外口；DR：二腹肌嵴；JF：颈静脉孔；MT：乳突尖

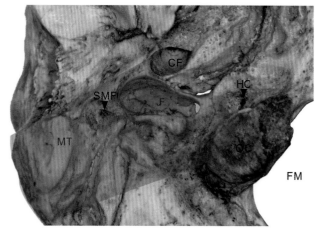

图 10.35　放大视野，注意颞下窝径路 A 型伴经枕髁经颈静脉结节扩展骨质切除的范围。CF：颈动脉管外口；FM：枕骨大孔；HC：舌下神经管；JF：颈静脉孔；MT：乳突尖；OC：枕髁；SMF：茎乳孔

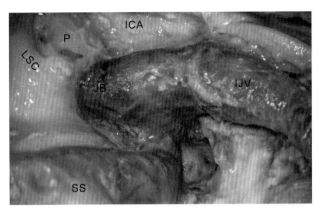

图 10.36 已磨除颈静脉突及部分枕髁。可见颈静脉球下方及颈内静脉后方残余的枕髁。*：枕髁；ICA：颈内动脉；IJV：颈内静脉；JB：颈静脉球；LSC：外半规管；P：鼓岬；SS：乙状窦

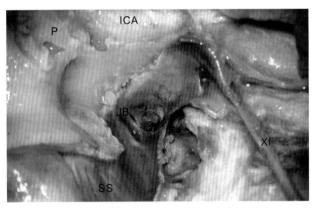

图 10.37 已去除颈静脉球外侧壁、乙状窦及颈内静脉。岩下窦位于颈静脉球内侧壁。还可见到髁后静脉的开口。*：枕髁；ICA：颈内动脉；JB：颈静脉球；P：鼓岬；SS：乙状窦

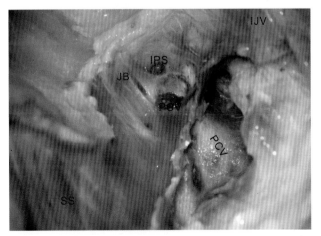

图 10.38 放大观。*：枕髁；IJV：颈内静脉；IPS：岩下窦；JB：颈静脉球；PCV：髁后静脉；SS：乙状窦

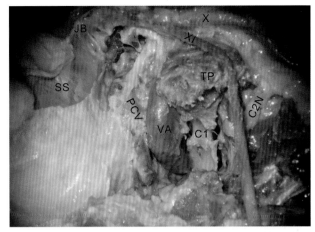

图 10.39 注意乙状窦、颈静脉球、髁后静脉、椎动脉及后组脑神经的位置关系。C1：寰椎；C2N：颈 2 神经；JB：颈静脉球；PCV：髁后静脉；SS：乙状窦；TP：寰椎横突；VA：椎动脉；X：迷走神经；XI：副神经

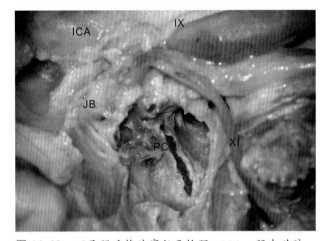

图 10.40 可见髁后静脉穿行于枕髁。ICA：颈内动脉；JB：颈静脉球；PCV：髁后静脉；IX：舌咽神经；XI：副神经

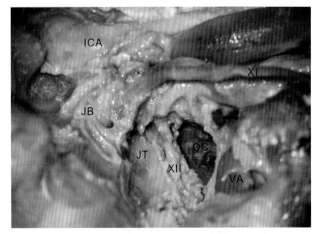

图 10.41 去除髁后静脉后进一步磨除枕髁（OC），可暴露舌下神经（XII）。ICA：颈内动脉；JB：颈静脉球；JT：颈静脉结节；VA：椎动脉；XI：副神经；XII：舌下神经

左 耳

参见图 10.42~10.78。

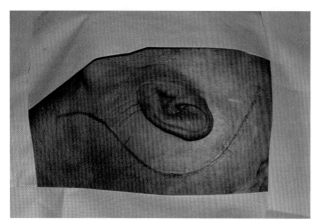

图 10.42 作颅颞颈皮肤切口

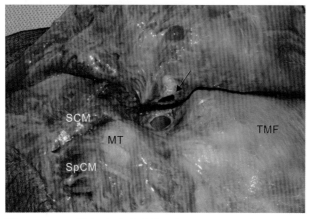

图 10.43 已横断外耳道（箭头），以便进一步的盲袋封闭。MT：乳突尖；TMF：颞肌筋膜；SCM：胸锁乳突肌；SpCM：头夹肌

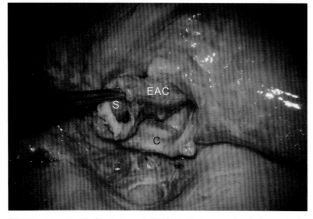

图 10.44 显微镜下观。已将外耳道（EAC）的皮肤（S）和软组织从软骨（C）表面分离

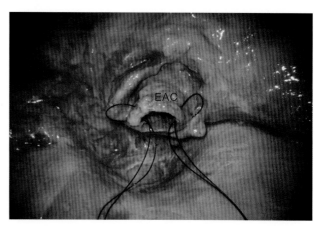

图 10.45 将外耳道（EAC）皮肤从软骨表面分离后，将两根丝线固定于外耳道皮肤的两端，以便下一步向外牵拉、翻转皮肤

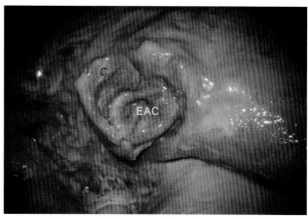

图 10.46 已完全将外耳道（EAC）皮肤翻转。注意检查内侧面是否有上皮组织残留。C：软骨

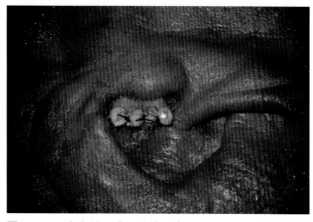

图 10.47 盲袋封闭外耳道第一步——缝合皮肤

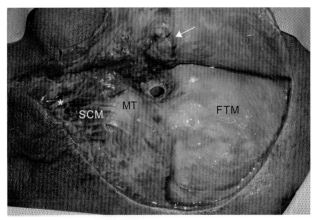

图 10.48　盲袋封闭外耳道的第二步——缝合外耳道软骨（箭头）。这一步对于防止脑脊液漏非常重要。★：耳大神经；FTM：颞肌筋膜；MT：乳突尖；SCM：胸锁乳突肌

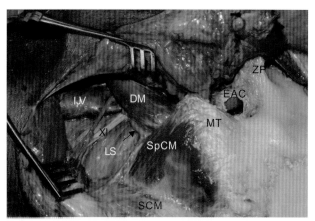

图 10.51　放大观。箭头：枕动脉；DM：二腹肌后腹；EAC：外耳道；IJV：颈内静脉；LS：肩胛提肌；MT：乳突尖；SCM：胸锁乳突肌（已切断并牵向后方）；SpCM：头夹肌；XI：副神经；ZP：颧突

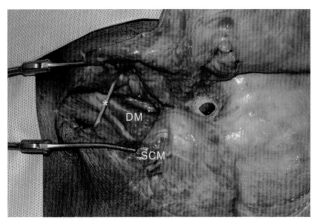

图 10.49　将胸锁乳突肌（SCM）牵向后方以暴露二腹肌（DM）后腹。*：耳大神经

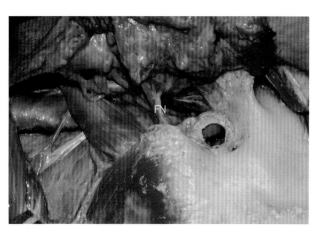

图 10.52　在面神经（FN）出颞骨处确认其颞外段主干

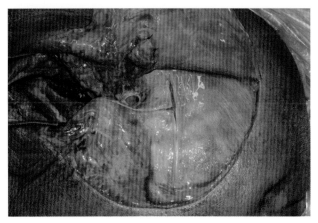

图 10.50　作一 T 型肌骨膜瓣

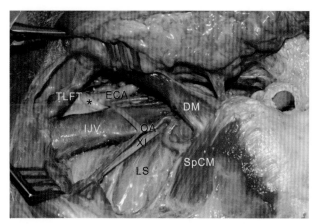

图 10.53　向前方牵开二腹肌后腹，暴露颈内静脉（IJV）、颈外动脉（ECA）、舌下神经（★）、枕动脉（OA）和副神经（XI）。LS：肩胛提肌；SpCM：头夹肌；TLFT：甲舌面静脉干

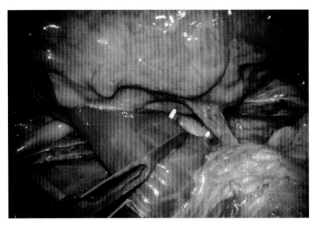

图 10.54　切断二腹肌（DM）后腹

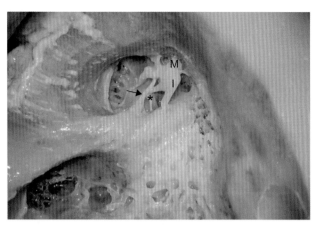

图 10.57　放大观。已去除外耳道后壁，暴露听骨链。★：镫骨；箭头：鼓索；I：砧骨；M：锤骨

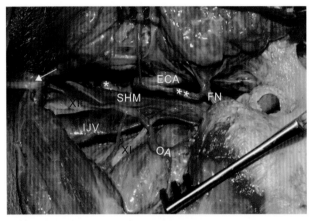

图 10.55　已将二腹肌后腹切断并牵向下方（箭头）。★：面动脉；★★：茎乳动脉；ECA：颈外动脉；FN：面神经主干；IJV：颈内静脉；OA：枕动脉；SHM：茎突舌骨肌；XI：副神经；XII：舌下神经

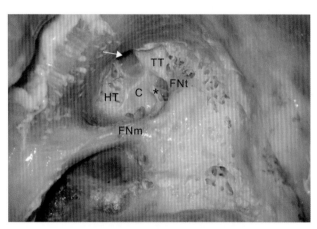

图 10.58　已去除锤骨和砧骨，保留镫骨（★）。准备进行面神经减压。箭头：咽鼓管；C：耳蜗（鼓岬）；FN（m）：面神经乳突段；FN（t）：面神经鼓室段；HT：下鼓室；LSC：外半规管；TT：鼓膜张肌和匙突

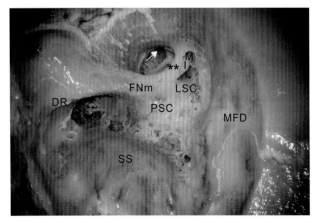

图 10.56　行乳突切除术。去除全部外耳道皮肤、鼓膜及听骨链。★★：外耳道后壁（面神经桥）；箭头：咽鼓管；DR：二腹肌嵴；FN（m）：面神经乳突段；I：砧骨；LSC：外半规管；M：锤骨；MFD：颅中窝脑板；PSC：后半规管；SS：乙状窦

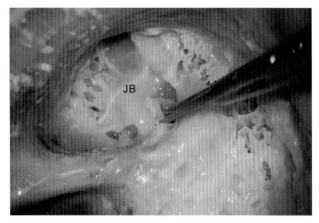

图 10.59　已去除镫骨板上结构。JB：Jacobson 神经

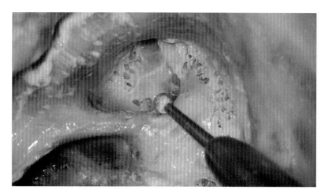

图 10.60　面神经减压

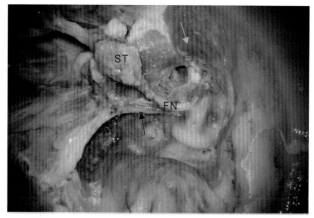

图 10.63　开始将面神经（FN）前移。在咽鼓管上方的颧弓根处磨出一新的骨槽（绿色箭头）。保留茎乳孔附近面神经周围的软组织（ST）。注意，位于面神经下方的面神经骨管尚未磨除（黑色箭头）

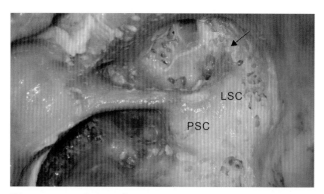

图 10.61　已完成面神经乳突段和鼓室段减压。接下来需进一步去除膝状神经节（箭头）区域的骨质。LSC：外半规管；PSC：后半规管

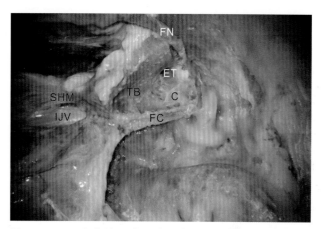

图 10.64　已完成将面神经（FN）改道。将面神经置于咽鼓管（ET）上方的新骨槽内。在实际手术中，可用生物蛋白胶将面神经固定于新骨槽内。C：耳蜗（鼓岬）；FC：面神经骨管；IJV：颈内静脉；SHM：茎突舌骨肌；TB：鼓骨

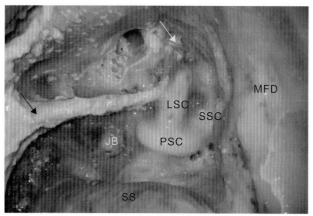

图 10.62　对茎乳孔区（黑色箭头）至膝状神经节区（黄色箭头）的面神经进行减压。轮廓化 3 个半规管及颈静脉球（JB）。LSC：外半规管；MFD：颅中窝脑板；PSC：后半规管；SSC：前半规管；SS：乙状窦

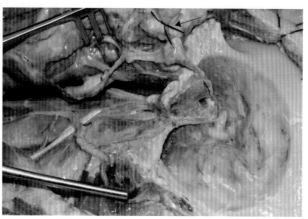

图 10.65　在腮腺内作一隧道以容纳改道后的面神经，并用丝线缝扎固定（箭头）

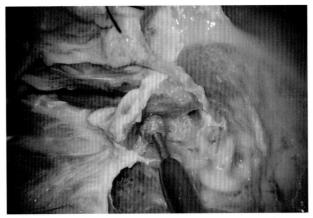

图 10.66　继续磨除前、下方的鼓骨。这一步骤对于颈静脉孔区和岩骨段颈内动脉的控制非常重要

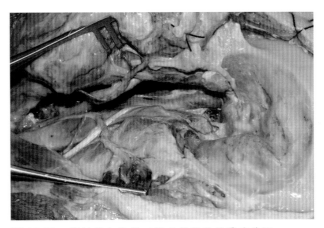

图 10.69　调低放大倍数以显示该径路的暴露范围

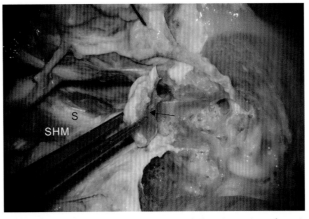

图 10.67　去除鼓骨下部和乳突尖（箭头）。将附着于茎突上的肌肉切断，用咬骨钳将茎突折断并用剪刀切除。S：茎突；SHM：茎突舌骨肌

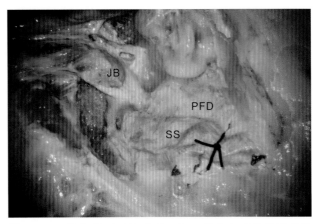

图 10.70　结扎封闭乙状窦（SS）。术中也可腔外填塞速即纱以封闭乙状窦，避免脑脊液漏的发生。JB：颈静脉球；PFD：颅后窝脑板

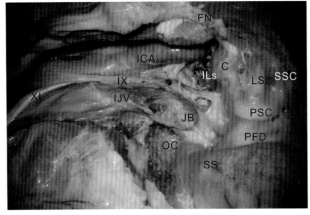

图 10.68　去除鼓骨和茎突使岩骨段颈内动脉（ICA）的垂直部得到了很好的暴露。C：耳蜗；FN：改道后的面神经；ILs：迷路下气房；IJV：颈内静脉；IX：舌咽神经；JB：颈静脉球；LSC：外半规管；OC：枕髁；PFD：颅后窝脑板；PSC：后半规管；SS：乙状窦；SSC：前半规管；XI：副神经

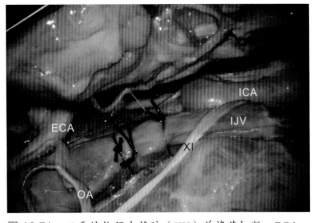

图 10.71　双重结扎颈内静脉（IJV）并将其切断。ECA：颈外动脉；ICA：颈内动脉；OA：枕动脉；XI：副神经

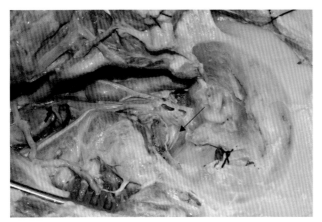

图 10.72　去除颈内静脉、颈静脉球及乙状窦外侧壁，保留颈静脉球和乙状窦内侧壁（箭头）

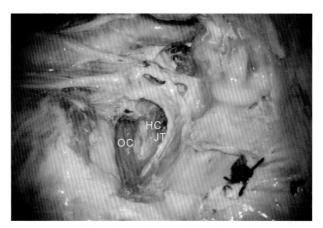

图 10.75　已磨除部分颈静脉结节（JT），暴露舌下神经管（HC）。OC：枕髁

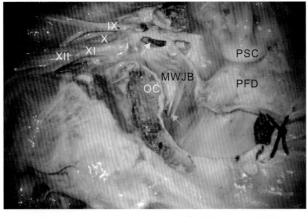

图 10.73　放大观。去除颈静脉球外侧壁后，可暴露岩下窦（黄色箭头）和髁导静脉（绿色箭头）的开口。IX：舌咽神经；MWJB：颈静脉球内侧壁；OC：枕髁；PFD：颅后窝脑板；PSC：后半规管；X：迷走神经；XI：副神经；XII：舌下神经

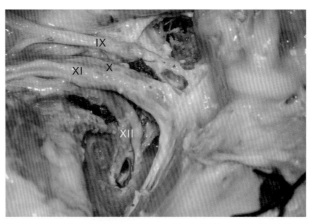

图 10.76　进一步磨除枕髁和颈静脉结节，开放舌下神经管，可见其内走行的舌下神经（XII）。IX：舌咽神经；X：迷走神经；XI：副神经

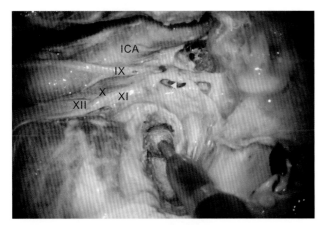

图 10.74　开始磨除枕髁，行经枕髁经结节扩展径路。需要注意的是，岩下窦毗邻后组脑神经，过度向岩下窦内填塞速即纱会导致术后后组脑神经麻痹。ICA：颈内动脉；IX：舌咽神经；X：迷走神经；XI：副神经；XII：舌下神经

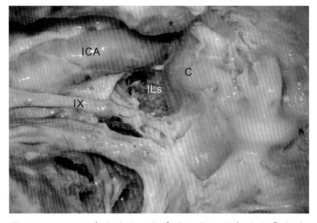

图 10.77　开始磨除迷路下气房（ILs）和剩余的鼓骨（*）前部骨质。C：耳蜗；ICA：颈内动脉；IX：舌咽神经

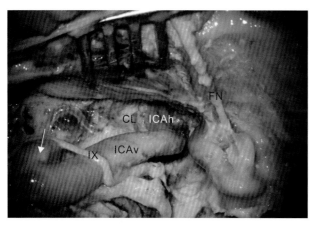

图 10.78　磨除迷路下气房、鼓骨前部和斜坡（CL），暴露岩骨段颈内动脉水平部 [ICA（h）]。箭头：扭曲呈祥的颈内动脉；FN：改道后的面神经；ICA（v）：岩骨段颈内动脉垂直部；Ⅸ：舌咽神经

右　耳

见图 10.79~10.118。

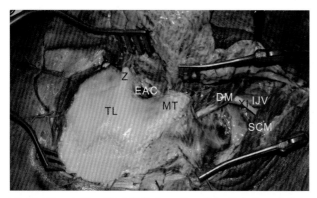

图 10.79　右耳。颞下窝径路 A 型。已切开皮肤，完成肌骨膜瓣和外耳道的盲袋封闭。切断胸锁乳突肌并牵向后方（见图 10.80 所示颈部肌肉层次）。DM：二腹肌后腹；EAC：外耳道；IJV：颈内静脉；MT：乳突尖；TL：颞线；Ⅺ：副神经；Z：颧突

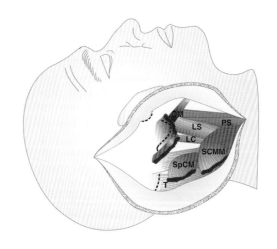

图 10.80　颈后区肌肉。此区域的肌肉可以分为 3 个层次，最浅层为胸锁乳突肌，其深部为垂直于胸锁乳突肌的头夹肌及附着于头夹肌内侧面的头最长肌。DM：二腹肌后腹；LC：头最长肌；LS：肩胛提肌；PS：后斜角肌；SCMM：胸锁乳突肌；SpCM：头夹肌；T：斜方肌

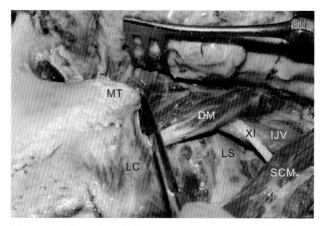

图 10.81　将头夹肌切断后，切断二腹肌后腹（DM）。IJV：颈内静脉；LC：头最长肌；LS：肩胛提肌；MT：乳突尖；SCM：胸锁乳突肌；Ⅺ：副神经

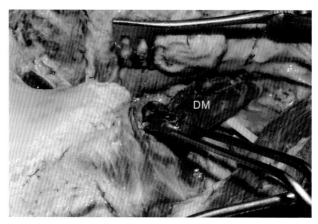

图 10.82　已切断二腹肌后腹（DM）

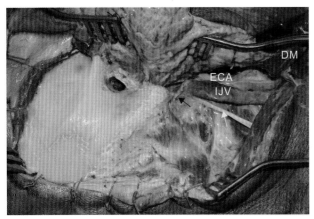

图 10.83 将二腹肌后腹（DM）向下方牵开以暴露颈外动脉（ECA）。黑色箭头：枕动脉；黄色箭头：副神经；IJV：颈内静脉

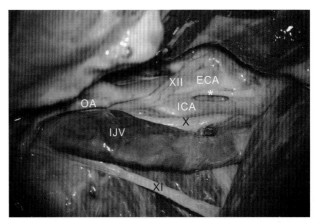

图 10.86 进一步暴露颈内动脉（ICA）。*：舌下神经降支（颈袢）；ECA：颈外动脉；IJV：颈内静脉；OA：枕动脉；X：迷走神经；XI：副神经；XII：舌下神经

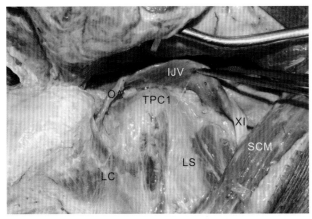

图 10.84 图示颈内静脉（IJV）刚好位于寰椎横突（TPC1）的前方。LC：头最长肌；LS：肩胛提肌；OA：枕动脉；SCM：胸锁乳突肌；XI：副神经

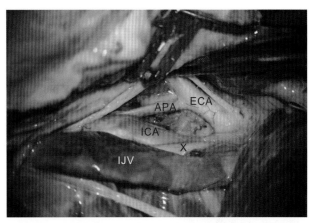

图 10.87 向前牵开颈外动脉（ECA）以暴露咽升动脉（APA）。ICA：颈内动脉；IJV：颈内静脉；X：迷走神经

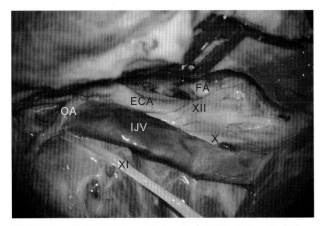

图 10.85 显微镜下观。ECA：颈外动脉；FA：面动脉；IJV：颈内静脉；OA：枕动脉；X：迷走神经；XI：副神经；XII：舌下神经

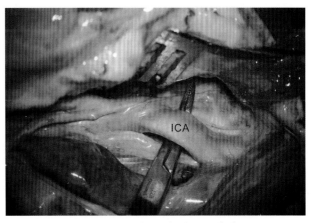

图 10.88 游离颈内动脉（ICA）并用血管带标记

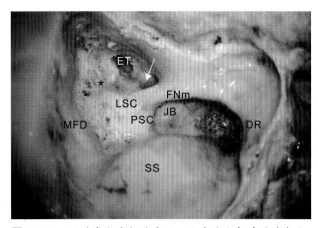

图 10.89　开放式乳突切除术后。已去除全部外耳道皮肤、鼓膜、锤骨和砧骨。*：面神经鼓室段；箭头：颈内动脉；DR：二腹肌嵴；ET：咽鼓管；FN(m)：面神经乳突段；JB：颈静脉球；LSC：外半规管；MFD：颅中窝脑板；SS：乙状窦

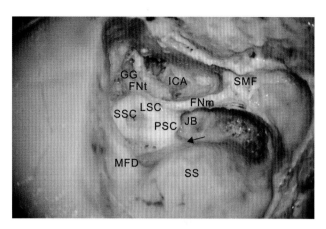

图 10.92　自茎乳孔（SMF）至膝状神经节（GG）进行面神经减压。箭头：内淋巴囊；FN(m)：面神经乳突段；FN(t)：面神经鼓室段；ICA：颈内动脉；JB：颈静脉球；LSC：外半规管；MFD：颅中窝脑板；PSC：后半规管；SS：乙状窦；SSC：前半规管

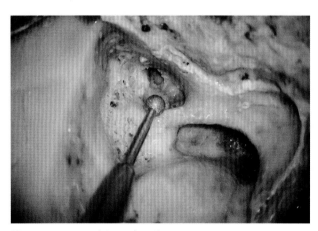

图 10.90　开始进行面神经减压

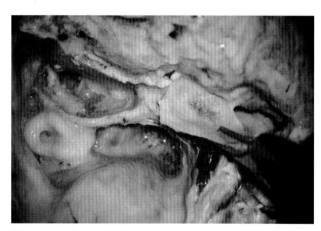

图 10.93　去除乳突尖

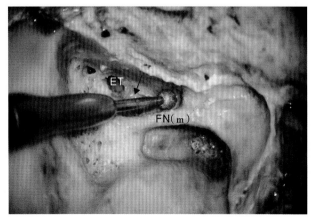

图 10.91　磨除位于颈内动脉（箭头）和面神经乳突段 [FN（m）] 之间的鼓骨。ET：咽鼓管

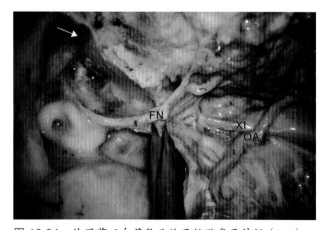

图 10.94　使用剪刀自茎乳孔处开始游离面神经（FN）。在咽鼓管上方磨出一个新的骨槽（箭头）以容纳改道后的面神经。IJV：颈内静脉；OA：枕动脉；XI：副神经

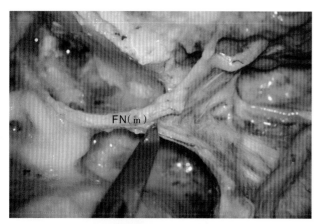

图 10.95　用 Beaver 刀锐性分离面神经乳突段 [FN（m）] 于面神经骨管之间的纤维组织。用曲面剥离子游离面神经鼓室段直至膝状神经节水平

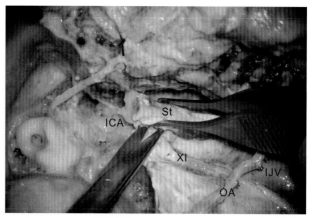

图 10.98　开始去除茎突（St）。ICA：颈内动脉；IJV：颈内静脉；OA：枕动脉；XI：副神经

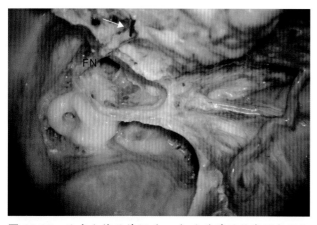

图 10.96　已完全将面神经（FN）改道并用丝线固定于腮腺（箭头）

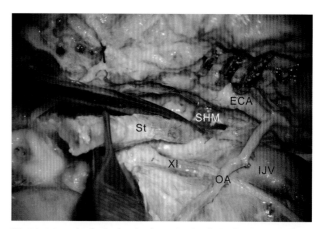

图 10.99　自茎突（St）表面切断并分离茎突舌骨肌（SHM）。ECA：颈外动脉；IJV：颈内静脉；OA：枕动脉；XI：副神经

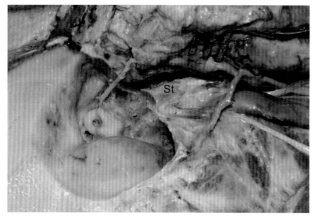

图 10.97　在轻度放大视野下观察该径路的暴露范围。为控制颈内动脉入颅处，必须磨除残余的鼓骨下部骨质和茎突（St）

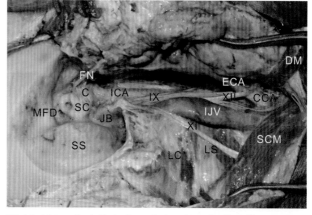

图 10.100　去除茎突的阻碍后，便可控制颈部至颅底的颈内动脉（ICA）。C：耳蜗；CCA：颈总动脉；DM：二腹肌后腹；ECA：颈外动脉；FN：面神经（已改道）；IJV：颈内静脉；IX：舌咽神经；JB：颈静脉球；LC：头最长肌；LS：肩胛提肌；MFD：颅中窝脑板；SC：半规管；SCM：胸锁乳突肌；SS：乙状窦；XI：副神经；XII：舌下神经

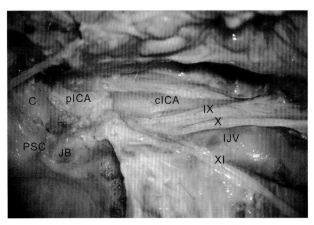

图 10.101　放大观。C：耳蜗；cICA：颈内动脉颈段；IJV：颈内静脉；Ⅸ：舌咽神经；JB：颈静脉球；pICA：颈内动脉岩骨段；PSC：后半规管；Ⅹ：迷走神经；Ⅺ：副神经

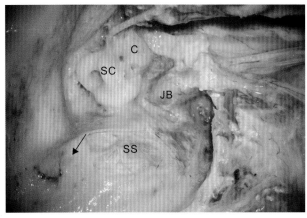

图 10.102　已去除部分覆盖于乙状窦（SS）表面的骨板。注意在与横窦交界处（箭头）保留部分骨板，以便下一步对乙状窦行腔外填塞。C：耳蜗；JB：颈静脉球；SC：半规管

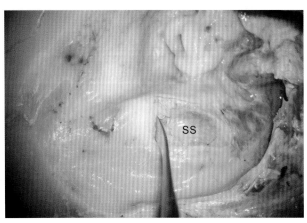

图 10.103　用速即纱对乙状窦（SS）进行腔外填塞

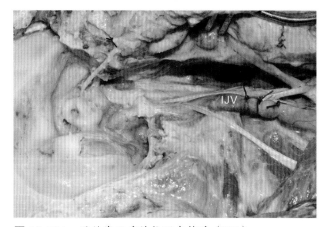

图 10.104　用丝线双重结扎颈内静脉（IJV）

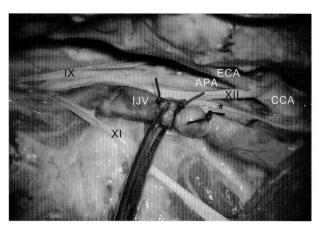

图 10.105　切断颈内静脉（IJV）。★：舌下神经降支（颈袢）；APA：咽升动脉；CCA：颈总动脉；ECA：颈外动脉；Ⅸ：舌咽神经；Ⅺ：副神经；Ⅻ：舌下神经

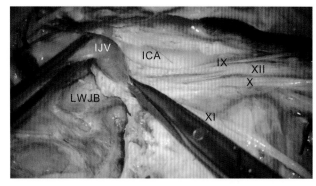

图 10.106　将颈内静脉（IJV）结扎并切断后向上翻起，注意不要损伤副神经（Ⅺ）。然后继续去除颈静脉球外侧壁（LWJB）。ICA：颈内动脉；Ⅸ：舌咽神经；Ⅹ：迷走神经；Ⅻ：舌下神经

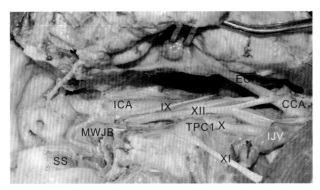

图 10.107　图示颈内静脉（IJV）远端部分和颈静脉球内侧壁（MWJB）。CCA. 颈总动脉；ECA：颈外动脉；ICA：颈内动脉；Ⅸ：舌咽神经；SS：乙状窦；TPC1：寰椎横突；X：迷走神经；Ⅻ：舌下神经

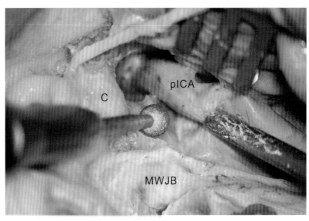

图 10.110　磨除岩骨段颈内动脉（pICA）内侧的岩骨骨质直至斜坡区。C：耳蜗；MWJB：颈静脉球内侧壁

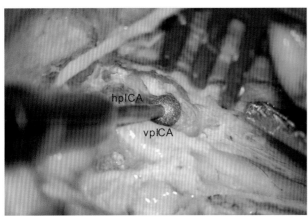

图 10.108　继续磨除岩尖骨质，以控制岩骨段颈内动脉水平部（hpICA）。vpICA：岩骨段颈内动脉垂直部

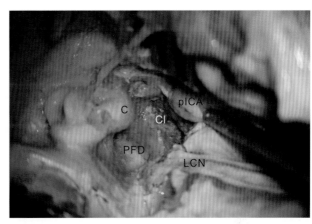

图 10.111　已暴露斜坡（Cl）。C：耳蜗；LCN：后组脑神经；PFD：颅后窝脑板；pICA：岩骨段颈内动脉

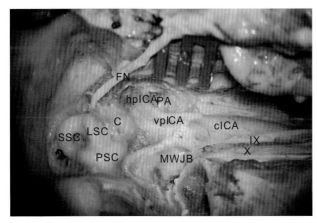

图 10.109　已实现对岩骨段颈内动脉水平部（hpICA）的控制。C：耳蜗；cICA：颈段颈内动脉；FN：面神经（已改道）；Ⅸ：舌咽神经；LSC：外半规管；MWJB：颈静脉球内侧壁；PA：岩尖；PSC：后半规管；SSC：前半规管；vpICA：岩骨段颈内动脉垂直部；X：迷走神经

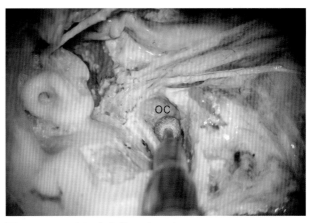

图 10.112　开始磨除枕髁（OC）

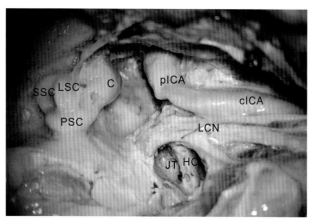

图 10.113 已磨除枕髁，暴露舌下神经管（HC）。C：耳蜗；cICA：颈段颈内动脉；JT：颈静脉结节；LCN：后组脑神经；LSC：外半规管；pICA：岩骨段颈内动脉；PSC：后半规管；SSC：前半规管

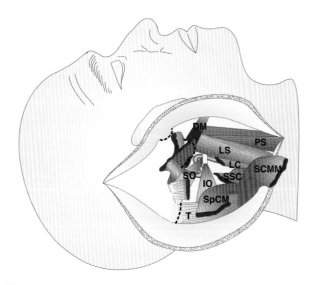

图 10.116 颈后区深层肌肉示意图。DM：二腹肌后腹；IO：下斜肌；LC：头最长肌；LS：肩胛提肌；PS：后斜角肌；SCMM：胸锁乳突肌；SO：上斜肌；SpCM：头夹肌；SSC：头半棘肌；T：斜方肌

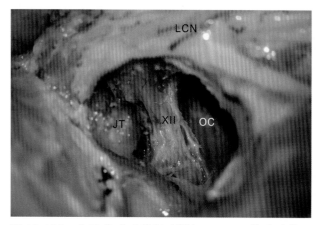

图 10.114 已显露舌下神经（XII）。JT：颈静脉结节；LCN：后组脑神经；OC：枕髁

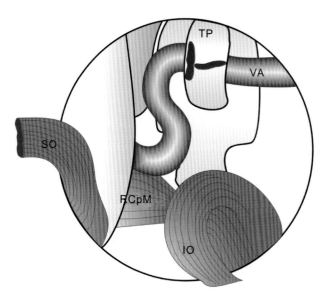

图 10.117 极外侧扩展径路的放大观。寰椎横突（TP）是一个非常重要的解剖标志，肩胛提肌、上斜肌（SO）和下斜肌（IO）均附着其上。椎动脉（VA）离开枢椎横突孔后向外侧弯曲上行进入寰椎横突孔。随后向内弯曲跨过寰椎后弓表面。RCpM：头后直肌

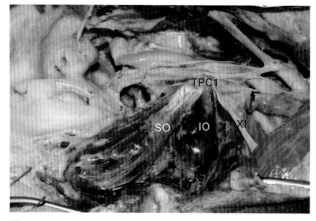

图 10.115 已去除头最长肌和肩胛提肌。IO：下斜肌；SO：上斜肌；TPC1：寰椎横突；XI：副神经

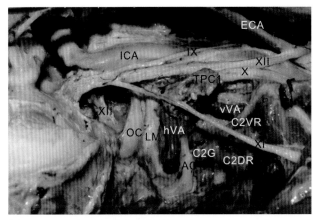

图 10.118　去除附着于寰椎横突（TPC1）上的枕下肌群后，可暴露椎动脉（VA）。颈 2 神经根于寰椎和枢椎之间跨过椎动脉表面。椎动脉行向前内穿入枕髁后内侧的硬脑膜入颅。C1：寰椎；C2DR：颈 2 神经背侧支；C2G：颈 2 神经节；C2VR：颈 2 神经腹侧支；ECA：颈外动脉；hVA：椎动脉水平部；ICA：颈内动脉；Ⅸ：舌咽神经；LM：寰椎侧块；OC：枕髁；PAC1：寰椎后弓；vVA：椎动脉垂直部；Ⅹ：迷走神经；Ⅺ：副神经；Ⅻ：舌下神经

10.2　颞下窝径路 B 型

该径路主要适用于硬脑膜外岩尖部和中斜坡肿瘤，需保留内耳功能的病例。

■ 10.2.1　适应证

● 岩尖病变，如岩尖和迷路下胆脂瘤或胆固醇肉芽肿。

● 斜坡病变，如侵犯斜坡的脊索瘤、软骨肉瘤、颈静脉球体瘤。

● 其他侵及颞下窝的病变，如咽鼓管迷芽瘤和岩骨巨细胞瘤。

■ 10.2.2　手术步骤

1. 掀开皮瓣后，将外耳道皮肤袖筒状分离并进行盲袋封闭。暴露位于腮腺内的颞骨外段面神经，并解剖面神经额支至跨过颧弓处。

2. 分离颞肌并向前翻起。暴露颧弓（注意不要损伤面神经额支），切开颧弓骨膜。

3. 在颧弓钻 2 个孔，用于关闭术腔时固定颧弓，然后在两孔间横断颧弓。

4. 去除外耳道皮肤、鼓膜和锤骨，分离砧镫关节，取出砧骨。

5. 行岩骨次全切除术。轮廓化面神经，保留内耳结构。

6. 磨除外耳道前壁，定位并轮廓化颈内动脉垂直段。剪开颞下颌关节囊，去除关节盘，暴露下颌骨髁突。

7. 在颅骨上开一小骨窗，用撑开器将下颌头牵向下方。

8. 磨除关节窝。以蝶骨棘为标志寻找脑膜中动脉。完全暴露动脉，进行双极电凝处理后切断。

9. 进一步磨除骨质，暴露下颌神经，用双极电凝后将其切断。

10. 磨除骨性咽鼓管，进一步暴露颈内动脉水平段后，即可切除肿瘤。

11. 最后，缝合咽鼓管，将颧弓复位，用颞肌填塞术腔，逐层关闭术腔并放置引流装置。

具体手术步骤可参考图 10.119~10.157。

■ 10.2.3　注意事项

● 解剖颞骨外段面神经，防止使用牵开器时过度牵拉面神经。

● 蝶骨棘位于脑膜中动脉后方，是定位脑膜中动脉的重要标志。

● 切断下颌神经前，用双极电凝处理神经周围的静脉丛以减少出血。

● 始终保持钻头移动方向平行于颈内动脉走行方向，以防撕裂颈内动脉壁。

● 若颈动脉鞘内的静脉出血，可用速即纱填塞止血。

● 若发生岩下窦出血，可采用腔内填塞速即纱止血。

颞下窝径路 B 型

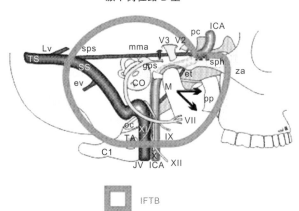

IFTB

图 10.119 颞下窝径路 B 型所能处理的结构。Ⅶ：面神经；Ⅸ：舌咽神经；Ⅹ：迷走神经；Ⅺ：副神经；Ⅻ：舌下神经；AFL：破裂孔前部；C1：寰椎；CO：耳蜗；et：咽鼓管；ev：导静脉；gps：岩浅大神经；ICA：颈内动脉；JV：颈内静脉；Lv：Labbé静脉；M：下颌骨；mma：脑膜中动脉；oc：枕髁；pc：后床突；pp：翼突；sph：蝶窦；sps：岩上窦；SS：乙状窦；TA：寰椎横突；TS：横窦；V2：三叉神经第二支；V3：三叉神经第三支；za：颧弓

左 耳

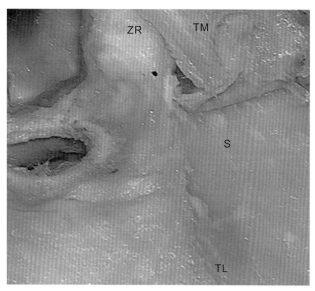

图 10.121 左侧颞骨。将颞肌（TM）自颞骨鳞部（S）分离后翻向前方。TL：颞线；ZR：颧弓根

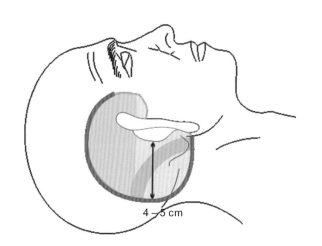

图 10.120 颞下窝径路 B 型的皮肤切口

4～5 cm

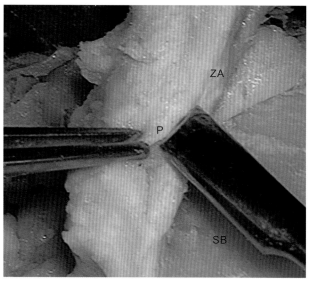

图 10.122 分离附着于颧弓（ZA）表面的骨膜（P），避免损伤其浅面走行的面神经额支。SB：鳞部

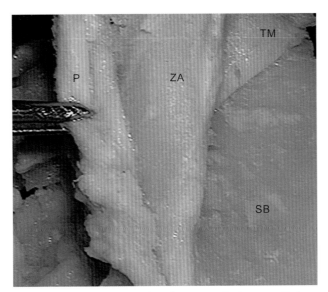

图 10.123　图示从颧弓（ZA）上分离骨膜。SB：鳞部；TM：颞肌

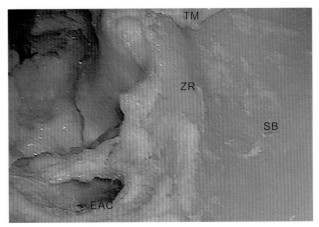

图 10.124　已横断颧弓。EAC：外耳道；SB：鳞部；TM：颞肌；ZR：颧弓根

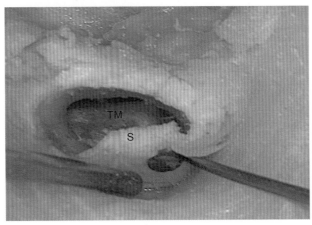

图 10.125　在显微镜下分离外耳道皮肤（S）。TM：鼓膜

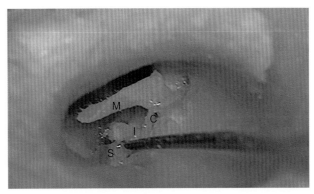

图 10.126　彻底去除外耳道皮肤和鼓膜后，分离砧镫关节以切除听骨链。C：鼓索；I：砧骨；M：锤骨；S：镫骨

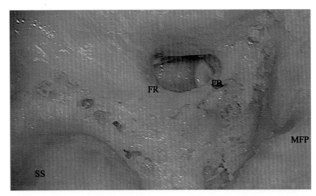

图 10.127　已部分磨除乳突腔和外耳道上、后壁骨质。FB：面神经桥；FR：面神经嵴；MFP：颅中窝脑板；SS：乙状窦

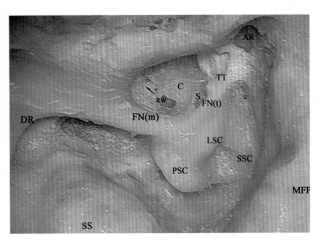

图 10.128　行乳突根治术，轮廓化面神经。AR：上鼓室前隐窝；C：耳蜗底转（鼓岬）；DR：二腹肌嵴；FM（m）：面神经乳突段；FN（t）：面神经鼓室段；LSC：外半规管；MFP：颅中窝脑板；PSC：后半规管；RW：圆窗；S：镫骨；SS：乙状窦；SSC：前半规管；TT：鼓膜张肌

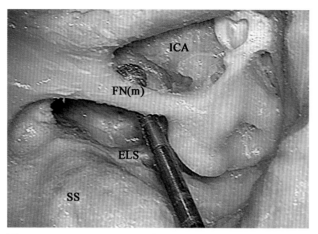

图 10.129　用适当大小的金刚砂钻头，磨除面后气房和迷路下气房。注意避免钻头或钻杆损伤位于外侧的面神经。ELS：内淋巴囊；FN（m）：面神经乳突段；ICA：颈内动脉；SS：乙状窦

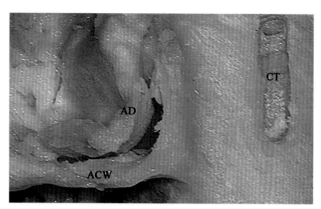

图 10.132　在颞骨鳞部开一小骨窗（CT）。ACW：外耳道前壁；AD：关节盘

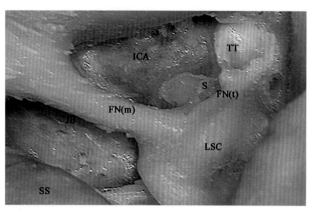

图 10.130　已部分磨除外耳道前壁，暴露颈内动脉垂直部。FN（m）：面神经乳突段；FN（t）：面神经鼓室段；JB：颈静脉球；LSC：外半规管；S：镫骨；SS：乙状窦；TT：鼓膜张肌

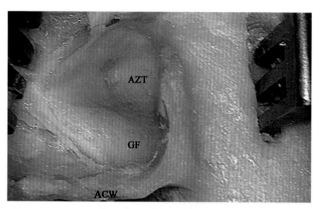

图 10.133　用自持式牵开器向下牵开下颌骨。ACW：外耳道前壁；AZT：颧弓前结节；GF：下颌关节窝

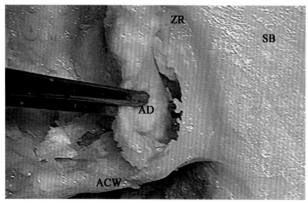

图 10.131　游离颞下颌关节的关节盘。ACW：外耳道前壁；SB：鳞部；ZR：颧弓根

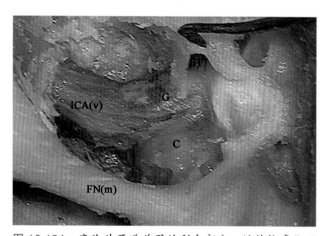

图 10.134　磨除外耳道前壁的剩余部分，继续轮廓化颈内动脉。C：耳蜗底转（鼓岬）；ET：咽鼓管；FN（m）：面神经乳突段；G：颈内动脉膝部；ICA（v）：颈内动脉垂直部

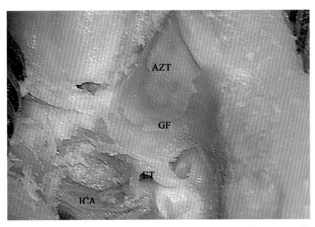

图 10.135　为了更好地处理颈内动脉的水平部，必须磨除咽鼓管（ET）、下颌窝的骨质（GF）和颧弓前结节（AZT）。ICA：颈内动脉管垂直部

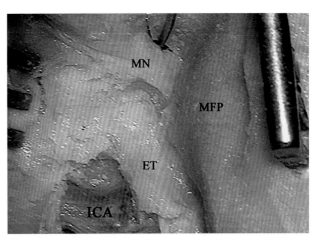

图 10.138　继续磨除下颌神经（MN）周围的骨质。在实际手术中，该神经在切断之前也必须进行电凝。ET：咽鼓管；ICA：颈内动脉；MFP：颅中窝脑板

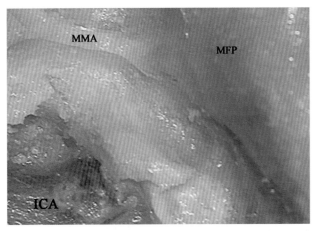

图 10.136　在实际手术中，必须电凝脑膜中动脉（MMA）以防出血。ICA：颈内动脉；MFP：颅中窝脑板

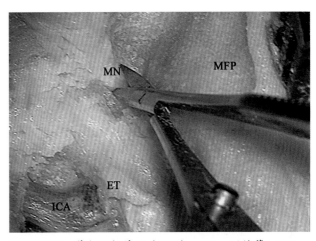

图 10.139　剪断下颌神经（MN）。ET：咽鼓管；ICA：颈内动脉；MFP：颅中窝脑板

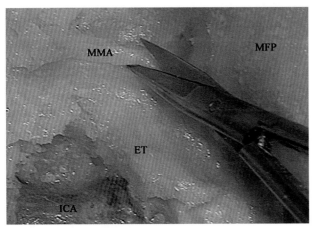

图 10.137　剪断脑膜中动脉（MMA）。ET：咽鼓管；ICA：颈内动脉；MFP：颅中窝脑板

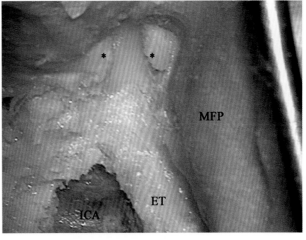

图 10.140　为下颌神经的断端（＊）。ET：咽鼓管；ICA：颈内动脉；MFP：颅中窝脑板

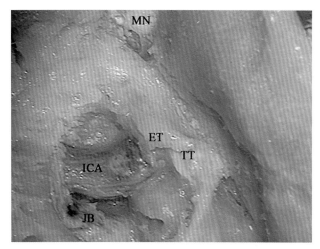

图 10.141　切除位于颈内动脉水平部外侧的其他结构，如咽鼓管（ET）和鼓膜张肌（TT）。ICA：颈内动脉；JB：颈静脉球；MN：下颌神经断端

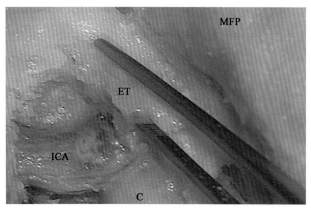

图 10.142　用镊子去除残留在咽鼓管（ET）外侧的薄层骨质。C：耳蜗底转（鼓岬）；ICA：颈内动脉；MFP：颅中窝脑板

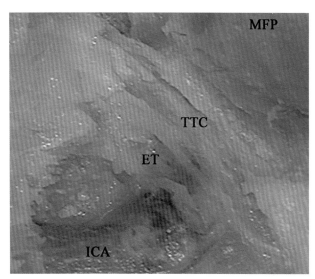

图 10.143　从鼓膜张肌半管（TTC）中游离鼓膜张肌。ET：咽鼓管；ICA：颈内动脉；MFP：颅中窝脑板

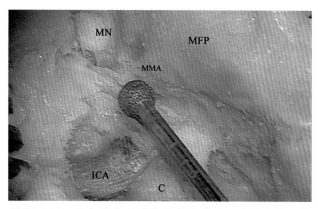

图 10.144　用大号金刚砂钻头磨除覆盖颈内动脉水平部的残余骨质。C：耳蜗底转（鼓岬）；ICA：颈内动脉垂直部；MFP：颅中窝脑板；MMA：脑膜中动脉断端；MN：下颌神经断端

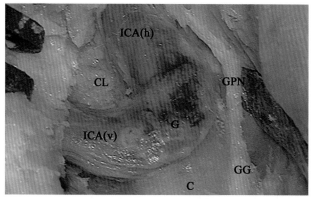

图 10.145　完成颈内动脉水平部 [ICA（h）] 的轮廓化。注意，此处岩浅大神经（GPN）黏附在硬脑膜上，在膝状神经节（GG）处牵拉硬脑膜，会导致面神经损伤。因此，若必须牵开硬脑膜，可先将岩浅大神经切断。C：耳蜗底转（鼓岬）；CL：斜坡；GG：膝状神经节；ICA（v）颈内动脉垂直部

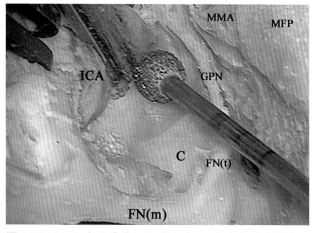

图 10.146　当磨除覆盖颈内动脉（ICA）内侧的骨质时，可用吸引器头将颈内动脉向外侧牵开。C：耳蜗底转（鼓岬）；FN（m）：面神经乳突段；FN（t）：面神经鼓室段；GPN：岩浅大神经；MFP：颅中窝脑板；MMA：已切断的脑膜中动脉

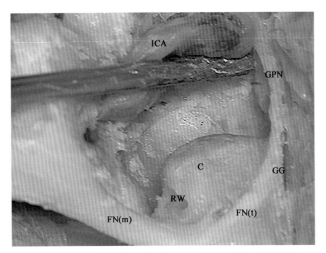

图 10.147　已磨除斜坡骨质。C：耳蜗底转（鼓岬）；FN（m）：面神经乳突段；FN（t）：面神经鼓室段；GG：膝状神经节；GPN：岩浅大神经；ICA：颈内动脉；RW：圆窗

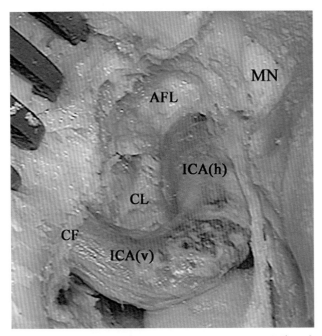

图 10.148　已游离颞骨内颈内动脉全程。AFL：破裂孔前部；CF：颈内动脉管外口；CL：覆盖斜坡区的硬脑膜；ICA（h）颈内动脉水平部；ICA（v）颈内动脉垂直部；MN：下颌神经断端

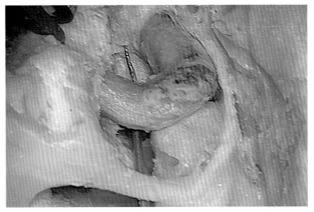

图 10.149　手术完成后的术腔

右　耳

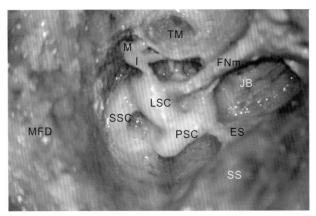

图 10.150　已完成扩大乳突切除术。可见颅中窝脑板（MFD）、乙状窦（SS）、面神经乳突段（FN[m]）、颈静脉球（JB）和迷路。已将鼓膜（TM）和听骨链置于原位，以显示这些结构与岩骨段颈内动脉的位置关系。ES：内淋巴囊；I：砧骨；LSC：外半规管；M：锤骨；PSC：后半规管；SSC：前半规管

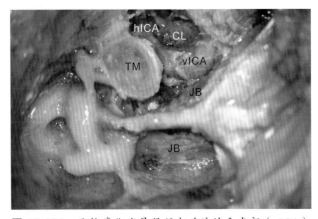

图 10.151　已轮廓化岩骨段颈内动脉的垂直部（vICA）和水平部（hICA）。已去除所有面后气房，颈静脉球（JB）在面神经的前方和后方均可暴露。已磨除所有鼓骨，同时将颞下颌关节向前下方移位。注意颈内动脉、鼓膜（TM）和颈静脉球之间的位置关系。CL：斜坡

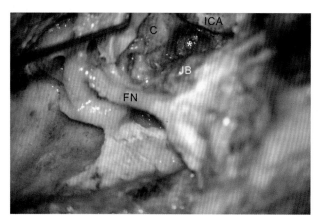

图 10.152 耳蜗下气房（★）位于颈内动脉（ICA）、颈静脉球（JB）、面神经（FN）和耳蜗（C）之间。磨除这部分骨质后，便可进入岩尖区

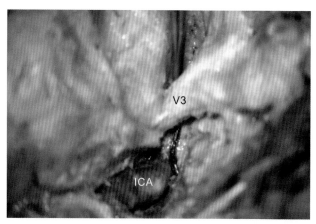

图 10.155 已游离三叉神经下颌支（V3），下一步将切断该神经。ICA：颈内动脉

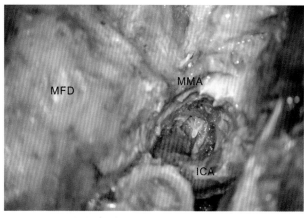

图 10.153 暴露脑膜中动脉（MMA）。ICA：颈内动脉；MFD：颅中窝脑板

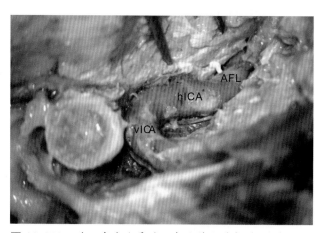

图 10.156 进一步磨除骨质，在破裂孔前部（AFL）水平暴露岩骨段颈内动脉。ICA（h）：颈内动脉水平部；ICA（v）：颈内动脉垂直部

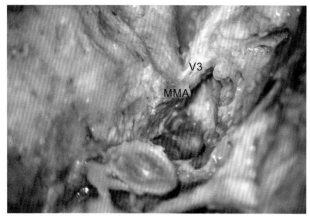

图 10.154 已切断脑膜中动脉（MMA），并进一步向前磨除骨质，以暴露三叉神经下颌支（V3）

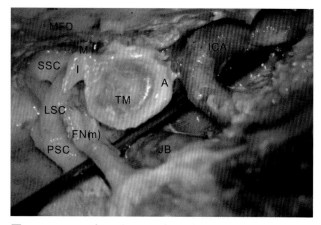

图 10.157 注意颈内动脉（ICA）与鼓膜（TM）和中耳之间的毗邻关系。A：鼓环；FN(m)：面神经乳突段；I：砧骨；JB：颈静脉球；LSC：外半规管；M：锤骨；MFD：颅中窝脑板；PSC：后半规管；SSC：前半规管

参考文献

[1] Ahmad RA, Sivalingam S, Topsakal V, et al. Rate of recurrent vestibular schwannoma after total removal via different surgical approaches. Ann Otol Rhinol Laryngol,2012,121(3):156-161

[2] Al-Mefty O, Fox JI, Smith RR. Petrosal approach for petroclival meningiomas. Neurosurgery. 1988,22(3):510-517

[3] Angeli RD, Ben Ammar M, Sanna M. Perioperative complications after translabyrinthine removal of large or giant vestibular schwannoma: outcomes for 123 patients. Acta Otolaryngol,2011,131(11):1237-1238

[4] Angeli RD, Piccirillo E, Di Trapani G, et al. Enlarged translabyrinthine approach with transapical extension in the management of giant vestibular schwannomas: personal experience and review of literature. Otol Neurotol,2011,32(1):125-131

[5] Aristegui M, Cokkeser Y, Saleh E, et al. Surgical anatomy of the extended middle cranial fossa approach. Skull Base Surg,1994,4(4):181-188

[6] Arriaga MA, Brackmann DE, Hitselberger WE. Extended middle fossa resection of petrodival and cavernous sinus neoplasms. Laryngoscope,1993,103(6):693-698

[7] Asian A, Balyan FR, Taibah A, et al. Anatomic relationships between surgical landmarks in type b and type c infratemporal fossa approaches. Eur Arch Otorhinolaryngol. 1998,255(5):259-264

[8] Asian A. Falcioni M, Balyan FR. et al. The cochlear aqueduct: an important landmark in lateral skull base surgery. Otolaryngol Head Neck Surg. 1998,118(4):532-536

[9] Asian A, Falcioni M, Russo A, et al. Anatomical considerations of high jugular bulb in lateral skull base surgery. J Laryngol Otol,1997,111(4):333-336

[10] Bacdu A, Ait Mimoune H, D'Orazio F, et al. Management of facial nerve in surgical treatment of previously untreated Fisch class C tympanojugular paragangliomas: long-

term results. J Neurol Surg B Skull Base,2014, 75(1):1-7

[11] Bacdu A, Oemente IA, Piccirillo E, et al. Guidelines for treating temporal bone carcinoma based on long-term outcomes. Otol Neurotol,2013,34(5):898-907

[12] Bacdu A, Di Lella F, Ventura E, et al. lipomas of the internal auditory canal and cerebellopontine angle. Ann Otol Rhinol Laryngol,2014,123(1):58-64

[13] Bacdu A, Medina M, Ait Mimoune H, et al. Lower cranial nerves function after surgical treatment of Fisch Cass C and D tympanojugular paragangliomas. Eur Arch Otorhinolaryngol,2015,272(2):311-319

[14] Bacdu A. Medina M, Ben Ammar M, et al. Intraoperatively diagnosed cerebellopontine angle facial nerve schwannoma: how to deal with it. Ann Otol Rhinol Laryngol,2014,123(9):647-653

[15] Bacdu A, Nusier A. Lauda L, et al. Are the current treatment strategies for facial nerve schwannoma appropriate also for complex cases? Audiol Neurootol,2013,18(3):184-191

[16] Balyan FR, Celikkanat S, Asian A,et al. Mastoidectomy in noncholesteatomatous chronic suppurative otitis media: is it necessary? Otolaryngol Head Neck Surg, 1997,117(6):592-595

[17] Ben Ammar M, Piccirillo E, Topsakal V, et al. Surgical results and tedmical refinements in translabyrinthine excision of vestibular schwannomas: the Gruppo Otologico experience. Neurosurgery,2012,70(6):1481-1491, discussion 1491

[18] Bhatia S, Karmarkar S, De Donato G, et al. Canal wall down mastoidectomy: causes of failure, pitfalls and their management. J Laryngol Otol,1995,109(7):583-589

[19] Cama A, Verginelli F, Lotti LV, et al. Integrative genetic, epigenetic and pathological analysis of paraganglioma reveals complex dysregulation of NOTCH signaling. Acta Neuropathol,2013,126(4):575-594

[20] Canalis RF, Black K, Martin N, et al. Extended retrolabyrinthine transtentorial approach to petroclival lesions. Laryngoscope,1991,101 (1. Pt 1):6-13

[21] Cass SP, Sekhar IN, Pomeranz S, et al. Excision of petroclival tumors by a total petrosectomy approach. Am J Otol,1994,15(4):474-484

[22] Caylan R, Falcioni M, De Donato G, et al. Intracanalicular meningiomas. Otolaryngol Head Neck Surg,2000,122(1):147-150

[23] Cokkeser Y, Aristegui M, Naguib MB, et al. Identification of internal acoustic canal in the middle cranial fossa approach: a safe technique. Otolaryngol Head Neck Surg,2001,124(1):94-98

[24] Daspit CP, Spetzler RF, Pappas CT. Combined approach for lesions involving the cerebellopontine angle and skull base: experience with 20 cases-preliminary report. Otolaryngol Head Neck Surg,1991,105(6):788-796

[25] Di Lella F, Merkus P, Di Trapani G, et al. Vestibular schwannoma in the only hearing ear: role of cochlear implants. Ann Otol Rhinol Laryngol,2013,122(2):91-99

[26] Falcioni M, De Donato G, Taibah A, et al. Modified body technique in the treatment of epithympanic cholesteatoma. Otologic group, Piacenza. Acta Otorhinolaryngol Ital,1997,17(5):325-328

[27] Falcioni M, Fois P, Taibah A, et al. Facial nerve function alter vestibular schwannoma surgery.J Neurosurg,2011,115(4):820-826

[28] Falcioni M, Mulder JJ, Taibah A, et al. No cerebrospinal fluid leaks in translabyrinthine vestibular schwannoma removal: reappraisal of 200 consecutive patients. Amj Otol,1999, 20(5):660-666

[29] Falcioni M, Piccioni ID, Taibah A, et al. Treatment of residual acoustic neurinomas. Acta Otorhinolaryngol Ital,2000,20(3):151-158

[30] Falcioni M, Russo A, Mancini F, et al. Enlarged translabyrinthine approach in large acoustic neurinomas. Acta Otorhinolaryngol Ital,2001,21 (4): 226-236

[31] Falcioni M, Russo A, Taibah A, et al. Facial nerve tumors. Otol Neurotol,2003, 24(6):942-947

[32] Falcioni M, Sanna M. Cerebrospinal fluid leak after acoustic surgery. J Neurosurg,2001,95(2):373-374

[33] Falcioni M, Taibah A, De Donato G, et al. Lateral approaches to the clivus . Acta Otorhinolaryngol ltal,1997,17(6) Suppl 57:3-16

[34] Falcioni M, Taibah A, Di lrapani G, et al. Inner ear extension of vestibular schwannomas. Laryngoscope,2003,113(9):1605-1608

[35] Fisch U, Esslen E. Total intratemporal exposure of the facial nerve. Pathologic findings in Bell's palsy.Arch Otolaryngol,1972,95(4):335-341

[36] Fisch U, Mattox D. Microsurgery of the Skull Base. New York, NY: Thieme,1988

[37] Fisch U. Infratemporal fossa approach for glomus tumors of the temporal bone.Ann Otol Rhinol Laryngol,1982,91(5, Pt1):474-479

[38] Fisch U. Infratemporal fossa approach to tumours of the temporal bone and base of the skull. J Laryngol Otol,1978,92(11):949-967

[39] Fisch U. The infratemporal fossa approach for nasopharyngeal tumors. Laryngoscope,1983,93 (1):36-44

[40] Gantz BJ, Fisch U. Modified transotic approach to the cerebellopontile angle. Arch Otolaryngol,1983,109(4):252-256

[41] Glasscock ME, III, Hays JW. The translabyrinthine removal of acoustic and other cerebellopontine angle tumors. Ann Otol Rhinol Laryngol,1973,82 (4):415-427

[42] Grinblat G, Prasad SC, Piras G, et al. Outcomes of drill canalplasty in exostoses and osteoma: analysis of 256 cases and literature review. Otol Neurotol,2016, 37(10):1565-1572

[43] Hakuba A,Nishimura S, Jang BJ. A combined retroauricular and preauricular transpetrosal-transtentorial approach to clivus meningiomas. Surg Neurol,1988, 30(2): 108-116

[44] Hitselberger WE, Hom KL, Hankinson H, et al. The middle fossa transpetrous approach for petrodival meningiomas. Skull Base Surg,1993,3(3):130-135

[45] House WF, Hitselberger WE. The transcochlear approach to the skull base. Arch Otolaryngol,1976,102(6):334-342

[46] House WF, I.uetje CM, eds. Acoustic Tumors. Baltimore, MD: University Park Press,1979

[47] House WF. Middle cranial fossa approach to the petrous pyramid: report of 50 cases. Arch Otolaryngol,1963,78:460-469

[48] House WF. Surgical exposure of the internal auditory canal and its contents through the middle, cranial fossa. Laryngoscope,1961,71:

1363-1385

[49] House WF. Transtemporal bone microsurgical removal of acoustic neuromas. Arch Otolaryngol,1964,80:599-756

[50] Husseini ST, Piccirillo E, Taibah A, et al. The Gruppo Otologico experience of endolymphatic sac tumor. Auris Nasus Larynx,2013,40(1):25-31

[51] Karmarkar S, Bhatia S, Saleh E, et al. Cholesteatoma surgery: the individualized technique.Ann Otol Rhinol Laryngol,1995,104(8):591-595

[52] Khrais T, Sanna M. Hearing preservation surgery in vestibular schwannoma. J Laryngol Otol,2006,120(5):366-370

[53] Khrais TH, Falcioni M, Taibah A, et al. Cerebro-spinal fluid leak prevention after translabyrinthine removal of vestibular schwannoma.Laryngoscope,2004,114(6):1015-1020

[54] Kunimoto Y, Lauda L, Falcioni M, et al. Staged resection for vestibular schwannoma. Acta Otolaryngol,2015,135(9):895-900

[55] Lope Ahmad RA, Sivalingam S, Konishi M, et al. Oncologic outcome in surgical management of jugular paragangliorna and factors influencing outcomes. Head Neck,2013,35(4):527-534

[56] Mazzoni A, Sanna M. A posterolateral approach to the skull base: the petrooccipital transsigmoid approach. Skull Base Surg,1995,5(3):157-167

[57] Mazzoni A. Internal auditory artery supply to the petrous bone. Ann Otol Rhinol Laryngol,1972,81(1):13-21

[58] Mazzoni A. Internal auditory canal arterial relations at the porus acusticus. Ann Otol Rhinol Laryngol,1969,78(4):797-814

[59] Mazzoni A. Jugulo-petrosectomy. Arch Ital Otol Rinol Laringol,1974,2:20-35

[60] Medina M, Di Lella F, Di Trapani G, et al. Cochlear implantation versus auditory brainstem implantation in bilateral total deafness after head trauma:personal experience and review of the literature. Otol Neurotol,2014,35(2):260-270

[61] Medina M, Prasad SC, Patnaik U, et al. The effects of tympanornastoid paragangliornas on hearing and the audiological outcomes after surgery over a long-term follow-up. Audiol Neurootol,2014,19(5):342-350

[62] Mutlu C, Khashaba A, Saleh E, et al. Surgical treatment of cholesteatoma in children. Otolaryngol Head Neck Surg,1995,113(1):56-60

[63] Naguib MB. Aristegui M, Saleh E, et al. Surgical anatomy of the petrous apex as it relates to the enlarged middle cranial fossa approaches. Otolaryngol Head Neck Surg,1994,111(4):488-493

[64] Naguib MB, Saleh E, Cokkeser Y, et al. The enlarged translabyrinthine approach for removal of large vestibular schwannornas. J Laryngol Otol, 1994,108(7):545-550

[65] Naguib MB, Sanna M. Subtemporal exposure of the intrapetrous internal carotid artery. An anatomical study with surgical application. J Laryngol Otol,1999,113(8):717-720

[66] Nuscir A, Sequino G, De Donato G, et al. Surgical management of vestibular schwannorna in elderly patients. Eur Arch Otorhinolaryngol,2012,269(1):17-23

[67] Odat HA, Piccirillo E, Sequino G, et al. Management strategy of vestibular schwannoma in neurofibromatosis type 2. Otol Neurotol,2011,32(7):1163-1170

[68] Omran A, De Denato G, Piccirillo E, et al. Petrous bone cholesteatoma: management and outcomes. Laryngoscope,2006,116(4):619-626

[69] Pandya Y, Piccirillo E, Mancini F, et al. Management of complex cases of petrous bone cholesteatoma. Ann Otol Rhinol Laryngol,2010,119(8):514-525

[70] Piazza P, Di Lella F, Bacciu A, et al. Preoperative protective stenting of the internal carotid artery in the management of complex head and neck paragangliornas: long-term results. Audiol Neurootol,2013,18(6):345-352

[71] Piccirillo E, Agarwal M, Rohit, et al. Management of temporal bone hemangiomas. Ann Otol Rhinol Laryngol,2004,113(6):431-437

[72] Piccirillo E, Wiet MR, Flanagan S, et al. Cystic vestibular schwannoma: classification,management, and facial nerve outcomes. Otol Neurotol,2009,30(6):826-834

[73] Polo R, Del Mar Medina M, Arístegui M, et al. Subtotal petrosectomy for cochlear implantltion: lessons learned after 110 cases. Ann Otol Rhinol I.aryngol,2016,125(6):485-494

[74] Prasad SC, Balasubramanian K, Piccirillo E, et al. Surgical rechnique and results of cable graft interpositioning of the facial nerve in lateral skull base surgeries:experience with 213 mnsecutive cases. J Neurosurg,2017Apr, 7:1-8. Epub ahead of print

[75] Prasad SC, D'Orazio F, Medina M, et al. State of the art in temporal bone malignancies. Curr Opin Otolaryngol Head Neck Surg,2014,22(2):154-165

[76] Prasad SC, Giannuzzi A, Nahleh EA, et al.

Is endoscopic ear surgery an alternative to the modified Bondy rechnique for limited epitympanic cholesteatoma? Eur Arch Otorllinol aryngol,2016,273(9):2533-2540

[77] Prasad SC, Mimoune HA, D'Orazio F, et al. The role of wait-and-scan and the efficacy of radiotherapy in the treatment of temporal bone paragangliomas. Otol Neurotol,2014,35(5):922-931

[78] Prasad SC, Mimoune HA, Khardaly M, et al. Strategies and long-term outcomes in the surgical management oftympanojugulu paragangliomas. Head Neck,2016,38(6):871-885

[79] Prasad SC, Piccirillo E, Chovanec M, et al. Lateral skull base approaches in the management of benign parapharyngeal space tumors. Auris Nasus Larynx,2015,42(3):189-198

[80] Prasad SC, Piccirillo E, Nuseir A, et al. Giant cell tumors of the skull base: case series and current concepts. Audiol Neurootol,2014,19(1):12-21

[81] Prasad SC, Piras G, Piccirillo E, et al. Surgical strategy and facial nerve outcomes in petrous bone cholesteatoma. Audiol Neurootol,2016,1(5):275-285

[82] Prasad SC, Roustln V, Piras G, et al. Subtotal petrosectomy: Surgical technique, indications, outcomes, and comprehensive review of literature. Laryngoscope,2017Mar,27,epub ahead of print

[83] Prasad SC, Shin SH, Russo A, et al. Current trends in the management of the complications of chronic otitis media with cholesteatoma. Curr Opin Otolaryngol Head Neck Surg,2013,21(5):446-454

[84] Rabelo de Freitls M, Russo A, Sequino G, et al. Analysis of hearing preservation and facial nerve function for patients undergoing vestibular schwannorna surgery: the middle cranial fossa approach versus the retrosigmoid approach-personal experience and literature review. Audiol Neurootol,2012,17(2):71-81

[85] Rohit, Jain Y, Caruso A, et al. Glomus tympanicum tumour: an alternative surgical technique.J Laryngol Otol,2003,117(6):462-466

[86] Russo A, Piccirillo E, De Donato G, et al. Anterior and posterior facial nerve rerouting: a comparative study. Skull Base,2003,13(3):123-130

[87] Saleh E, Achilli V, Naguib M, et al. Facial nerve neuromas: diagnosis and management. Am J Otol,1995,16(4):521-526

[88] Saleh E, Naguib M, Aristegui M, et al. Surgical anatomy of the jugular foramen area//Mazzoni A, Sanna M, ed. Skull Base Surgery Update. Vol 1. Amsterdam: Kugler,1995:3-8

[89] Samii M, Ammirati M. The combined supra-infratentorial pre-sigmoid sinus avenue to the petro-clival region. Surgical technique and clinical applications. Acta Neurochir (Wien),1988,95(1-2):6-12

[90] Sanna M, Saleh E, Khrais T, et al. Atlas of Microsurgery of the Lateral Skull Base. 2nd ed. Stuttgart: Thieme,2008

[91] Sanna M, Piazza P, Shi SH, et al. Microsurgery of Skull Base Paragangliomas. Stuttgart: Thieme, 2013

[92] Sanna M, Sunose H, Mancini F, et al. Middle Ear and Mastoid Microsurgery.2nd ed. Stuttgart: Thieme,2012

[93] Sanna M, Merkus P, Free RH. FalcionL Surgery for Cochlear Implant and Other auditory Implants. 1st ed. Stuttgart: Thieme, 2015

[94] Sanna M, Khrais T, Mancini F, et al. The Facial Nerve in Temporal Bone and Lateral Skull Base Surgery. Stuttgart: Thieme,2006

[95] Sanna M, Agarwal M, Jain Y, et al. Transapical extension in difficult cerebellopontine angle tumours: preliminary report. J Laryngol Otol,2003,117(10):788-792

[96] Sanna M, Agarwal M, Khrais T, et al. Modified Bondy's technique for epitympanic cholesteatoma. Laryngoscope,2003,113(12):2218-2221

[97] Sanna M, Agarwal M, Mancini F, et al. Transapical extension in difficult cerebellopontine angle tumors. Ann Otol Rhinol Laryngol,2004,113(8): 676-682

[98] Sanna M, Bacciu A, Falcioni M, et al. Surgical management of jugular foramen meningiomas: a series of 13 cases and review of the literature. La ryngoscope,2007,117(10):1710-1719

[99] Sanna M, Bacciu A, Falcioni M, et al. Surgical management of jugular foramen schwannomas with hearing and facial nerve function preservation: a series of 23 cases and review of the literature. Laryngoscope,2006,116(12):2191 -2204

[100] Sanna M, Bacciu A, Pasanisi E, et al. Chondrosarromas of the jugular foramen. Laryn goscope,2008,118(10):1719-1728

[101] Sanna M, Bacciu A, Pasanisi E, et al. Posterior petrous face meningiomas: an algorithm for surgical management. Otol Neurotol,2007,28(7):942-950

[102] Sanna M, De Donato G, Di Lella F, et al. Nonvascular lesions of the jugular foramen: the Gruppo Otologico experience. Skull Bilse, 2009, 19(1):57-74

[103] Sanna M, De Donato G, Piazza P, et al. Revision glomus tumor surgery.Otolaryngol Qin North Am,2006,39(4):763-782, vii

[104] Sanna M, De Donato G, Taibah A, et al. Infratemporal fossa approaches to the lateral skull base. Keio J Med,1999,48(4):189-200

[105] Sanna M, Dispenza F, Flanagan S, et al. Management of chronic otitis by middle ear obliteration with blind QC closure of the external auditory canal. Otol Neurotol,2008,29(1):19-22

[106] Sanna M, Dispenza F, Mathur N, et al. Ot-oneurological management of petrous apex cholesterol granuloma. Am J Otolaryngol,2009,30(6):407-414

[107] Sanna M, Facharzt AA, Russo A, et al. Modified Bondy's technique: refinements of the surgical technique and long-term results. Otol Neurotol, 2009,30(1):64-69

[108] Sanna M, Falcioni M, De Donato G, et al. Facial nerve identification in the translabyrinthine approach: an alternative method. Acta Otorhinolaryngol Ital,1999,19(1):1-5

[109] Sanna M, Falcioni M, Rohit. Cerebro-spinal fluid leak after acoustic neuroma surgery. Otol Neurotol,2003,24(3):524

[110] Sanna M, Falcioni M, Taibah A, et al. Treatment of residual vestibular schwannoma. Otol Neurotol,2002,23(6):980-987

[111] Sanna M, Falcioni M. Conservative facial nerve management in jugular foramen schwannomas. Am J Otol, 2000, 21(6):892

[112] Sanna M, Flanagan S. Surgical management of lesions of the internal carotid artery using a modified Fisch Type A infratemporal approach. Otol Neurotol,2007,28(7):994

[113] Sanna M, Flanagan S. The combined transmastoid retro- and infralabyrinthine transjugular high cervical approach for resection of glomus jugulare tumors. Neurosurgery,2007,61(6):E1340-,author reply E1340

[114] Sanna M, Fois P, Pasanisi E, et al. Middle ear and mastoid glomus tumors (glomus tympanicum): an algorithm for the surgical management. Auris Nasus Larynx,2010,37(6):661-668

[115] Sanna M, Fois P, Russo A, et al. Management of meningoencephalic herniation of the temporal bone: personal experience and literature review. Laryngoscope,2009,119(8):1579-1585

[116] Sanna M, Gamoletti R, Bortesi G, et al. Posterior canal wall atrophy after inract canal wall tympanoplasty. Am J Otol,1986,7(1):74-75

[117] SannaM, jain Y, De Donato G, et al.Management of jugular paragangliomas: the Gruppo Otologico experience. Otol Neurotol,2004,25(5):797-804

[118] Sanna M, Khrais T, Russo A, et al. Hearing preservation surgery in vestibular schwannoma: the hidden truth. Ann Otol Rhinol Laryngol,2004,113(2):156-163

[119] Sanna M, Mazzoni A, Saleh E, et al. The system of the modified transcochlear approach: a lateral avenue to the central skull base. Am J Otol, 1998, 19(1):88-97, discussion 97-98

[120] Sanna M, Mazzoni A, Saleh EA, et al. Lateral approaches to the median skull base through the petrous bone: the system of the modified transcochlear approach. J Laryngol Otol,1994,108(12):1036-1044

[121] Sanna M, Mazzoni A. Taibah A, et al. The modified transcochlear approach to the petroclival area and the prepontine cistern: indications, techniques and results. Acta Otorrinolaringol Esp,1995,46(4):259-267

[122] Sanna M, Mazzoni A, Taibah A, et al. The modified transcochlear approaches to the skull base: results and indications//Mazzoni A, Sanna M, eds. Skull Base Surgery Update. Vol 1. Amsterdam: Kugler,1995:315-323

[123] Sanna M, Mazzoni A. The modified transcochlear approach to the tumors of the petrodival area and prepontine cistern. Skull Base Surg,1996,6(4):237-248

[124] Sanna M, Medina MD, Macak A, et al. Vestibular schwannoma resection with ipsilateral simultaneous cochlear implantation in patients with normal contralateral hearing. Audiol Neurootol,2016,21(5):286-295

[125] Sannil M, Pandya Y, Mancini F, et al. Petrous bone cholesteatoma: classification, management and review of the literature. Audiol Neurootol,2011,16(2):124-136

[126] Sanna M, Piazza P, De Donato G, et al. Combined endovascular-surgical management of the internal carotid artery in complex tympanojugular paragangliomas. Skull Base,2009,19(1):26-42

[127] Sanna M, Piazza P, Ditrapani G, et al. Management of the internal carotid artery in tumors of the lateral skull base: preoperative permanent balloon occlusion without reconstruction. Otol Neurotol, 2004, 25(6):998-1005

[128] Sanna M, Rohit, Skinner LJ, et al. Technique to prevent post-operative CSF leak in the translabyrinthine excision of vestibular schwannoma. J Laryngol Otol,2003,117(12):965-968

[129] Sanna M, Russo A, Khrais T, et al. Canalplasty for severe external auditory meatus exostoses. J Laryngol Otol,2004,118(8):607-611

[130] Sanna M, Russo A, Taibah A, et al. Enlarged translabyrinthine approach for the management of large and giant acoustic neuromas: a report of 175 consecutive cases. Ann Otol Rhinol Laryngol,2004,113(4):319-328

[131] Sanna M, Saleh E, Russo A, et al. Identification of the fadal nerve in the translabyrinthine approach; an alternative technique. Otolaryngol Head Neck Surg,2001,124(1):105-106

[132] Sanna M, Shin SH, De Donato G, et al. Management of complex tympanojugular paragangliomas including endovascular intervention. Laryngoscope,2011,121(7):1372-1382

[133] Sanna M, Shin SH, Piazza P, et al. Infratemporal fossa approach type a with transcondylar-transtubercular extension for Fisch type C2 to C4 tympanojugular paragangliomas. Head Neck,2014,36(11):1581-1588

[134] Sanna M, Zini C, Gamoletti R, et al. Surgical treatment of cholesteatoma in children. Adv Oto rhinolaryngol,1987,37:110-116

[135] Sanna M, Zini C, Gamoletti R. et al The surgical management of childhood cholesteatoma. J Laryngol Otol,1987,101(12):1221-1226

[136] Sanna M, Zini C, Gamoletti R, et al. Prevention of recurrent cholesteatoma in closed tympanoplasty. Ann Otol Rhinol Laryngol,1987,96(3, Pt 1):273-275

[137] Sanna M, Zini C, Gamoletti R. et al. Petrous bone cholesteatoma. Skull Base Surg,1993,3(4):201-213

[138] Sanna M, Zini C, Gamoletti R, et al. Primary intratemporal tumours of the facial nerve: diagnosis and treatment. J Laryngol Otol, 1990, 104(10):765-771

[139] Sanna M, Zini C, Mazzoni A. et al. Hearing preservation in acoustic neuroma surgery. Middle fossa versus subocdpital approach. Am J Otol, 1987, 8(6):500-506

[140] Sanna M, Zini C, Scandellari R, et al. Residual and recurrent cholesteatoma in dosed tympanoplasty. Am J Otol,1984,5(4):277-282

[141] Sanna M. Anatomy of the posterior mesotympanum//Zini C, Sheehy JL, Sanna M, eds. Microsurgery of Cholesteatoma of the Middle Ear. Milan: Ghedini,1980:69-73

[142] Sanna M, Russo A, Caruso A. A Color Atlas of Endo-OtosaJpy. 1st ed. Stuttgart:Thieme, 2017

[143] Sbaihat A, Bacciu A. Pasanisi E, et al. Skull base chondrosarcomas: surgical treatment and results. Ann Otol Rhinol LaryngoL,2013,122(12):763-770

[144] Shaan M, Landolfi M, Taibah A, et al. Modified Bondy technique. AmJ OtoL,1995,16(5):695-697

[145] Shin SH, Piazza P, De Donato G, et al. Management of vagal paragangliomas including application of internal carotid artery stenting. Audiol Neurootol,2012,17(1):39-53

[146]Shin SH, Sivalingam S, De Donato G, et al. Vertebral artery involvement by tympanojugular paragangliomas: management and outcomes with a proposed addition to the Fisch classification. Audiol Neurootol,2012,17(2):92-104

[147] Sivalingam S, Konishi M, Shin SH, et al. Surgical management of tympanojugular paragangliomas with intradural extension, with a proposed revision of the Fisch classification. Audiol Neurootol,2012,17(4):243-255

[148] Tanbouzi Husseini S, Kumar DY, De Donato G, et al. Fadal reanimation after fadal nerve injury using hypoglossal to facial nerve anastomosis:the Gruppo Otologico experience. Indian J Otolaryngol Head Neck Surg,2013, 65(4):305-308

[149] Tos M, Thomsen J. Translabyrinthine Acoustic Neuroma Surgery: A Surgical Manual. Stuttgart: Thieme, 1991

[150] Zini C, Mazzoni A, Gandolfi A, et al. Retrolabyrinthine vs. middle fossa vestibular neurectomy. AmJ Otol,1984,9:448-450

索 引

B

半规管 22
– 改良经耳蜗径路 142–143,147
– 改良 Bondy 手术 39–40,42–44
– 解剖 8,10–11,11,12–15,16–18,19–22
– 经耳囊径路 128–129,131–132
– 经迷路径路
–– 高位颈静脉球 79
–– 基础 64,66–71,74–76
–– 经岩尖扩展 84
– 开放式鼓室成形术 30,32–35,36
– 扩大的颅中窝径路 92,95–102
– 颅中窝径路联合经乳突径路 114–116
– 颅中窝径路联合经岩尖径路 107,108
– 颅中窝径路面神经迷路段肿瘤切除术 104
– 面神经减压
–– 经迷路径路 91
–– 开放式鼓室成形术 90
–– 完壁式鼓室成形术 88–90
– 内淋巴囊减压 53–55
– 颞下窝径路 A 型 152,154–157
– 颞下窝径路 A 型的经枕髁经颈静脉结节扩展径路 159
– 颞下窝径路 A 型，右耳 168,169–172
– 颞下窝径路 A 型，左耳 162–165
– 颞下窝径路 B 型 175,179–180
– 人工耳蜗植入术 57,60,61
– 外耳道整块切除术 48,51–52
– 完壁式鼓室成形术 28–30
– 岩骨次全切除术 45–47
– 乙状窦后 – 迷路后联合径路 121,122–124
标本的制备 2
Bill 嵴
– 改良经耳蜗径路 138
– 解剖 14,19
– 经颅中窝径路面神经迷路段肿瘤切除术 106
– 经迷路径路
–– 基础 65,72–73,75–77
–– 经耳囊径路 130
–– 经岩尖扩展 85
– 扩大的颅中窝径路 95,100
– 颅中窝径路联合经岩尖径路 108
– 乙状窦后 – 迷路后联合径路 122–123

C

冲洗，吸引 1
床突，颞下窝径路 A 型 151
锤骨
– 改良经耳蜗径路 142
– 改良 Bondy 手术 40–43
– 解剖 7–8,9–11,16,21
– 经耳囊径路 127
– 经颅中窝径路面神经迷路段肿瘤切除术 105–106
– 开放式鼓室成形术 32,35–36
– 颅中窝径路联合经乳突径路 116–117
– 颅中窝径路联合经岩尖径路 107,108
– 面神经减压
–– 开放式鼓室成形术 90
–– 完壁式鼓室成形术 88–90

– 颞下窝径路 A 型，右耳 168

– 颞下窝径路 A 型，左耳 162

– 颞下窝径路 B 型 175,179–180

– 人工耳蜗植入术 60

– 外耳道整块切除术 51–52

– 完壁式鼓室成形术 27–29

– 岩骨次全切除术 45

锤前韧带 8,21

锤上韧带

– 改良 Bondy 手术 40–41,43

– 解剖 8,11,21

– 面神经减压，完壁式鼓室成形术 89

– 完壁式鼓室成形术 27

锤砧关节

– 解剖 21

– 经颅中窝径路面神经迷路段肿瘤切除术 106

– 扩大的颅中窝径路 95

D

大脑后动脉，经迷路径路，经岩尖扩展 84

导静脉

– 经迷路径路

–– 高位颈静脉球 79

–– 基础 74

– 颞下窝径路 B 型 174

– 乙状窦后 – 迷路后联合径路 121

镫骨

– 改良经耳蜗径路 142–143,145–146,147

– 改良 Bondy 手术 40,44

– 解剖 8–10,12,21–22

– 经耳囊径路 132

– 颅中窝径路联合经乳突径路 116–117

– 面神经减压

–– 经迷路径路 91

–– 开放式鼓室成形术 90

–– 完壁式鼓室成形术 88–90

– 颞下窝径路 A 型，左耳 162–163

– 颞下窝径路 B 型 175–176

– 人工耳蜗植入术 57–58,60–61

– 外耳道整块切除术 51,52

– 完壁式鼓室成形术 28–29

– 岩骨次全切除术 45–47

镫骨底板 10,22

镫骨肌 7,8,21

镫骨肌肌腱

– 解剖 7,21–22

– 经耳囊径路 132

– 开放式鼓室成形术 37

电钻使用指南 1

蝶窦，经耳囊径路 127

蝶骨大翼 4

蝶骨棘 4

顶骨 4,6

动静脉嵴 5

Dandy 静脉，经耳囊径路 136

E

腭裂 31

耳大神经，颞下窝径路 A 型，右耳 161

二腹肌

– 颞下窝径路 A 型 151,154

– 颞下窝径路 A 型的经枕髁经颈静脉结节扩展径路 158

– 颞下窝径路 A 型，右耳 166–167,169,172

– 颞下窝径路 A 型，左耳 161

二腹肌嵴

– 改良经耳蜗径路 140,142–143,147–149

– 改良 Bondy 手术 42–44

– 解剖 5,17–18

– 经迷路径路

–– 高位颈静脉球 79

–– 基础 63,66–67,74

–– 经耳囊径路 128,131,135

– 开放式鼓室成形术 34,36

– 颅中窝径路联合经乳突径路 116

– 内淋巴囊减压 53–55

– 颞下窝径路 A 型 152

– 颞下窝径路 A 型的经枕髁经颈静脉结节扩展径

路 158

– 颞下窝径路 A 型，右耳 168

– 颞下窝径路 A 型，左耳 162

– 颞下窝径路 B 型 175

– 外耳道整块切除术 49

– 完壁式鼓室成形术 25,27,29

– 岩骨次全切除术 46

– 乙状窦后 – 迷路后联合径路 121

耳蜗导水管 5

耳蜗导水管

– 改良经耳蜗径路 144,147

– 解剖 13,14

– 经迷路径路

–– 高位颈静脉球 80

–– 基础 70

– 乙状窦后 – 迷路后联合径路 122–123

耳蜗，见鼓岬

– 改良经耳蜗径路 140,142,147–149

– 解剖 8,12–13,14–17,19,22,23

– 经耳囊径路 127–132,133–134

– 经颅中窝径路面神经迷路段肿瘤切除术 105–106

– 扩大的颅中窝径路 95,98–99

– 颅中窝径路联合经乳突径路 116–117

– 颅中窝径路联合经岩尖径路 108–110

– 颞下窝径路 A 型 151,154–157

– 颞下窝径路 A 型，右耳 170–172

– 颞下窝径路 A 型，左耳 162–164

– 颞下窝径路 B 型 174,175,178–180

– 外耳道整块切除术 51,52

– 岩骨次全切除术 46–47

– 乙状窦后 – 迷路后联合径路 124

F

副脑膜动脉，颅中窝径路联合经岩尖径路 112

副神经

– 基础经迷路径路 74

– 经耳囊径路 127

– 颞下窝径路 A 型 151–154,156–157

– 颞下窝径路 A 型的经枕髁经颈静脉结节扩展径路 159

– 颞下窝径路 A 型，右耳 166–167,169–172

– 颞下窝径路 A 型，左耳 161,164–165

– 颞下窝径路 B 型 174

– 乙状窦后 – 迷路后联合径路 122,124

副神经节瘤 150

Fisch 法 93,94

G

改良经耳蜗径路（A 型）137,140–149

改良 Bondy 手术 37,38–43

– 乳突切除术 37

– 适应证 37

– 手术步骤 37

– 提示及注意事项 38

– 外耳道成形术 37

– 右耳 38

– 左耳 43

弓状隆起

– 解剖 5–6

– 经颅中窝径路面神经迷路段肿瘤切除术 104–106

– 扩大的颅中窝径路 97–99,102

– 颅中窝径路联合经乳突径路 116–117

– 颅中窝径路联合经岩尖径路 109

弓状下动脉，外耳道整块切除术 48

弓状下动脉 12,14

固定器 3,3

鼓窦 11,19,21

– 基础经迷路入路 66

– 解剖 11

– 开放式鼓室成形术 31

– 颅中窝径路联合经岩尖径路 115

– 完壁式鼓室成形术 25,26

鼓骨

– 解剖 4–5,6

– 颞下窝径路 A 型，右耳 168–169

– 颞下窝径路 A 型，左耳 164,165

– 颞下窝径路 B 型 179

鼓环 7

鼓环
- 改良经耳蜗径路 142
- 改良 Bondy 手术 39
- 解剖 7-8
- 开放式鼓室成形术 32
- 颞下窝径路 B 型 180

鼓岬
- 改良经耳蜗径路 142,144-146
- 改良 Bondy 手术 41,43-44
- 解剖 10,16,21-22
- 经耳囊径路 129,131-132,133
- 开放式鼓室成形术 35
- 颞下窝径路 A 型的经枕髁经颈静脉结节扩展径
  路 159
- 颞下窝径路 A 型，右耳 168
- 颞下窝径路 B 型，右耳 175-179
- 人工耳蜗植入术 58-59,61
- 外耳道整块切除术 51,52
- 岩骨次全切除术 45-47
- 乙状窦后 - 迷路后联合径路 124

鼓阶
- 解剖 22
- 经耳囊径路 133
- 人工耳蜗植入术 59

鼓鳞缝 4
- 解剖 6

鼓膜
- 改良经耳蜗径路 142
- 改良 Bondy 手术 39-41,43
- 解剖 4,7-8
- 开放式鼓室成形术 33-34,95
- 扩大的颅中窝径路 95
- 面神经减压，完壁式鼓室成形术 89
- 内淋巴囊减压 55
- 颞下窝径路 A 型，右耳 168
- 颞下窝径路 B 型 175,179-180
- 外耳道整块切除术 48,50,52

鼓膜张肌
- 改良经耳蜗径路 144,148
- 解剖 7,9,10,16,21-22
- 经耳囊径路 128,132
- 开放式鼓室成形术 35,36
- 颅中窝径路联合经岩尖径路 108
- 颞下窝径路 A 型，左耳 162
- 颞下窝径路 B 型 175-176,178
- 外耳道整块切除术 51
- 岩骨次全切除术 46

鼓膜张肌半管 5
鼓膜张肌肌腱
- 颅中窝径路联合经岩尖径路 108
- 外耳道整块切除术 50,52

鼓乳缝 4
- 解剖 6

鼓室 8
鼓室成形术
- 经耳道径路，右耳 33
- 经乳突皮质径路
-- 右耳 32
-- 左耳 33
- 开放式鼓室成形术 30
- 开放式鼓室成形术
-- 错误的操作 36
-- 面神经减压 87,90
-- 适应证 30
-- 手术步骤 31
-- 提示及注意事项 31
-- 完壁式鼓室成形术 31
- 面神经减压 93,94-96
- 切口 26
- 乳突切除术 26,29
- 上鼓室开放 27,29
- 适应证 24
- 手术步骤 24
- 提示及注意事项 25
- 外耳道成形术 25

– 完壁式 24-30

鼓室窦 8,9,11,19,21-22

鼓索

– 解剖 8,9,19,21-23

– 开放式鼓室成形术 34,36-37

– 颅中窝径路联合经乳突径路 116

– 面神经减压

– – 经迷路径路 91

– – 开放式鼓室成形术 90

– – 完壁式鼓室成形术 88-90

– 颞下窝径路 A 型，左耳 162

– 颞下窝径路 B 型 175

– 人工耳蜗植入术 57

– 外耳道整块切除术 49-51

– 完壁式鼓室成形术 28,30

骨折，颞骨 87

管上隐窝 21

H

海绵窦

– 解剖 16-17

– 颅中窝径路联合经岩尖径路 111

横窦，乙状窦后 – 迷路后联合径路 121

后鼓室 21

后斜角肌，颞下窝径路 A 型，右耳 166,172

滑车神经，经迷路径路 73

环韧带 8

寰椎

– 经耳囊径路 127

– 颞下窝径路 A 型 151-152

– 颞下窝径路 A 型，右耳 171-173

– 颞下窝径路 B 型 173

House 法 93

Henle 棘，解剖 6

J

基底动脉

– 经耳囊径路 136

– 经迷路径路，经岩尖扩展 83

– 颅中窝径路联合经岩尖径路 111

棘孔 5-6

岬末脚 21-22

岬小桥 10,21

肩胛提肌

– 颞下窝径路 A 型 151

– 颞下窝径路 A 型，右耳 166-167,169

– 颞下窝径路 A 型，左耳 161

解剖，颞骨 4,5-23

解剖实验室 1-3

紧张部 7

经耳囊径路 126-127,127-136

颈动脉孔

– 解剖 5,8

– 颞下窝径路 B 型 179

– 颞下窝径路 A 型的经枕髁经颈静脉结节扩展径

　路 158

颈静脉结节

– 解剖 6

– 颞下窝径路 A 型的经枕髁经颈静脉结节扩展径

　路 159

– 颞下窝径路 A 型，右耳 172

– 颞下窝径路 A 型，左耳 165

颈静脉孔

– 解剖 5-6

– 颞下窝径路 A 型的经枕髁经颈静脉结节扩展径

　路 158

– 颞下窝径路 A 型，左耳 169

颈静脉球

– 高位 77,79-80,120,121,122,135

– 解剖 5-6,10,13,14-15,16-19

– 完壁式鼓室成形术 28,30

– 颅中窝径路联合经岩尖径路 107

– 内淋巴囊减压 53,55

– 外耳道整块切除术 49

– 面神经减压，完壁式鼓室成形术 89-90

– 颞下窝径路 A 型 152,154-156

– 颞下窝径路 A 型，左耳 164

– 颞下窝径路 A 型，右耳 168,169-171

－ 颞下窝径路 B 型 176,178,179-180

－ 改良经耳蜗径路 140,143-149

－ 开放式鼓室成形术 34

－ 乙状窦后 - 迷路后联合径路 120,121,122-123,124

－ 岩骨次全切除术 46-47

－ 颞下窝径路 A 型的经枕髁经颈静脉结节扩展径路 159

－ 经迷路径路

－－ 基础 65,67,70-71,73-78

－－ 经耳囊径路 128-132,133-136

－－ 经岩尖扩展 82-84

颈静脉突，颞下窝径路 A 型的经枕髁经颈静脉结节扩展径路 158

经迷路径路 20,63

－ 高位颈静脉球 79-81

－ 基础 63

－ 经岩尖扩展 63,81,82-85

－ 面神经减压 91,91

－ 切口 64,66

－ 适应证 63

－ 手术步骤 63,65-78

－ 提示及注意事项 64

－ 原理 63

－ 左耳 66

颈内动脉 13

颈内动脉

－ 改良经耳蜗径路 140,143,144-147,149

－ 解剖 13-20,18-19,22

－ 经耳囊径路 127-131,133-135

－ 经颅中窝径路面神经迷路段肿瘤切除术 106

－ 经迷路径路，基础 65

－ 颅中窝径路联合经岩尖径路 107-108,109-111,113-114

－ 颞下窝径路 B 型 174,176-180

－ 颞下窝径路 A 型 152,154,155-157

－ 颞下窝径路 A 型的经枕髁经颈静脉结节扩展径路 159

－ 颞下窝径路 A 型，右耳 167-173

－ 颞下窝径路 A 型，左耳 164-166

－ 人工耳蜗植入术 60,61-62

－ 岩骨次全切除术 46

颈内动脉管 5

颈内动脉管外口 6

颈内静脉

－ 解剖 18

－ 经耳囊径路 127

－ 颞下窝径路 A 型 151-152,155-156

－ 颞下窝径路 A 型的经枕髁经颈静脉结节扩展径路 159

－ 颞下窝径路 A 型，右耳 166-167,169-171

－ 颞下窝径路 A 型，左耳 161-162,163-164

茎乳孔

－ 解剖 5,6

－ 经耳囊径路 129

－ 颞下窝径路 A 型 152,154

－ 颞下窝径路 A 型的经枕髁经颈静脉结节扩展径路 158

－ 颞下窝径路 A 型，右耳 168

经乳突径路 24

－ 联合，颅中窝径路 114-117

茎突

－ 解剖 5-6

－ 颞下窝径路 A 型 152,156

－ 颞下窝径路 A 型，右耳 169

－ 颞下窝径路 A 型，左耳 164

茎突舌骨肌

－ 颞下窝径路 A 型，右耳 169

－ 颞下窝径路 A 型，左耳 164

颈外动脉

－ 颞下窝径路 A 型 154

－ 颞下窝径路 A 型，右耳 167,169-171,173

－ 颞下窝径路 A 型，左耳 161-162

颈总动脉，颞下窝径路 A 型，右耳 170-171

颈 1（C1，寰椎）

－ 经耳囊径路 127

－ 颞下窝径路 B 型 174

－ 颞下窝径路 A 型 151-152

－ 颞下窝径路 A 型的经枕髁经颈静脉结节扩展径

路 159

– 颞下窝径路 A 型，右耳 171,173

颈 2（C2，枢椎）

– 颞下窝径路 A 型 151

– 颞下窝径路 A 型，右耳 173

– 颞下窝径路 A 型的经枕髁经颈静脉结节扩展径
　路 159

Jacobson 神经

– 解剖 22

– 颞下窝径路 A 型，左耳 162

Jacobson 神经管 5

Jacobson 神经管 5,6

K

开放式鼓室成形术 32–37

– 暴露 35

– 不正确的操作 36

– 经耳道径路，右耳 33

– 经乳突皮质径路

–– 右耳 33

–– 左耳 33

– 面神经减压 87,89

– 适应证 30

– 手术步骤 31

– 提示及注意事项 31

– 完壁式鼓室成形术 31

髁后静脉，颞下窝径路 A 型的经枕髁经颈静脉结
　节扩展径路 158–159

髁后孔 5,6

髁前孔 6

L

鳞骨

– 解剖 4–6

– 颞下窝径路 B 型 174–176

颅骨切除术

– 扩大的颅中窝径路 92,95–96,100–101

– 颅中窝径路联合经乳突径路 116

– 颅中窝径路联合经岩尖径路 111

– 颞下窝径路 B 型 173

– 乙状窦后—迷路后联合径路 121

颅后窝 7

颅中窝径路 92

– 扩大 92,93–103

– 联合经乳突 114–117

– 联合，经岩尖 107–114

– 切除面神经迷路段肿瘤 103,104–106

前庭窗 10,12,22

– 经耳囊径路 133

– 颅中窝径路联合经岩尖径路 108

– 面神经减压，完壁式鼓室成形术 88

– 人工耳蜗植入术 61–62

前庭孔 5–6

– 颞下窝径路 A 型的经枕髁经颈静脉结节扩展径
　路 158

Labbé 静脉

– 经耳囊径路 127

– 颞下窝径路 A 型 151

– 颞下窝径路 B 型 174

M

梅尼埃病 53

迷走神经

– 经耳囊径路 127

– 经迷路径路，基础 74

– 颞下窝径路 A 型 156–157

– 颞下窝径路 A 型的经枕髁经颈静脉结节扩展径
　路 159

– 颞下窝径路 A 型，右耳 167,170–171,173

– 颞下窝径路 A 型，左耳 165

– 颞下窝径路 B 型 174

– 乙状窦后—迷路后联合径路 122,125

面神经

– 改良经耳蜗径路 140–144,145–149

– 鼓室段 144–145

–– 改良经耳蜗径路 140–141,142–145,147–148

–– 改良 Bondy 手术 48

–– 解剖 7–8,10,12,14–15,16–18,19,22

–– 经耳囊径路 128–129,131–132,133–134

-- 颅中窝径路联合经乳突径路 117
-- 面神经减压
--- 经迷路径路 91
--- 完壁式鼓室成形术 88-89
-- 颞下窝径路 A 型，右耳 168-169
-- 颞下窝径路 A 型，左耳 162-163
-- 颞下窝径路 B 型 175-176
-- 人工耳蜗植入术 58-59,61
-- 完壁式鼓室成形术 28-30
-- 岩骨次全切除术 45-47
-- 乙状窦后－迷路后联合径路 123
- 解剖 4
- 经耳囊径路 127-131,133-136
- 经迷路径路
-- 高位颈静脉球 79-81
-- 基础 70-71,73,75-76,77
-- 经岩尖扩展 82,84-85
- 开放式鼓室成形术 30-37
- 扩大的颅中窝径路 100,103
- 颅中窝径路联合经乳突径路 115-117
- 颅中窝径路联合经岩尖径路 108,110
- 迷路段 130-131
-- 改良经耳蜗径路 138-139,140-141,144-145,147-148
-- 解剖 14-15,16,19
-- 经耳囊径路 128-129,130-132
-- 经颅中窝径路面神经迷路段肿瘤切除术 104-105
-- 经迷路径路，基础 72
-- 扩大的颅中窝径路 95,99-100
-- 颅中窝径路联合经乳突径路 117
-- 面神经减压，经迷路径路 91
-- 乙状窦后—迷路后联合径路 123
-- 肿瘤，颅中窝径路 103
- 内耳道段 15
- 内淋巴囊减压 53-54
- 颞骨内 14
- 颞下窝径路 A 型 152,154-157

- 颞下窝径路 A 型，右耳 168-169,171
- 颞下窝径路 A 型，左耳 161-164,166
- 颞下窝径路 B 型 174-175,180
- 人工耳蜗植入术 55,59-60
- 乳突段 140-141
-- 改良经耳蜗径路 140,142-146,147-148
-- 改良 Bondy 手术 43-44
-- 解剖 7-8,10,12-13,14-15,16,16-19
-- 经耳囊径路 128-129,131-132,133-135
-- 经迷路径路，基础 67,73-74
-- 开放式鼓室成形术 31,33,37-38
-- 颅中窝径路联合经乳突径路 116
-- 面神经减压
--- 经迷路径路 91
--- 开放式鼓室成形术 90
--- 完壁式鼓室成形术 88-90
-- 内淋巴囊减压 55
-- 颞下窝径路 A 型，右耳 168
-- 颞下窝径路 A 型，左耳 161-163
-- 颞下窝径路 B 型 173-176,178-180
-- 人工耳蜗植入术 57-60,61
-- 外耳道整块切除术 49,52
-- 完壁式鼓室成形术 24-25,27-30
-- 岩骨次全切除术 45-47
- 外耳道整块切除术 50-52
- 膝部
-- 改良经耳蜗径路 142-143
-- 解剖 7-8,10,12-15,19
-- 经迷路径路，基础 69-71,76
-- 面神经减压
--- 经迷路径路 91
--- 开放式鼓室成形术 90
--- 完壁式鼓室成形术 88-90
- 乙状窦后－迷路后联合径路 121,122-123,124
面神经管 18
面神经减压 87
- 经迷路 91
- 经乳突 87

– 开放式鼓室成形术 87,90

– 完壁式鼓室成形术 87,88–90

面神经麻痹 87

面神经乳突段，经耳囊径路 131–132

面听束

– 解剖 19

– 经颅中窝径路面神经迷路段肿瘤切除术 106

– 经迷路径路

　基础 78

–– 经岩尖扩展 84

– 扩大的颅中窝径路 99–100,103

– 乙状窦后 – 迷路后联合径路 122,124–125

面隐窝 10

Meckel 腔 5

N

脑膜瘤 63,81

脑膜中动脉

– 解剖 17

– 经耳囊径路 127

– 扩大的颅中窝径路 97

– 颅中窝径路联合经岩尖径路 108,110–113

– 颞下窝径路 B 型 178–180

脑桥

– 经耳囊径路 135–136

– 经迷路径路，经岩尖扩展 83–84

– 乙状窦后 – 迷路后联合径路 125

内耳道

– 改良经耳蜗径路 138,140–141,144–149

– 解剖 6,13,14–16,19,22–23

– 经耳囊径路 128–135

– 经颅中窝径路面神经迷路段肿瘤切除术 105

– 经迷路径路

–– 高位颈静脉球 79–81

–– 基础 64,69–73,75–77

–– 经岩尖扩展 81,82–85

– 扩大的颅中窝径路 92,94,98–99,101–103

– 颅中窝径路联合经乳突径路 117

– 颅中窝径路联合经岩尖径路 107–110

– 乙状窦后 – 迷路后联合径路 122–123

内镜下的手术解剖 20,21–23

内淋巴导管 6

内淋巴导管

– 解剖 12,14

– 经耳囊径路 133

– 经迷路径路，基础 63,68,75

– 内淋巴囊减压 54–55

– 颞下窝径路 A 型，右耳 168

– 颞下窝径路 B 型 179

– 完壁式鼓室成形术 30

– 岩骨次全切除术 47

– 乙状窦后 – 迷路后联合径路 121,122–123

内淋巴囊

– 改良经耳蜗径路 143,147

– 解剖 12–13

– 经耳囊径路 131,133

– 经迷路径路

–– 高位颈静脉球 79

–– 基础 74–76

– 面神经减压，完壁式鼓室成形术 89

– 颞下窝径路 A 型 157

– 颞下窝径路 A 型，右耳 168

– 颞下窝径路 B 型 176,179

– 乙状窦后 – 迷路后联合径路 124

内淋巴囊减压 53–55

颞骨

– 解剖 4,7–23

– 解剖实验室 1,2,3

颞骨固定器 3,3

颞骨骨折 87

颞骨颈静脉突 6

颞骨内面神经 14

颞骨外侧切除术 48,48–52

颞肌，颞下窝径路 B 型 174–175

颞浅动脉，颅中窝径路联合经岩尖径路 111

颞下颌关节

– 颞下窝径路 B 型 176

– 外耳道整块切除术 49–50,52

颞下窝径路 150

– 经枕髁经颈静脉结节扩展 158–159

– 右耳 166–173

– 左耳 160–166

–A 型 150,151–157

–B 型 173,174–180

颞线

– 颞下窝径路 A 型，右耳 166

– 颞下窝径路 B 型 174

P

破裂孔

– 解剖 5–6

– 经耳囊径路 127

– 颅中窝径路联合经岩尖径路 110–111,113

– 颞下窝径路 A 型 151

– 颞下窝径路 A 型的经枕髁经颈静脉结节扩展径
路 158

– 颞下窝径路 B 型 174,180

Q

脐部 7–8

器械，手术 1

前鼓室 10,21

前庭

– 改良经耳蜗径路 143

– 解剖 11,14–15,19

– 经耳囊径路 130,132

– 经迷路径路

—— 高位颈静脉球 79–80

—— 基础 64,69–71,75–76

—— 经岩尖扩展 84–85

– 颅中窝径路联合经岩尖径路 108

– 乙状窦后 – 迷路后联合径路 122–123

前庭蜗神经，颞下窝径路 A 型 127

前庭上神经

– 改良经耳囊径路 138–139

– 解剖 14,15–16,19

– 经颅中窝径路面神经迷路段肿瘤切除术 106

– 经迷路径路

—— 基础 64,71,75,77

—— 经岩尖扩展 82,85

– 扩大的颅中窝径路 95,99–100,103

– 颅中窝径路联合经岩尖径路 108,110

– 乙状窦后 – 迷路后联合径路 122–123

前庭神经鞘瘤 92,93,126

前庭下神经

– 改良经耳蜗径路 144

– 解剖 15

– 经迷路径路

—— 基础 71–72,75,77

—— 经岩尖扩展 82

– 扩大的颅中窝径路 100,103

– 乙状窦后 – 迷路后联合径路 122–123

鞘瘤 92,93

桥前池，颅中窝径路联合经岩尖径路 111

鞘突 4

– 解剖 6

颧弓

– 经耳囊径路 127

– 颞下窝径路 A 型 151–152

– 颞下窝径路 B 型 174–175

颧弓后结节 4

颧弓前结节

– 解剖 5

– 颞下窝径路 B 型 177

颧骨 4

颧突

– 解剖 4–5

– 扩大的颅中窝径路 96

– 颅中窝径路联合经岩尖径路 116

– 颞下窝径路 A 型，右耳 166

– 颞下窝径路 A 型，左耳 161

– 颞下窝径路 B 型 174

R

人工耳蜗植入术 55,57–62

– 骨化耳蜗 60,61

– 切口 57

– 适应证 55

– 手术步骤 55

– 提示及注意事项 56

– 完壁式鼓室成形术 25

绒球

– 经迷路径路，基础 78

– 颅中窝径路联合经岩尖径路 111

乳突，解剖 4,6

乳突导静脉 5,17

乳突尖

– 改良 Bondy 手术 37

– 解剖 4–5,18

– 经迷路径路，基础 66

– 开放式鼓室成形术 31–32

– 颞下窝径路 A 型 153

– 颞下窝径路 A 型的经枕髁经颈静脉结节扩展径路 158

– 颞下窝径路 A 型，右耳 166,168

– 颞下窝径路 A 型，左耳 160–161

– 外耳道整块切除术 51

– 完壁式鼓室成形术 25

– 乙状窦后 – 迷路后联合径路 121

乳突腔

– 改良 Bondy 手术 42

– 开放式鼓室成形术 31

– 完壁式鼓室成形术 25

乳突切除术

– 改良经耳蜗径路 137

– 改良 Bondy 手术 37

– 根治 43

– 经迷路径路

–– 基础 63,66,74,76

–– 经岩尖扩展 81

– 面神经减压，完壁式鼓室成形术 89

– 内淋巴囊减压 53

– 颞下窝径路 A 型，右耳 168

– 颞下窝径路 A 型，左耳 162

– 颞下窝径路 B 型 175

– 完壁式鼓室成形术 26,29

– 乙状窦后 – 迷路后联合径路 118,121

– 右耳 43

– 左耳 44

乳突上嵴，解剖 6

S

腮腺

– 颞下窝径路 A 型 151

– 颞下窝径路 A 型，右耳 169

– 颞下窝径路 A 型，左耳 163

三叉神经

– 改良经耳蜗径路 149

– 解剖 15–16

– 经耳囊径路 127,135–136

– 经迷路径路

–– 基础 73,78

–– 经岩尖扩展 82–84

– 颅中窝径路联合经岩尖径路 108–113

– 颞下窝径路 A 型 151

– 颞下窝径路 B 型 174,180

– 乙状窦后 – 迷路后联合径路 124

三叉神经半月节，颅中窝径路联合经岩尖径路 107,112–113

上鼓室 8,10,11,14

上鼓室开放术，完壁式鼓室成形术 25

上鼓室前隐窝

– 解剖 21–22

– 开放式鼓室成形术 37

– 完壁式鼓室成形术 29

– 岩骨次全切除术 46

上颌神经

– 解剖 17

– 颅中窝径路联合经岩尖径路 110,112–113

上壶腹神经

– 改良经耳蜗径路 145

– 经迷路径路

–– 基础 64,71–72,76–77

–– 经岩尖扩展 85

– 乙状窦后 – 迷路后联合径路 123

上壶腹神经管

– 解剖 15

– 经迷路径路，基础 71

上斜肌，颞下窝径路 A 型，右耳 172

舌下神经

– 解剖 19

– 经耳囊径路 127–159

– 颞下窝径路 A 型 152,156

– 颞下窝径路 A 型的经枕髁经颈静脉结节扩展径
　路 159

– 颞下窝径路 A 型，右耳 167,170–173

– 颞下窝径路 A 型，左耳 162,165

– 乙状窦后 – 迷路后联合径路 122

舌下神经管

– 颞下窝径路 A 型的经枕髁经颈静脉结节扩展径
　路 158

– 颞下窝径路 A 型，右耳 172

– 颞下窝径路 A 型，左耳 165

舌咽神经 16

– 经耳囊径路 127,136

–– 颞下窝径路 B 型 174

– 颞下窝径路 A 型 151–154,156–157

– 颞下窝径路 A 型的经枕髁经颈静脉结节扩展径
　路 159

– 颞下窝径路 A 型，右耳 169–171,173

– 颞下窝径路 A 型，左耳 164–166

– 乙状窦后 – 迷路后联合径路 122,124–125

匙突

– 改良经耳蜗径路 142–143,147

– 解剖 10,21–22

– 经耳囊径路 132

– 颞下窝径路 A 型，左耳 162

– 人工耳蜗植入术 61–62

– 岩骨次全切除术 46–47

手术器械 1

松弛部 7

T

唐氏综合征 31

听骨链 7,8

听神经瘤 63,81

头半棘肌，颞下窝径路 A 型，右耳 172

头夹肌

– 颞下窝径路 A 型，右耳 166,172

– 颞下窝径路 A 型，左耳 160

头最长肌

– 颞下窝径路 A 型，右耳 166–167,169,172

– 颞下窝径路 A 型，左耳 160–166

W

外耳道成形术，完壁式鼓室成形术 25

外耳道整块切除术 48,48–52

外展神经

– 改良经耳蜗径路 149

– 解剖 17

– 经耳囊径路 135

– 经迷路径路，经岩尖扩展 82–83

– 颅中窝径路联合经岩尖径路 111,113

完壁式鼓室成形术 25–31

– 开放式鼓室成形术 30

– 面神经减压术 87,88–90

– 切口 26

– 乳突切除术 26,29

– 上鼓室切开术 27,29

– 适应证 24

– 手术步骤 24

– 提示及注意事项 25

– 外耳道成形术 25

蜗神经

– 解剖 15-16,18-19

– 经耳囊径路 135

– 经迷路径路

–– 基础 73,76

–– 经岩尖扩展 85

– 扩大的颅中窝径路 95,100,103

– 颅中窝径路联合经岩尖径路 108

– 乙状窦后 – 迷路后联合径路 122-123

蜗轴

– 解剖 12,13

– 人工耳蜗植入术 60-61

X

膝状神经节

– 改良经耳蜗径路 138,140-141,144-149

– 解剖 14,15-16,19,22

– 经耳囊径路 128,130-131,133

– 经颅中窝径路面神经迷路段肿瘤切除术 103,104-106

– 扩大的颅中窝径路 95

– 颅中窝径路联合经乳突径路 117

– 颅中窝径路联合经岩尖径路 108

– 面神经减压，经迷路径路 91

– 颞下窝径路 A 型，右耳 169

– 颞下窝径路 A 型，左耳 163

– 颞下窝径路 B 型 178-179

– 岩骨次全切除术 46

– 乙状窦后 – 迷路后联合径路 122-123

下鼓室

– 解剖 8,10,16-17,21

– 颞下窝径路 A 型，左耳 162

– 外耳道整块切除术 50-51,52

– 完壁式鼓室成形术 25,28

下颌骨髁突，颞下窝径路 A 型 153

下颌关节窝

– 解剖 4-5

– 颞下窝径路 B 型 176-177

下颌神经

– 解剖 17

– 颅中窝径路联合经岩尖径路 110-112

– 颞下窝径路 A 型 151

– 颞下窝径路 B 型 177-179

下壶腹神经，经迷路径路，基础 70

下斜肌，颞下窝径路 A 型，右耳 172

显微镜 1

小脑后下动脉，经迷路径路，基础 74

小脑前下动脉

– 改良经耳蜗径路 149

– 经耳囊径路 135-136

– 经颅中窝径路面神经迷路段肿瘤切除术 106

– 经迷路径路，基础 73,78,83

– 扩大的颅中窝径路 100,103

– 颅中窝径路联合经岩尖径路 111

– 颞下窝径路 A 型 157

– 乙状窦后 – 迷路后联合径路 124

小脑上动脉

– 改良经耳蜗径路 149

– 经耳囊径路 135-136

– 经迷路径路

–– 基础 73,78

–– 经岩尖扩展 84

– 乙状窦后 – 迷路后联合径路 124

斜方肌，颞下窝径路 A 型，右耳 166

斜坡

– 改良经耳蜗径路 147,149

– 解剖 6

– 经耳囊径路 130,135-136

– 经迷路径路，经岩尖扩展 84

– 颞下窝径路 A 型，右耳 171

– 颞下窝径路 A 型，左耳 166

– 颞下窝径路 B 型 179

胸锁乳突肌

– 颞下窝径路 A 型 154

– 颞下窝径路 A 型，右耳 166-167,169

– 颞下窝径路 A 型，左耳 160-161

眩晕手术 63

Y

咽鼓管

– 改良经耳蜗径路 140,142–143,147–148

– 改良 Bondy 手术 43

– 解剖 10,16,19–22

– 经耳囊径路 127,132,133–135

– 颞下窝径路 A 型 153,155,157

– 颞下窝径路 A 型，右耳 168

– 颞下窝径路 A 型，左耳 162,163

– 颞下窝径路 B 型 174,176–178

– 外耳道整块切除术 51,52

– 岩骨次全切除术 45–46

岩骨次全切除术 44

– 适应证 44

– 右耳 44

– 左耳 47

岩骨嵴

– 解剖 5–6

– 经颅中窝径路面神经迷路段肿瘤切除术 104

– 颅中窝径路联合经岩尖径路 108

岩骨，解剖 6

岩静脉丛，扩大的颅中窝径路 101

岩浅大神经

– 改良经耳蜗径路 141,148–149

– 解剖 14,15,16,19

– 经耳囊径路 127,131,135

– 经颅中窝径路面神经迷路段肿瘤切除术 104–106

– 扩大的颅中窝径路 95,97–99

– 颅中窝径路联合经乳突径路 116–117

– 颅中窝径路联合经岩尖径路 108–110

– 颞下窝径路 B 型 174,178–179

岩浅大神经沟 5

岩上窦

– 解剖 5

– 经耳囊径路 131,133–135

– 颞下窝径路 A 型 155

– 颞下窝径路 B 型 174

咽神经，经迷路径路，基础 74

眼神经，颅中窝径路联合经岩尖径路 110,113

咽升动脉，颞下窝径路 A 型，右耳 170

岩下窦

– 颅中窝径路联合经岩尖径路 109–110

– 颞下窝径路 A 型 157

– 颞下窝径路 A 型的经枕髁经颈静脉结节扩展径路 159

– 颞下窝径路 A 型，左耳 165

乙状窦

– 改良经耳蜗径路 140,142–143,145–148

– 改良 Bondy 手术 42–44

– 解剖 13,13,15,16–18

– 经耳囊径路 127,131–132,133,135

– 经迷路径路

–– 高位颈静脉球 79–80

–– 基础 63,66–68,71,73–74,76

–– 经岩尖扩展 82–83,84

– 开放式鼓室成形术 32–34

– 颅中窝径路联合经乳突径路 116

– 面神经减压

–– 开放式鼓室成形术 90

–– 完壁式鼓室成形术 88–90

– 内淋巴囊减压 53–55

– 颞下窝径路 A 型 152,154–155

– 颞下窝径路 A 型的经枕髁经颈静脉结节扩展径路 159

– 颞下窝径路 A 型，左耳 162–164

– 颞下窝径路 A 型，右耳 168,169–171

– 颞下窝径路 B 型 174–176

– 外耳道整块切除术 48–49,51–52

– 完壁式鼓室成形术 24,27–29

– 岩骨次全切除术 45–47

– 乙状窦后 – 迷路后联合径路 121,124

翼突

－经耳囊径路 127

－颞下窝径路 B 型 174

翼外板 4

乙状窦沟 5,6

乙状窦后－迷路后联合径路 118,120–125

圆窗

－改良经耳蜗径路 142,145–146,147

－改良 Bondy 手术 41,43

－解剖 10,12,21–22

－经耳囊径路 128–129,132,133

－开放式鼓室成形术 33

－颞下窝径路 B 型 175,179

－人工耳蜗植入术 56–57,57–58,61–62

－外耳道整块切除术 49,52

－完壁式鼓室成形术 7

－岩骨次全切除术 45–46

圆孔

－解剖 5

－颅中窝径路联合经岩尖径路 112

Z

砧镫关节

－改良 Bondy 手术 43

－开放式鼓室成形术 32,35

－内淋巴囊减压 55

－颞骨外侧切除 50,51

－颞下窝径路 B 型 175

－完壁式鼓室成形术 29

－岩骨次全切除术 45

枕动脉

－颞下窝径路 A 型，右耳 167,168–169

－颞下窝径路 A 型，左耳 162,164

枕骨 4,6

砧骨

－改良经耳蜗径路 142

－改良 Bondy 手术 38–43

－解剖 7–8,8,9–11,14,19–21

－经颅中窝径路面神经迷路段肿瘤切除术 105–106

－经迷路径路，基础 65,66,73

－开放式鼓室成形术 32,33–35

－颅中窝径路联合经乳突径路 115–116

－颅中窝径路联合经岩尖径路 107,115–116

－面神经减压

－－开放式鼓室成形术 90

－－完壁式鼓室成形术 88 90

－内淋巴囊减压 53,55

－颞下窝径路 A 型，右耳 168

－颞下窝径路 A 型，左耳 162

－颞下窝径路 B 型 175,179–180

－人工耳蜗植入术 57

－外耳道整块切除术 48,51

－完壁式鼓室成形术 26–28,29

－岩骨次全切除术 45

－乙状窦后－迷路后联合径路 124

枕骨大孔 5–6

砧骨后韧带 8

枕骨基底部 5

枕髁

－解剖 5,6

－经耳囊径路 127

－颞下窝径路 A 型 151,156

－颞下窝径路 A 型的经枕髁经颈静脉结节扩展径路 158–159

－颞下窝径路 A 型，右耳 171–172

－颞下窝径路 A 型，左耳 164–165

－颞下窝径路 B 型 174

中耳，解剖 7,21

中鼓室 10

中间神经，扩大的颅中窝径路 95,103

椎动脉

－改良经耳蜗径路 149

－经迷路径路，基础 74

– 颞下窝径路 A 型 152

– 颞下窝径路 A 型的经枕髁经颈静脉结节扩展径

　路 159

– 颞下窝径路 A 型，右耳 173

锥隆起

– 解剖 10,21,22

– 经耳囊径路 132

– 面神经减压

– – 经迷路径路 91

– – 开放式鼓室成形术 33

– – 完壁式鼓室成形术 88-89

– 完壁式鼓室成形术 28

– 岩骨次全切除术 46